100首糖尿病方歌临证挈要

◎主编 姜 敏 杨建宇 李国菁 呆春阳

科学技术文献出版社
SCIENTIFIC AND TECHNICAL DOCUMENTATION PRESS
·北京·

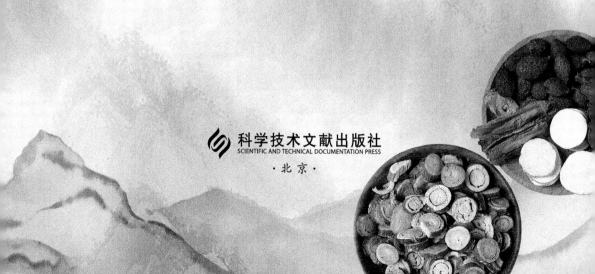

图书在版编目（CIP）数据

100首糖尿病方歌临证挈要 / 姜敏等主编. —北京：科学技术文献出版社，2024. 5

ISBN 978-7-5235-0816-9

Ⅰ.①1… Ⅱ.①姜… Ⅲ.①糖尿病—方歌—汇编 Ⅳ.① R289.4

中国国家版本馆 CIP 数据核字（2023）第 187724 号

100首糖尿病方歌临证挈要

策划编辑: 薛士滨　责任编辑: 刘英杰　张雪峰　责任校对: 张吲哚　责任出版: 张志平

出　版　者	科学技术文献出版社	
地　　　址	北京市复兴路15号　　邮编　100038	
编　务　部	（010）58882938，58882087（传真）	
发　行　部	（010）58882868，58882870（传真）	
邮　购　部	（010）58882873	
官　方　网　址	www.stdp.com.cn	
发　行　者	科学技术文献出版社发行　全国各地新华书店经销	
印　刷　者	北京九州迅驰传媒文化有限公司	
版　　　次	2024 年 5 月第 1 版　2024 年 5 月第 1 次印刷	
开　　　本	710×1000　1/16	
字　　　数	363千	
印　　　张	23	
书　　　号	ISBN 978-7-5235-0816-9	
定　　　价	79.80元	

编委会

主　编　姜　敏* 杨建宇　李国菁* 呆春阳

副主编　潘国凤* 周铭*

编　委　郭杨志* 吴孟晋* 刘　婕* 杜　娟△

　　　　杜霄壤* 丁金芳* 杨　涛* 马思懿*

　　　　刘馨心* 王国玉* 宋姗姗*

* 首都医科大学附属北京世纪坛医院
△ 北京市昌平区中西医结合医院

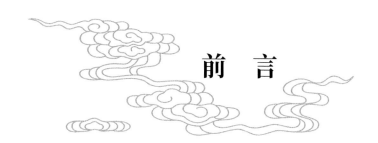

前　言

2023 年 3 月发布了《2000—2019 年全球代谢病负担报告》，对过去 20 年全球代谢性疾病的变化进行总结，从 2000 年至 2019 年糖尿病（以 2 型糖尿病为主）的患病率每年增长超过 1.5%，而且过去 20 年间糖尿病标准化死亡率年增长 0.08%。糖尿病的高发病率和致残率，以及由此带来的巨大经济负担，是目前全球性的主要公共卫生问题之一。糖尿病仍是无法根治的疾病之一，且糖尿病慢性并发症的防治尚无突破性的干预措施。

中医学对糖尿病的认识由来已久，早在 2000 多年前，中医学就有关于糖尿病的记载。《黄帝内经》（简称《内经》）首次提出"脾瘅""消渴"的概念，并载有"治之以兰"的药物治疗方法，此后历代中医家治疗糖尿病的方剂日益积累，唐代《千金要方》和《千金翼方》载方 78 首，《外台秘要》载方 86 首，宋代《太平圣惠方》载方 177 首，《圣济总录》载方 196 首，明代《普济方》载方 679 首，清代《古今图书集成·医部全录》载方 283 首，积淀了六味地黄丸、玉泉丸、玉液汤、玉女煎、消渴方、白虎加人参汤等治疗糖尿病的经典方剂。随着近几十年来中医药现代化的发展，大量临床与实验研究验证了这些经典方剂的临床实用价值。本着"传承精华，博采众长"的原则，希冀将行之有效的经典方剂呈现给从事中西医结合防治糖尿病工作的相关人员，为此我们筛选并系统整理出 100 首治疗糖尿病及其并发症的宝贵方剂，组织编写了这本《100 首糖尿病方歌临证挈要》。

本书共系统整理出 100 首糖尿病相关的经典方剂，按方歌、组成、功效主治、用法用量、名家论方、临证提要和验案赏析等项分条著录。其中方歌大多出自《汤头歌诀》《长沙方歌括》和《方剂学》（邓中甲版），所选方剂以经典古方为主，故药物剂量仍按旧制单位计量。

本书存在不当之处，敬请广大读者和同道批评指正！

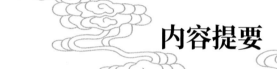

内容提要

　　中医学对糖尿病的认识由来已久，历经千年，在无数中医人经验积累的基础上，总结出六味地黄丸、玉泉丸、玉液汤、玉女煎、消渴方、白虎加人参汤等治疗糖尿病的经典方剂。本着"传承精华，博采众长"的原则，本书筛选并系统整理出100首临床常用且行之有效的糖尿病相关经典方剂，按照方歌、组成、功效主治、用法用量、名家论方、临证提要和验案赏析等项分条著录。全书注重科学性与实用性，内容翔实，语言简明扼要，希冀为从事糖尿病及其并发症防治工作的人员提供有价值的参考。

目　录

六味地黄丸

《小儿药证直诀》

【方歌】

六味地黄山药萸，泽泻苓丹三泻侣，

三阴并补重滋肾，肾阴不足效可居，

（邓中甲《方剂学》）

【组成】

熟地黄八钱，山萸肉四钱，山药四钱，泽泻三钱，牡丹皮三钱，白茯苓三钱。

【功效主治】

补肾阴。主治肾阴不足、虚火上炎之腰膝酸软、头晕耳鸣、消渴、盗汗等。

【加减运用】

阴虚火旺者加知母、黄柏，阴阳两虚或阳虚为主者加桂枝、附子，肝肾两虚者加枸杞、菊花。

【用法用量】

上为末，炼为蜜，如梧桐子大，空心，温水化下三丸。

【名家论方】

赵献可：且举伤寒口渴一证言之，邪热入于胃腑，消耗津液，故渴。恐胃汁干，急下之以存津液。其次者，但云欲饮水者，不可不与，不可多与，并无治法。纵有治者，徒知以芩、连、知、柏、麦冬、五味、天花粉，甚则石膏、知母以止渴。此皆有形之水，以沃无形火，安能滋肾中之真阴乎？若以六味地黄大剂服之，其渴立愈，何至传至少阴而成燥、实、坚之证乎！（《医贯》）

【临证提要】

本方是临床常见的滋阴补肾代表方，最初用于治疗小儿胎怯、解颅行迟，现用于以糖尿病为代表的各个领域，此方药味中酸苦甘辛咸淡具备，且三补三泻，肝脾肾三阴并补，补药与泻药之比为 16 : 9，以补为主，补其精，泻其浊，以泻助补。

【验案赏析】

验案一：《山西中医》邓铁涛医案

陈某，男，44 岁，2000 年 10 月入院，症状：多饮、多食易饥、多尿半年，空腹血糖 17.0 mmol/L，常服格列齐特、盐酸二甲双胍等药物，多饮、多尿症稍好转，多食易饥如故，空腹血糖降至 11.0 mmol/L，后未能进一步改善。入院时精神倦怠，形体消瘦，腰膝酸软，大便溏薄，舌边有齿痕、苔薄白，脉细缓。中医诊断为消渴，证属脾肾气阴两伤。邓老予六味地黄丸基本方，淮山药用至 90 g，黄芪用至 60 g。1 周后，患者自觉胃脘饱胀，纳食减少，无易饥感，且体力渐增，大便成形。2 周后，症状基本消失，空腹血糖降至 7.05 mmol/L，每日 1 剂，再服药 2 周，血糖稳定在 5.6 mmol/L 左右，出院后在门诊以原方出入继服巩固治疗，追踪 3 个月，血糖在正常范围。

按：本方中熟地黄滋肾阴，山茱萸补肝肾，山药、黄芪用量较大，以健脾益气，肝脾肾并补，且补脾药用量最大，糖尿病中消者，乃胃火灼伤胃津，本患者乃以多食易饥为主要表现，故重用山药、黄芪，滋补胃津，且有"气复津还"之意，方中茯苓、泽泻健脾渗湿，使中焦补而不滞，更利津复，牡丹皮清虚热，发挥"壮水之主，以制阳光"之意，以缓解糖尿病多饮、多食、多尿等脾肾之阴耗伤之症状。

验案二：《李圃医案》李圃医案

族叔伟然自扬来就诊。但称两足无力，喜饮茶汤，其脉细而数，两尺尤甚，乃伤精失血之脉。询其梦遗否，答云："并无此病"。因其多饮，拟为消渴证，令其尿贮盆中以验之，然后用药。次日复来，云："尿上有浮脂，下有浑浊。"予告曰："三消之症，已得二矣。渴为上消，小便变为下消，精随尿出，两足无力，将成痿躄，大病也。须清心寡欲，以善药治之，何独以足疾为想耶？"遂以六味地黄汤去泽泻，加人参、黄芪、菟丝子、麦冬、五味子为煎剂，早、晚服茯菟丸三钱。客寓于真州园亭，医治百日而愈，复立左归丸方，令其归扬日服。后因中年无子，不能节欲，数年后疽发于背而殁。消渴证有自焚而死者，此证是也。

按： 消渴病责之肺、胃、肾，肾阴虚尤为重要，阴虚者生虚火，火灼津伤，阳盛阴虚更甚，故消渴者尤其要注意滋补肾阴。此人脉细而数，已伤精失血，一方面肾阴虚；另一方面阴血虚，虚火上燔则渴饮茶汤，下灼则尿多，精伤则两足无力，治以六味地黄丸加减，慢调之则愈。

【参考文献】

[1] 邓中甲.方剂学［M］.北京：中国中医药出版社，2017：346.

[2] 温子龙.邓铁涛治疗中老年消渴病经验拾零［J］.山西中医，2001，17（5）：4.

[3] 尹涛.《大国医经典医案诠解病症篇：糖尿病》［M］.北京：中国医药科技出版社，2016：11－12.

导痰汤

《校注妇人良方》

【方歌】

二陈汤用半夏陈，益以茯苓甘草臣。

利气调中兼去湿，一切痰饮此为珍。

导痰汤内加星枳，顽痰胶固力能驯。

若加竹茹与枳实，汤名温胆可宁神。

润下丸仅陈皮草，利气祛痰妙绝伦。

（汪昂《汤头歌诀》）

【组成】

半夏二钱，南星、枳实（麸炒）、茯苓、橘红各一钱，甘草五分。

【功效主治】

燥湿化痰，理气和中。主治痰涎壅盛，胸膈痞塞，或咳嗽恶心，饮食少思。

【加减运用】

加香附、乌药、沉香、木香，名顺气导痰汤；加黄芩、黄连，名清热导痰汤；加羌活、防风、白术，名祛风导痰汤；加远志、菖蒲、黄芩、黄连、朱砂，名宁神导痰汤。

【用法用量】

以上生姜十片，水煎。

【名家论方】

严用和：治一切痰厥，头目眩晕，或痰饮留积不散，胸膈痞塞，胁肋胀满，头痛吐逆，喘急涕唾稠黏，坐卧不安，饮食可思。

徐大椿：卒中风邪，痰气闭塞，故胸膈痞满，迷闷不醒也。南星化风痰，枳实破滞气，合二陈治一切痰实为病。中风痰盛气壅者，洵可先用之以破气导痰，然后调其血气，而风无不解矣。

【临证提要】

导痰汤乃二陈汤去乌梅加南星、枳实而来。《玉楸药解》云："南星辛烈开通，治胃逆肺阻，胸膈壅满，痰涎胶塞，头目眩晕。"南星辛而不守，可升可降，可消顽痰，《长沙药解》中记载枳实"泻痞满而祛湿，消陈腐而还清"，可行气消痰。两味药共用加强燥湿化痰之功。而消渴者主要责之阴虚，滋阴过甚，有碍脾胃，则聚湿生痰。故痰湿内蕴之消渴先用导痰汤消中焦郁滞，待中焦湿浊得化，继以他方疗之。

【验案赏析】

验案一：《续名医类案》张路玉医案

张路玉治赵云舫，消中善食，日进膏粱数次，不能敌其饥势，丙夜必进一餐，食过即昏昏嗜卧。或时作酸作甜，或时梦交精泄，或时经日不饮，或时引饮不辍，自言省试劳心所致。前所服皆安神补心、滋阴清火之剂，不应。察其声音，浊而多滞，其形虽肥盛，色苍而肌肉绵软。其脉六部皆洪滑而数，惟右关特甚，两尺亦洪滑，而按之少神，此肾气不充，痰湿挟阴火泛滥于中之象。遂与加味导痰汤加佩兰、麝香，数服其势大减。次以六君子合左金枳实汤泛丸，服后，以六味丸去地黄加鳔胶、蒺藜，平调两个月愈。

按： 此人服用安神补心、滋阴清火之剂，出现声音浊而滞，六部脉洪滑而数，则知此人因滋阴而碍脾，又此人肥胖，痰湿乃盛，故以导痰汤行气消痰，加用佩兰、麝香除其秽浊之气，则其势大减。继以六君子汤健脾而化痰，左金丸条达气机，脾胃运化恢复后继以六味丸加减益脾肾。

验案二：首都医科大学附属北京世纪坛医院中医科医案

患者，男，61岁，2020年2月3日初诊，主诉"乏力3月余"，实验室检查示空腹血糖8.2 mmol/L，餐后2小时血糖15.6 mmol/L，糖化血红蛋白7.9%，胆固醇6.75 mmol/L。尿液分析：尿白蛋白肌酐比12.8 mg/g。患者症见口干口渴，形体肥胖，平素喜食肥甘厚味，头晕乏力，偶有胸闷，四肢酸痛，胃脘胀满，易嗳气反酸，便溏，每日二行，小便频数，色黄，舌淡胖、边有齿痕，苔黄腻，脉细滑。辨证属痰热内蕴，脾胃气虚。治宜祛湿运脾，清利和胃。方用导痰汤加减：法半夏6 g，陈皮10 g，茯苓10 g，生白术10 g，砂仁（后下）6 g，太子参15 g，黄连15 g，炮姜6 g，生薏苡仁30 g，桑叶10 g，鬼箭羽10 g，麦冬10 g。并嘱其适当加强运动，严格糖尿病饮食。服用7剂后患者乏力感较前有所减轻，胃脘胀满，反酸较前有所缓解，空腹血糖6.4 mmol/L，餐后血糖8.0 mmol/L。舌红，黄腻苔已退，守方加黄芪30 g，益气健脾，再服7剂。后患者血糖基本控制在正常范围内，胃脘部不适感基本消失。

按： 此患者形体肥胖、头晕乏力、四肢酸痛、胃脘胀满、便溏，乃一派脾虚之象，患者平素喜食肥甘厚味，脾虚运化不及，则生痰湿，痰湿阻滞中焦，化生湿热，则口干口苦，小便频数，嗳气反酸，故辨证属痰热内蕴、脾胃气虚，治以导痰汤燥湿化痰，以黄连、薏苡仁、茯苓化湿清热，太子参、白术、砂仁健运脾胃，桑叶、麦冬清热润燥，鬼箭羽活血化瘀，清解阴分之燥热，从而改善糖尿病患者湿热内蕴、脾胃气虚之象。

【参考文献】

[1] 汪昂. 汤头歌诀 [M]. 北京：中国中医药出版社，2007：96.

[2] 魏之琇. 续名医类案（上）[M]. 北京：人民卫生出版社，1957：204.

调胃承气汤

《伤寒论》

【方歌】

> 调和胃气炙甘功，硝用半升地道通。
> 草二大黄四两足，法中之法妙无穷。

（陈修园《长沙方歌括》）

【组成】

大黄（去皮，清酒浸）四两，炙甘草二两，芒硝半升。

【功效主治】

清热润燥，泻火通结。主治因胃肠燥热引起的多食易饥，大便硬，口舌干燥，渴欲饮水，脉滑数、苔黄燥等。

【加减运用】

若热势较重，肠中燥结难下，甚则潮热、谵语可用大承气汤；若大便虽硬难解，但未进展成为大承气汤证坚硬如石之燥屎者，则可使用小承气汤；阴津亏损，燥热偏盛者可选用增液承气汤；热瘀互结者选用桃核承气汤。

【用法用量】

上三味，以水三升，煮取一升，去滓，内芒硝，更上火微煮令沸，少温服之。

【名家论方】

刘河间：治消中，热在胃而能食，小便赤黄，微利之为效，不可多利，服厚朴、大黄、枳实，渐渐利之。

王子接：调胃承气者，以甘草缓大黄、芒硝留中泄热，故曰调胃，非恶硝、黄伤胃而用甘草也。泄尽胃中无形结热，而阴气亦得上承，故亦曰承气。其义亦用制胜，甘草制芒硝，甘胜咸也；芒硝制大黄，咸胜苦也。去枳实、厚朴者，热邪结胃劫津，恐辛燥重劫胃津也。（《绛雪园古方选注》）

【临证提要】

三承气汤均可有腹满、潮热、谵语等症，大承气汤脉沉滑，小承气汤脉滑而疾，调胃承气汤脉洪滑，大承气汤手足漐漐汗出，调胃承气汤则蒸蒸发热，小承气汤则为多汗。腹大满不通者予小承气汤，若予小承气汤，转矢气，则知有燥屎也，乃可攻之，故小承气汤也可在不确定是否为阳明腑实证时应用。调胃承气汤则是通过缓下热结，清热通下而发挥和胃气的作用，胃气下降，则胃、肠腑通畅，其热、实、燥、结均不如大承气汤与小承气汤强烈。

【验案赏析】

验案一：《张氏医通》张璐医案

又治朔客白小楼，中消善食，脾约便坚。察其形，瘦而质坚。诊其脉，数而有力。时喜饮冷气酒，此酒之湿热内蕴为患。遂以调胃承气汤三下，破其蕴热。次予滋肾丸数服，涤其余火而安。

按：此患者湿热内蕴，大便坚，脉数有力，但能食，可知非有痞满，乃中焦蕴热，治疗当用调胃承气汤使热渐渐利之。正如《素问病机气宜保命集》中所说："治消中，热在胃而能食，小便赤黄，微利之为效，不可多利，服厚朴、大黄、枳实，渐渐利之。"

验案二：首都医科大学附属北京世纪坛医院中医科医案

患者，女，64岁，主因"发现血糖升高10余年，控制不佳伴双下肢水肿、感觉异常2个月"于2020年10月入院。明确诊断：2型糖尿病肾病、2型糖尿病周围神经病，入院后服用二甲双胍、阿卡波糖等降糖药，血糖一直不稳定，空腹波动在 8.7 ~ 14.4 mmol/L。1 周来无大便，尿少，双下肢水肿，动则气促，不能平卧，每次欲解大便时用力后心悸、气促加重，使用强心药、利尿药方能缓解，曾予口服西沙必利、乳果糖等均未能奏效。患者面色㿠白，气短，面浮肢肿，小便短少，舌淡暗，苔薄白，脉沉细，证属阴阳两虚，处方用调味承气汤加玄参 20 g、麦冬 15 g、生地 20 g、虎杖 30 g、泽泻 15 g、云苓 20 g、牛膝 12 g，水煎内服，日 1 剂。服药第 1 天解出少量硬结便，第 2 天解出大量硬结便，尿量增加，续服 2 剂，便质变软，便后心悸、气促明显减轻，空腹血糖稳定在 7.8 ~ 9.9 mmol/L。

按：此患者阴阳两虚，辨证明确，选方用调胃承气汤，配合养阴之品，一方面增液行舟；另一方面润下软坚，急下存阴。此患者阳气虚，若直接使用大承气汤攻下恐发生变证。患者舌淡暗，可知患者内有瘀结，用虎杖、牛膝等活血化瘀，云苓、泽泻健脾利水，使二便通畅，气机得以恢复。

【参考文献】

［1］陈修园.长沙方歌括［M］.北京：中国中医药出版社，2016：26.

［2］张璐.张氏医通［M］.上海：上海科学技术出版社，1963.

玉女煎

《景岳全书》

【方歌】

> 玉女石膏熟地黄，知母麦冬牛膝襄。
> 肾虚胃火相为病，牙痛齿衄宜煎尝。

（邓中甲《方剂学》）

【组成】

生石膏三至五钱，熟地三至五钱或一两，麦冬二钱，知母一钱半，牛膝一钱半。

【功效主治】

清胃热，滋肾阴。治疗阴虚燥热所致消渴，主要表现为消谷善饥，形体消瘦，尿赤频数，舌红，苔黄，脉数等。

【加减运用】

火盛者，加栀子、地骨皮；血分热盛，齿龃出血量多者，去熟地，加生地、玄参。

【用法用量】

水一盅半，煎七分，温服或冷服。

【名家论方】

张秉成：夫人之真阴充足，水火均平，绝不致有火盛之病。若肺肾真阴不足，不能濡润于胃，胃汁干枯，一受火邪，则燎原之势而为似白虎之证矣。方中熟地、牛膝以滋肾水；麦冬以保肺金；知母上益肺阴、下滋肾水，能制阳明独盛之火；石膏甘寒质重，独入阳明，清胃中有余之热。虽然理虽如此，而其中熟地一味，若胃火炽盛者，尤宜斟酌用之。即虚火一证，亦改用生地为是。

【临证提要】

玉女煎是治疗中消的代表方剂，主要针对糖尿病阴虚为本、燥热为标的病机，既可清胃热，又可滋肾阴，同时兼顾养肺阴。方中君药石膏可清胃热，熟地滋肾阴，知母滋清兼顾，麦冬滋肺肾之阴、清胃热，与熟地一起合用，有金水相生之意。牛膝引火下行，使上行之火回到坎中。

【验案赏析】

验案一：《临证指南医案》叶天士医案

姜，五三，经营无有不劳心，心阳过动，而肾阴暗耗，液枯，阳愈燔灼，凡入火之物，必消烁干枯，是能食而肌肉消瘦。用景岳玉女煎。

按：此人心火亢盛，胃、肾之阴不足，用玉女煎熟地、麦冬滋养胃、肾之阴，用石膏、知母清热除烦，牛膝一方面可补肝肾；另一方面可引火下行，使少阴之火回坎中而交通上下。肾水充足，心火清降，则阴虚可解。

验案二：首都医科大学附属北京世纪坛医院住院医案

患者，女，64岁，主因以"口渴多饮6年，加重1周"于2020年10月收入院。入院症见多食易饥，夜间2~3点由于饥饿感加重，必须加餐，测血糖4.9 mmol/L，伴口渴多饮，形体消瘦，大便干燥，心烦不寐，舌质红，苔薄黄燥，脉弦。实验室检查：空腹血糖6 mmol/L左右，早餐后2小时血糖8 mmol/L左右，糖化血红蛋白6.4%。中医诊断：消渴（中消）。治以滋阴清胃，重镇安神。处方：生石膏30 g，知母15 g，生地20 g，牛膝15 g，麦冬20 g，黄连10 g，酸枣仁15 g，首乌藤15 g，珍珠母50 g，琥珀3 g，生龙骨30 g。5剂，水煎服。服用1剂后，患者当晚饥饿症状消失，未进食，晨起测空腹血糖5.6 mmol/L。服5剂后，患者多食易饥症状消失，口渴多饮症状好转，大便正常，夜寐佳，舌质淡红，苔薄，脉弦。

按：患者多食易饥，口渴多饮，大便干燥，乃因胃火炽盛，热盛伤津。阴津耗伤，不能上奉于心，心火亢盛，扰动心神，故心烦不寐，治疗予玉女煎清热滋阴，加黄连清心火，酸枣仁、首乌藤养心安神，珍珠母、琥珀、生龙骨以重镇安神。中医治疗疾病者必切中病机，疗效自然显著。

【参考文献】

［1］邓中甲.方剂学［M］.北京：中国中医药出版社，2017：344.

［2］叶天士.临证指南医案［M］.北京：中国医药科技出版社，2011：309.

七味白术散

《小儿药证直诀》

【方歌】

> 七味白术钱氏方，人参茯苓加木香。
> 甘草葛根藿香叶，健脾止泻效力强。

（养生之家）

【组成】

人参二钱五分，白茯苓五钱，白术（炒）五钱，藿香叶五钱，木香二钱，甘草一钱，葛根五钱，渴者加至一两。

【功效主治】

健脾益气。主治脾胃虚弱，津虚内热证，临证见消渴日久，饮食不佳，神疲乏力，大便溏等症。

【加减运用】

口渴欲饮者加天花粉、元参以生津止渴，大便溏泄较甚者加山药、扁豆以健脾止泻。

【用法用量】

上㕮咀，每服三钱，水煎，热甚发渴，去木香。

【名家论方】

廖志峰：消渴患者病情稳定后，可改用丸剂以缓补调治，巩固疗效。重视健脾是治疗本病的主要环节。脾胃为后天之本，脾胃虚弱是糖尿病的重要病机之一。若脾胃受燥热所伤，胃火炽盛，脾阴亏损，则口渴多饮，多食善饥。脾气虚不能转输水谷精微，则水谷精微下流，故小便味甘。水谷精微不能濡养肌肉，故形体日渐消瘦。如《类证治裁·三消论治》说："小水不臭反甜者，此脾气下脱，症最重"，说明脾胃与消渴病的发病关系密切。临证若见大便溏泄，食纳欠佳，四肢无力，精神不振，舌淡苔白，脉细弱无力者，应以健脾益气、生津止渴为要，以七味白术散加减，使脾运健而津上承，口渴自止。

【临证提要】

七味白术散由四君子汤变化而来，四君子汤可健脾益气，主要治疗脾胃虚弱，饮食少思，面黄体瘦，胸膈虚痞等症。四君子汤加陈皮、半夏名为六君子汤，可理脾祛痰。六君子汤去半夏名为异功散，治疗脾胃虚冷，肠鸣腹痛下利，不思饮食等。而七味白术散是由四君子汤加藿香、木香、葛根而来，可在健脾益气的基础上，芳香悦脾，健脾止泻，对于脾胃虚弱、大便溏者奏效。

【验案赏析】

验案一:《中医研究》施奠邦医案

刘某，女，49岁，1993年4月17日初诊。患者自述患糖尿病3年，血糖最高达12.8 mmol/L，尿糖（++++），曾服用格列齐特、六味地黄丸、苯乙双胍等药物治疗，效果不明显。现症见胸口憋闷，偶有口干，饮水不多，小便正常，心悸，失眠，耳鸣，胃胀不适，大便或干或稀，全身乏力，舌苔薄白，脉沉细小。既往有高血压病史20余年，常服用冠心苏合丸、降压灵、地巴唑等药物治疗。治宜调养气阴。方用七味白术散加减。处方：太子参15 g，白术15 g，茯苓12 g，广木香10 g，藿香10 g，葛根15 g，川芎10 g，甘菊花10 g，全瓜蒌25 g，薤白10 g，炒枳壳6 g，丹参25 g。6剂。1993年4月23日二诊：服上方6剂后，头晕、口渴、胃胀明显好转，睡眠未有明显改善，苔薄白腻，脉沉弦。尿糖（++++）。治宜和胃调气，苦辛通降。处方：党参12 g，法半夏10 g，干姜6 g，黄连6 g，黄芩10 g，甘草6 g，炒枳壳6 g，白术12 g，葛根15 g，五味子10 g，炒酸枣仁15 g，竹茹15 g，陈皮6 g。6剂。1993年4月29日三诊：继服上方6剂后，胸闷腹胀明显减轻，心悸、口渴症状消失，睡眠仍稍差，舌苔薄白稍腻，脉沉细小。查体血压105/75 mmHg，自服中药后一直未服西药降糖药，检测尿糖（+）。处方：太子参12 g，白术12 g，茯苓12 g，藿香10 g，葛根15 g，黄连6 g，炒酸枣仁15 g，麦冬12 g，五味子10 g，枸杞子20 g，丹参15 g，旋覆花10 g，制香附10 g。随访患者自述常服上方，诸症明显好转，尿糖（－）至（+）。

按：此患者胸闷、口干、胃胀、全身乏力、舌苔薄白、脉沉细小乃脾胃虚弱、运化不及之象，心悸、失眠、耳鸣乃阴亏之症，治疗以七味白术散为底方，在健脾益气的基础上加强生津悦脾之力，使补而不滞。加入川芎、菊花、枳壳、丹参防止化瘀行气，瓜蒌、薤白宣通胸阳、宽中理气。糖尿病久病者，因脾不运化，阴液亏损，使肾气不能升，心火不得降，上下交通不利，日久成瘀，故治消渴病程长者，需兼顾液亏与瘀结，在其基础方上加减，补泻兼施。

验案二：《成都中医学院学报》宋鹭冰医案

贺某，女，成人，初诊日期1982年4月24日，患冠心病7年，心悸气短，近日来口中干苦，入夜尤苦，每晚必连续饮水近6磅，吃大量新鲜蔬菜口苦方感减轻。腹胀脘闷，胃中嘈杂，大便干结，欲解无力，时又溏稀不爽，下肢浮肿，小便少，背恶寒，肢节酸痛，舌脉均无热象。此证当责之中土虚惫，脾胃失于转输，清阳不升、浊阴未降，气机壅滞为患。治用七味白术散加味运脾通滞之剂。处方：葛根18g，藿香10g，木香4.5g，砂仁4.5g，潞党参24g，焦术10g，云苓10g，黄连3g，桂枝4.5g，羌活6g，甘草3g。1982年5月4日，服上方6剂后，口渴已减，入夜口中干苦基本消除，仅喝少量水即可，水肿消减，肢节酸痛已轻，唯腹满、大便不爽。继投香砂六君子汤加厚朴6剂，1982年5月15日，口已不觉干苦，脘腹胀满得减，矢气较多，大便渐趋正常。纳增，唯觉心悸、气短、头昏。服补中益气汤加枣仁、川芎、蔓荆子7剂后，诸症痊愈。

按：病例纯属中土虚衰、津失转输为患，故始投七味白术散运脾以化气流津，继用香砂六君子汤健脾和胃，终以补中益气汤补气升提，脾中土既平，即不复传下消。

【参考文献】

［1］养生之家. http://www.ys991.com/zhongyi/cy/33850.html

［2］杨国华. 施奠邦先生古方今治经验谈［J］. 中医研究，1998，11（2）：3.

［3］邬福昶，葛师言. 宋鹭冰医案医话选消渴治验六则［J］. 成都中医学院学报，1982，4：6-9.

三仁汤

《温病条辨》

【方歌】

三仁杏蔻薏苡仁，朴夏白通滑竹伦。

水用甘澜扬百遍，湿温初起法堪遵。

（汪昂《汤头歌诀》）

【组成】

杏仁五钱，飞滑石六钱，白通草二钱，白蔻仁二钱，竹叶二钱，厚朴二钱，生薏苡仁六钱，半夏五钱。

【功效主治】

主治湿温初起及夏暑夹湿之湿重于热证。症见头痛恶寒，身重疼痛，肢体倦怠，胸闷不饥，苔白不渴，脉弦细而濡。

【加减运用】

若湿温初起、卫分症状明显，可加藿香、香薷以解表化湿；若寒热往来，可加青蒿、草果以和解化湿。

【用法用量】

甘澜水八碗，煮取三碗，每服一碗，日三服。

【名家论方】

何廉臣：秋日暑湿踞于内，新凉燥气加于外，燥湿兼至，最难界限清楚，稍不确当，其败坏不可胜言。盖燥有寒化热化，先将暑湿燥分开，再将寒热辨明，自有准的。此案先用苦温发表，辛润宣上，以解凉燥外搏之新邪，俟凉燥外解，湿开热透，然后肃清其伏热，或用芳透清化，或用缓下清利，必俟伏邪去净，津液两亏，改用增液育阴以善后。先后六方，层次颇清，为治

燥夹伏暑之正法。(《全国名医验案类编》)

【临证提要】

三仁汤是临床治疗内伤湿病的代表方，杏仁辛宣肺气，以开其上；白蔻仁、厚朴、半夏苦辛温通，以降其中；薏苡仁、白通草、飞滑石淡渗湿热，以利其下，三焦通，气乃行，湿得化。对于感受湿邪，气机不畅所致诸证具有良好效果。《本草纲目》中记载甘澜水："盖水性本咸而体重，劳之则甘而轻，取其不助肾气而益脾胃也"，脾为湿土，脾胃不足，湿邪则易内生，故而用甘澜水也可抑制湿邪产生之源。

【验案赏析】

验案一：廖志峰名老中医传承工作室廖志峰医案

张某，男，58岁，2010年5月19日初诊。病史：患者糖尿病病史10余年，口服药物（格列吡嗪、二甲双胍）控制血糖，就诊时测空腹血糖9.5 mmol/L，糖化血红蛋白8.4%。现脘腹满闷，乏力，双下肢疲软尤甚，口干口苦，心烦，纳可，睡眠差，大便干，小便偏黄。诊查：身高中等，体胖，精神欠佳，舌暗红，苔黄腻，脉滑。辨证：消渴（糖尿病），证属湿热中阻。治法：清利热湿。处方：三仁汤加减。杏仁10 g，薏苡仁30 g，白蔻仁10 g，滑石（包煎）10 g，连翘15 g，通草6 g，黄芩10 g，苍术10 g，丹参20 g，竹叶10 g，佩兰10 g，厚朴10 g，甘草6 g。7剂，1日1剂，水煎服，1剂分2次口服。二诊服上药7剂后，患者自觉效果较好，又加服7剂。现乏力减轻，双下肢疲软明显改善，心烦、睡眠均好转，舌暗红、苔黄偏腻，脉滑。检查空腹血糖7.4 mmol/L。拟加北沙参15 g以养阴益气。继服，煎服法同上。三诊又服上药14剂，患者精神明显好转，乏力、双下肢疲软较上次明显缓解，仍口干，余未诉特殊不适，舌暗红、苔薄白，脉缓。血糖控制尚可，空腹血糖波动在6.1～7.3 mmol/L。减轻清热化湿力度，加重益气养阴、活血之品，处方调整如下：杏仁10 g，薏苡仁20 g，白蔻仁10 g，连翘15 g，黄芩10 g，苍术6 g，丹参20 g，赤芍15 g，沙参15 g，太子参15 g，甘草6 g。14剂，1日1剂，水煎服，1剂分2次口服。2010年7月30日四诊患者自觉效果极好，疲乏已不明显，口干消失，舌暗红、苔薄白，脉缓。空腹血糖波动在6.1～7.0 mmol/L，糖化血红蛋白6.9%。效不更方，继服。

按：肥胖之人之所以易发消渴乃因过食肥甘，损伤脾胃，运化不及，蕴生内热，热盛津伤，消谷耗液，则发为消渴。《素问·奇病论》所说："此肥美之所发也，此人必数食甘美而多肥也，肥者令人内热，甘者令人中满，故其气上溢，转为消渴。"此患者辨为湿热中阻证，治疗以三仁汤加减，疗效显著，方中杏仁、白蔻仁、薏苡仁三焦分消，气畅湿行；滑石、通草、竹叶甘寒淡渗，加强"三仁"利湿清热之功；连翘、黄芩清中上焦热邪；苍术燥湿健脾，佩兰芳香化湿，加用丹参、赤芍以活血化瘀，效如桴鼓。

验案二：首都医科大学附属北京世纪坛医院中医科医案

患者，男，45岁，主因"发现血糖升高2年，控制欠佳伴胃脘不适3个月"于2019年10月5日就诊。明确诊断2型糖尿病2年，口渴喜饮，久服六味地黄丸、玉泉丸等药，毫无效果，目前予以格列苯脲口服降糖治疗，间断监测血糖，自述血糖控制欠佳。目前仍感口渴喜饮，饮后胃脘发胀。观察患者形体肥胖，平日喜食肥厚之物。小便短赤，大便不调，烦躁易怒，时有烘热汗出。最近1周查血糖11.9 mmol/L，尿糖（++）。视其舌苔白腻，切其脉濡而数。考虑辨为湿蕴化热，困阻脾气，水津不布。治以三仁汤加味。处方：杏仁10 g，白蔻仁15 g，薏苡仁15 g，半夏12 g，厚朴10 g，滑石15 g，通草6 g，淡竹叶6 g，藿香10 g，佩兰10 g，茯苓20 g，陈皮10 g，白术10 g，栀子10 g，嘱忌食辛辣刺激、肥甘厚腻及各种补品。服7剂，口渴大减，舌苔好转。又以上方加减，共服20余剂，自觉症状消失，血糖控制在正常范围，尿糖（－）。后以健脾祛湿之剂调理善后，病愈。

按：本案患者和上案患者类似，体型肥胖，胃脘胀，口渴喜饮，又喜食肥甘之物，湿蕴化火，若单纯滋阴反而加重湿邪内留，故选用三仁汤加化湿清热、芳香醒脾之类药物，遵《内经》"治之以兰，除陈气"之大法，使湿去脾运，气行津布，疗效自佳。

【参考文献】

汪昂.汤头歌诀［M］.北京：中国中医药出版社，2007.

葶苈大枣泻肺汤

《金匮要略》

【方歌】

喘而不卧肺成痈，口燥胸痛数实呈。

葶苈一九十二枣，雄军直入夺初萌。

（陈修园《金匮方歌括》）

【组成】

葶苈（熬令黄色，捣丸如弹子大），大枣十二枚。

【功效主治】

泻肺去痰、利水平喘。主要用于治疗肺痈、支饮不得息，表现为胸中胀满、痰涎壅盛、咳喘不得卧、水肿等症。

【加减运用】

痰多水多，体壮者重用。兼风寒表证者，加荆芥、防风、紫苏叶；兼风热表证者，加桑叶、菊花、金银花、连翘；兼少阳证者，加柴胡、黄芩；偏热痰者，加黄芩、桑白皮等；胸痛明显者，加丹参、郁金等；胸腔积液多、呼吸困难者，加甘遂末 0.5 ~ 1 g（顾兆农）。

【用法用量】

上先以水三升，煮枣取二升，去枣内葶苈，煮取一升，顿服。

【名家论方】

王子接：葶苈泻水下行，与甘相反，妙在大枣甘而泻中气，故用其甘以载引葶苈上行，泻肺用其泻，仍可任葶苈之性下行利水。不过藉枣之甘，逗留于上，而成泻肺之功，犹桔梗藉甘草为舟楫也。（《绛雪园古方选注》）

张璐：肺痈已成，吐如米粥，浊垢壅遏清气之道，所以喘不得卧，鼻塞不闻香臭。故用葶苈破水泻肺，大枣护脾通津，乃泻肺而不伤脾之法，保全母气以为向后复长肺叶之根本。然肺胃素虚者，葶苈亦难轻试，不可不慎。（《千金方衍义》）

【临证提要】

葶苈大枣泻肺汤主要用于治疗糖尿病性尿潴留。葶苈子具有泻肺降气，祛痰平喘，利水消肿的功效；《备急千金要方》中记载大枣具有"主心腹邪气，安中，养脾气，助十二经，平胃气，通九窍，补少气、津液……心下悬"等作用。往往认为大枣配伍葶苈子是以缓解葶苈子苦伤胃也，大枣也可通九窍，加强清肺涤痰的作用。

【验案赏析】

验案一：《山东中医杂志》石曾淑医案

患者，女，54岁，1996年2月12日初诊。患者自述患有2型糖尿病12年。现症见尿少，双下肢浮肿，胸满腹胀腹水，咳而气短，大便干结，舌淡暗，苔厚腻，脉沉细滑。西医诊断：糖尿病性尿潴留。中医诊断：癃闭。辨证属肺气壅滞，阳虚水停。治宜泻肺行水，温阳化气。处方：葶苈子24 g，大枣12 g，泽泻24 g，白术15 g，茯苓30 g，桂枝12 g，猪苓15 g，桑白皮15 g，党参30 g。水煎服，每日1剂。配合手法体会压关元穴、膀胱区及热敷，定时排尿。二诊：服上药5剂后，尿量增加，水肿减轻，胸满腹胀大减，纳食增加，大便渐通。原方加黄芪30 g，桃仁12 g以增强补气行水、血利水化之效，再服10剂。三诊：服上药后，诸症均有改善，定时排尿，每日尿量2000 mL左右，水肿消失，大便通畅，苔白，脉沉缓。为巩固疗效，嘱改为散剂服30日，每次服用6 g，每日2次。

按：糖尿病性尿潴留是糖尿病神经病变导致膀胱麻痹所致。因膀胱麻痹导致尿少或点滴不通，甚则水肿，胸腹胀满。用葶苈大枣泻肺汤"提壶揭盖"，改善肺实气闭。肺为水之上源，肺气不利，水道不通，则膀胱气化亦不利。本例又在葶苈大枣泻肺汤的基础上加用五苓散化膀胱不利之水以治疗糖尿病性尿潴留。

验案二：首都医科大学附属北京世纪坛医院中医科医案

患者，男，85岁，主因"血糖控制不佳10余年，伴全身浮肿1月余"于2019年9月入院，入院时颜面四肢浮肿，头痛，发热，汗出，纳少，小便量少、微浑浊，大便2日未解。查体：颜面及双眼睑浮肿，双下肢指压凹陷性水肿，未见其他明显阳性体征，舌淡红、苔白，脉沉无力。实验室检查：尿蛋白（+++），血糖16.8 mmol/L，血清总胆固醇15.2 mmol/L，血清总蛋白58.7 g/L，诊断为2型糖尿病性肾病。中药治以五皮饮加减，但疗效不显。3日后，患者颜面四肢浮肿加重，腰腹部也出现明显水肿，且出现了咳嗽、心慌、胸闷、发热、汗出、小便少、大便干，查体双肺可闻及少许细湿啰音，腹水征（+），在原中药治疗的基础上肌内注射呋塞米以加强利尿。同时静脉滴注青霉素类抗生素抗感染治疗，但浮肿不减，反而加重。再3日后，患者咳嗽加重，胸闷痛，心慌，气短息促，不能平卧。检查发现患者右侧肺底部呼吸音减弱，腹水征（+），胸部X线：①腹内压增高致横膈高抬；②右侧胸腔积液。24小时尿量800 mL，舌质紫暗，苔白，脉沉，遂急投葶苈大枣泻肺汤加味治疗。处方：葶苈子10 g，大枣5枚，车前子15 g，桑白皮10 g，大腹皮10 g，茯苓皮15 g，牵牛子3 g，益母草15 g，桔梗10 g，丹参20 g，连翘20 g，蒲公英20 g。3剂，每日1剂，分2次服，嘱患者观察大小便的变化情况。服药后，患者咳嗽、气短息促症状减轻，水肿逐渐减退，小便增多，大便稀溏，每日二行，精神尚可，纳谷增强。效不更方，上方再投6剂后咳嗽、胸闷、气促等症好转，全身浮肿不明显，双肺听诊未见异常，复查胸片未见胸腔积液，尿蛋白降为（+），带补益肝肾的中药7剂出院，门诊继续治疗。

按：本例患者为老年男性，素体不实，久病急性加重，水肿来势较猛，由肌肤水肿迅速发展到胸腹腔积液，乃肺气闭塞，不能通调水道所致，其症偏实，故单纯用健脾利水渗湿之五皮饮，利水之力薄弱，犹如杯水车薪，水肿不减反增，而葶苈子能泻肺气之闭塞，攻逐水饮，利水清肿，此时选用正是时候，再配伍其他利水、解毒等对症之品，故病情很快得到控制，并逐渐好转。

【参考文献】

［1］陈修园.金匮方歌括［M］.北京：中国中医药出版社，2016：39.

［2］于青云.石曾淑运用葶苈大枣泻肺汤经验［J］.山东中医杂志，1998，17（4）：3.

黄连温胆汤

《六因条辨》

【方歌】

温胆夏茹枳陈助，佐以茯草姜枣煮。

理气化痰利胆胃，胆郁痰扰诸证除。

（邓中甲《方剂学》）

【组成】

黄连6g，竹茹12g，枳实6g，半夏6g，陈皮6g，甘草3g，生姜6g，茯苓10g。

【功效主治】

清热燥湿，理气化痰，和胃利胆。主要治疗伤暑汗出，身不大热，烦闭欲呕，舌黄腻等湿热证。

【加减运用】

心神不宁，夜寐易惊加龙骨、牡蛎各30g，珍珠母30g；多梦加合欢皮15g，首乌藤5g，远志12g；烦热不眠、急躁易怒加栀子12g，柴胡12g，丹皮12g；心悸胸闷加瓜蒌15g，薤白10g，郁金15g。（赵云芝）

口渴甚者加天花粉、生石膏、知母等清热生津；头痛者加白菊花、白芷、葛根、川芎等祛风止痛、引药上行；合并呼吸道感染者，可加金银

花、连翘、黄芩等清肺泄热；合并皮肤感染者，可加蒲公英、紫花地丁等清热解毒。（《中医药信息》）

【用法用量】

水煎服。

【名家论方】

王孟英：所谓清气者，但宜展气化以轻清的治法，师温胆汤之意而变通之。常用药如瓜蒌、薤白、旋覆花、杏仁、贝母、紫菀、竹茹、枳壳、桔梗、川楝子、淡豆豉、海蜇、芦根、薏苡仁、天花粉、栀子、郁金、黛蛤散、滑石、通草之属，平淡而远温燥，转枢机而开痰路。肺不受痰热之扰，则肺气清宁，治节复矣，气化行矣。

【临证提要】

黄连温胆汤由温胆汤去大枣、加黄连变化而来，进一步加强了清胆的功效。温胆汤并非温阳，而是认为胆乃中清之腑，肝胆属木，都具有生长、生发、条达、舒畅的作用，犹如春气之温和，温胆者乃因胆郁痰扰，清胆化痰后胆腑恢复气机条达之性，故曰温胆汤。本方在消渴病程中主要治疗因痰湿蓄积所致的糖尿病酮症酸中毒。

【验案赏析】

验案一：首都医科大学附属北京世纪坛医院中医科医案

患者，女，38岁，主因"发现血糖升高5年，控制欠佳1周"于2020年9月8日收入院。患者自述糖尿病病史5年，平时以胰岛素皮下注射控制血糖。近1周来因感冒而致乏力、口渴多饮等症加重，伴头晕、恶心、呕吐、口苦、纳差，大便3日未行，舌质红，苔黄腻，脉滑数。急查血常规，白细胞12.0×10^9/L，中性粒细胞81%；尿常规检查：尿糖（++++），酮体（++++）；血生化检查：血糖18.7 mmol/L，钾离子3.6 mmol/L，二氧化碳结合力6.5 mmol/L。西医诊断为糖尿病酮症酸中毒。中医诊断为消渴，辨证属气阴两虚，痰热内蕴。根据急则治其标的原则，治宜清热化痰，降逆和胃。方用黄连温胆汤加减。处方：黄连、砂仁、藿香、熟大黄各9 g，枳实、竹茹、茯苓、半夏、陈皮、川芎各12 g，天花粉、葛根各30 g，佩兰、白菊花各15 g。水煎服，每日1剂。同时西医给予补液、纠正酮症酸中毒，以及使用胰岛素、抗生素等治疗。二诊：服上药 2 日后，患者诸症减轻，发热 38.5 ℃，大便正常，舌质红，苔微黄腻，脉滑。上方加金银花 30 g，连翘 15 g。三诊：服上药 3 剂后，诸症缓解。复查血常规提示为正常；尿常规检查：尿糖（++），酮体阴性；血生化检查：血糖 9.6 mmol/L，二氧化碳结合力 23.6 mmol/L。病情好转。

按：本患者口渴多饮、头晕、恶心、呕吐、口苦、纳差，大便 3 日未行，舌质红，苔黄腻，脉滑数，乃痰热中阻的表现。尿糖（++++），酮体（++++），此时应采用"急则治其标"的治疗原则。方选黄连温胆汤加减。方中黄连、半夏、陈皮、茯苓、枳实、竹茹清热化痰，和胃止呕；砂仁、佩兰化湿和胃；藿香祛湿和中；熟大黄使湿毒之邪从肠道而除。同时配合西药。糖尿病酮症酸中毒是糖尿病并发症中的急症，需及时救治，故采用中西医结合的疗法。

验案二：首都医科大学附属北京世纪坛医院中医科医案

患者，女，54 岁，主因"周身皮肤瘙痒 8 个月，加重 1 周"于 2021 年 7 月 12 日就诊。既往有 2 型糖尿病 10 年，以诺和灵 30R 控制血糖，自测空腹指尖血糖水平波动于 5 ~ 9 mmol/L。入院症见神志清，精神差，周身皮肤瘙痒反复出现，以会阴部为甚，入夜尤重，搔抓后虽皮破血流，由痒变痛，但仍不能解痒，睡眠差。伴全身乏力，心烦，口干口苦，带下味臭，舌暗边尖有瘀点、苔薄黄腻，脉滑数。西医诊断：2 型糖尿病周围神经病。中医诊断：①风痰痒；②消渴。辨证为痰热内阻，瘀血阻络。治以黄连温胆汤合四妙散加减，清热化痰除湿，活血祛瘀止痒。处方：黄连、枳实各 8 g，半夏、黄柏各 9 g，竹茹 10 g，茯苓、薏苡仁、怀牛膝各 20 g，陈皮 6 g，苦参、龙胆草各 12 g，苍术、白花蛇舌草、赤芍各 15 g。水煎服，每天 1 剂。连用 10 天后，瘙痒明显减轻，夜眠较前好转，带下减少，苔仍薄黄腻。继以上方减少四妙散用量，增加活血通络之品，服至月余，诸症全部消失。

按：患者以痰热内扰为主要病机，痰热随风居于肌表则见皮肤瘙痒，故《杂病源流犀烛·痰饮源流》云："人自初生，以至临死，皆有痰……而其为物，则流动不测，故其为害，上至巅顶，下至涌泉，随气升降，周身内外皆到。"黄连温胆汤为治痰热内扰之良方，临床见有恶心欲吐、纳呆腹胀、口苦口干、心烦失眠或痰多、便秘、舌红、苔黄腻等症者，均可以之加减治疗。方中半夏与黄连为君药，有清热燥湿化痰、降逆止呕散结之功；陈皮与枳实为臣药，有健脾理气化痰、消积散结、除湿之功；茯苓与竹茹为佐药，有健脾渗湿清源、清热除烦止呕之功；甘草与大枣为使药，有调和诸药、补脾健运之功。诸药合用，能健脾祛湿，清化痰热，使气顺脾健，热清痰消，诸症自愈。痰热居于肌表导致皮肤瘙痒者可加苍术、黄柏、薏苡仁、苦参、龙胆草等以清热燥湿、祛风止痒。

【参考文献】

邓中甲.方剂学［M］.北京：中国中医药出版社，2017：350.

白虎汤

《伤寒论》

【方歌】

> 阳明白虎辨非难，难在阳邪背恶寒。
> 知六膏斤甘二两，米加六合服之安。

（陈修园《长沙方歌括》）

【组成】

知母六两，石膏（碎）一斤，甘草（炙）二两，粳米六合。

【功效主治】

清热生津。主治气分热盛，阳明经证，主要表现为壮热面赤，烦渴引饮，大汗出，脉洪大。

【用法用量】

上四味，以水一斗，煮米熟，汤成去滓，温服一升，日三服。

【加减运用】

若气血两燔、引动肝风，加羚羊角、水牛角以凉肝息风；若兼阳明腑实证、神昏谵语、大便秘结者，加大黄、芒硝以泄热攻积；消渴见烦渴引饮，属胃热者，可加天花粉、芦根、麦冬等清热生津。

【名家论方】

柯琴：阳明邪从热化，故不恶寒而恶热；热蒸外越，故热汗自出；热烁胃中，故渴欲饮水；邪盛而实，故脉滑，然犹在经，故兼浮也。盖阳明属胃，外主肌肉，虽有大热而未成实，终非苦寒之味所能治也。石膏辛寒，辛能解肌热，寒能胜胃火，寒性沉降，辛能走外，两擅内外之能，故以为君。知母苦润，苦以泻火，润以滋燥，故以为臣。用甘草、粳米调和于中宫，且能土中泻火，作甘稼穑，寒剂得之缓其寒，苦药得之平其苦，使沉降之性，皆得留连于味也。得二味为佐，庶大寒之品无伤损脾胃之虑也。煮汤入胃，输脾归肺，水精四布，大烦大渴可除矣。白虎为西方金神，取以名汤，秋金得令而炎暑自解矣。更加人参以补中益气而生津，协和甘草、粳米之补，承制石膏、知母之寒，泻火而土不伤，乃操万全之术者。

【临证提要】

本方乃治疗阳明经证的主方，气分热盛者，不能苦寒直折，未到阳明腑实证者亦不能攻下，故用白虎汤清热生津。《长沙药解》中云其君药石膏："入手太阴肺、足阳明胃经。清金而止燥渴，泻热而除烦躁"，配伍知母两者相须为用，从而加强清热生津之功。佐以粳米、炙甘草，以益胃生津，防止寒凉药物损伤中焦。

【验案赏析】

验案一：《大国医经典医案诠释病证篇：糖尿病》张聿青医案

溢饮之渴，除中之饥，皆非消证。上消水气不入肌肤，中消大便不泻，饥渴交加，中上俱病。三黄白虎为宜。川黄连、川黄柏、黄芩、生石膏、白知母、生甘草、粳米。

按：中上二焦同病，在白虎汤的基础上加入三黄，以进一步加强清热之功。白虎汤又可护阴液，清热者乃清热解，热解消，津液复，消渴自止。但三黄白虎乃清热峻剂，中病即止。

验案二：《陕西中医》曹颖甫医案

友人郁祖安君之女公子，方三龄，患消渴病。每夜须大饮十余次，每饮且二大杯，勿与之，则吵闹不休，小便之多亦如之，大便不行，脉数，别无所苦。时方炎夏，尝受治于某保险公司之西医，盖友人也。逐日用灌肠法，大便方下，否则不下。医诫勿与多饮，此乃事实上所绝不可能者。累治多日，迄无一效。余诊之，曰，是白虎汤证也。方与生石膏四钱，知母二钱，生甘草钱半，粳米一撮，加其他生津止渴之品，如洋参、花粉、茅根之属，五剂而病全。顾余热末楚，孩又不肯服药，遂止服。越五日，旧恙复发，仍与原方加减，连服十五日，方告痊愈，口不渴，而二便如常。先后计服石膏达半斤之谱。

按：本病案患儿多饮，大便不行。某西医逐日用灌肠法对症治疗，"累治多日，迄无一效"。曹氏辨为白虎汤证，投以小量白虎汤，酌加益胃生津之品，调护痊愈。辨证论治是中医的特点和精髓，不头疼医头、脚疼医脚，治病求本，辨病和辨证相结合，是中医学整体医学的优势。

曹氏门人姜左景对此病案按曰："见其大便不通，而用灌肠法，是为西医之对症疗法；辨其脉数口渴，而用白虎汤，是为中医之脉证治法。对症疗法求疗不疗，脉证治法不治自治，此乃中西医高下之分。"其论见解颇为妥当。

【参考文献】

［1］陈修园.长沙方歌括［M］.北京：中国中医药出版社，2016：84.

［2］尹涛.《大国医经典医案诠释病证篇：糖尿病》［M］.北京：中国医药科技出版社，2016：134–135.

［3］胡向阳，张荣华.《经方试验录》白虎汤证医案辨析［J］.陕西中医，2008，6：701–702.

升阳益胃汤

《内外伤辨惑论》

【方歌】

升阳益胃参术芪，黄连半夏草陈皮。

苓泻防风羌独活，柴胡白芍姜枣随。

（汪昂《汤头歌诀》）

【组成】

黄芪二两，半夏（洗，此一味脉涩者用）、人参（去芦）、甘草（炙）各一两，独活、防风（以秋旺，故以辛温泻之）、白芍药（何故秋旺用人参、白术、芍药之类反补肺，为脾胃虚则肺最受邪，故因时而补，易为力也）、羌活各五钱，橘皮四钱，茯苓（小便利不渴者勿用）、柴胡、泽泻（不淋勿用）、白术各三钱，黄连一钱。

【功效主治】

升清阳，健脾胃，祛痰湿，清湿热。主治脾胃虚弱，湿热滞留中焦所致的怠惰嗜卧，四肢不收，体重节肿，饮食不消，面色不乐，大便不调等；兼见肺病，洒淅恶寒等。

【用法用量】

上㕮咀，每服称三钱，水三盏，生姜五片，枣二枚，煎至一盏，去渣，温服，早饭后。或加至五钱。

【名家论方】

王子接：升阳益胃汤，东垣治所生受病肺经之方也。盖脾胃虚衰，肺先受病，金令不能清肃下行，则湿热易攘，阳气不得神，而为诸病。当以羌活、柴胡、防风升举三阳经气，独活、黄连、白芍泻去三阴郁热，佐以六君子调和脾胃。其分两独重于人参、黄芪、半夏、炙草者，轻于健脾，而重于益胃。其升阳之药，铢数少则易升，仍宜久煎以厚其气，用于早饭、午饭之间，藉谷气以助药力，才是升胃中之阳耳。至于茯苓、泽泻，方后注云：小便利、不淋，勿用，是渗泄主降，非升阳法也。（《绛雪园古方选注》）

张琪：主治肾小球肾炎或肾病综合征水肿消退后，脾胃虚弱，清阳不升，湿邪留恋，症见体重倦怠，面色萎黄，饮食无味，口苦而干，肠鸣便溏，尿少，大量蛋白尿，血浆蛋白低，舌质淡，苔薄黄，脉弱。该方党参、黄芪、白术、茯苓与防风、羌活、独活、柴胡合用，补中有散，发中有收，具有补气健脾胃，升阳除湿之效。

路志正：李东垣创"脾胃论"，其精髓即在于脾气之升，胃气之降也。所立升阳益胃汤、补中益气汤、调中益气汤等，分别使用羌活、独活、柴胡、防风、升麻，以风药升阳。他的根据是大法，云："湿气之胜，助风以平之。"又云："下者举之，得阳气升腾而去矣。"《素问·经脉别论》曰："饮入于胃，游溢精气，上输于脾，脾气散精，上归于肺。"脾为后天之本，居于中焦，是升降运动的枢纽。

吴昆：脾土虚弱不能制湿，故体重节痛；不能运化精微，故口干无味；中气既弱，传化失宜，故大便不调，小便频数也。洒淅恶寒，肺弱表虚也。面色不乐，阳气不伸也。是方半夏、白术能燥湿，茯苓、泽泻渗之，二活、防风、柴胡能升举清阳之气，黄连疗湿热，陈皮平胃气，参、芪、甘草以益胃，白芍酸收用以和营，而协羌活、柴胡辛散之性，盖古人用辛散必用酸收，所以防其竣厉，犹兵家之节制也。

【临证提要】

升阳益胃汤以六君子汤进行加减，可补益脾胃、助阳益胃。方中补中有散，发中有收，标本同治。在糖尿病的治疗过程中主要用于治疗糖尿病自主神经病变导致的胃瘫。

【验案赏析】

验案一：《浙江中医杂志》王孝东医案

陈某，女，63岁，2011年10月26日初诊。患者6年前因多饮、多尿、消瘦、乏力，查血糖12 mmol/L，诊为2型糖尿病，间断服用格列齐特、二甲双胍及中药治疗，糖尿病病情时轻时重，3个月前始腹泻，水样便，日行10余次不等，复查血糖12 mmol/L，而更用诺和灵30R控制血糖，并口服复方小檗碱片、诺氟沙星胶囊、蒙脱石散、健胃消食片等及中药数十剂，收效不佳。刻下症见口渴多饮，神疲乏力，面色萎黄，脘痞纳呆，大便水样，每日10～20次，完谷不化，小便短少，头昏蒙，双下肢肢端麻木疼痛，无发热、腹痛。舌质淡红、苔薄白，脉细弱。既往有高血压病史8年，最高血压达190/100 mmHg，现口服苯磺酸氨氯地平片5 mg，每日1次，血压控制在正常范围。实验室检查示空腹血糖6.8 mmol/L，大便常规及结肠镜检查均为阴性。中医诊断为消渴（气阴两虚）及泄泻（脾胃气虚、水湿下注）。西医诊断为2型糖尿病，2型糖尿病性腹泻，2型糖尿病性周围神经病，高血压病3级（极高危）。治以益气升阳、健脾除湿、消食导滞为法，方用升阳益胃汤加减，组方如下：黄芪、党参、山药、苍术各15 g，黄连8 g，厚朴、半夏各9 g，陈皮、独活、泽泻、防风各10 g，白术、茯苓、白芍、鸡内金各12 g，甘草6 g。6剂，水煎内服。2011年11月1日二诊：服药后大便次数减少至每天5～8次，乏力纳呆，口渴。舌白、苔薄，脉细弱。上方增黄芪量为25 g，加葛根30 g生津止渴，炒谷麦芽各15 g健脾消食。2011年11月18日三诊：腹泻止，便成形，日一二行，痞满减，思饮食，下肢麻木、疼痛减轻。舌苔薄白，脉细弱。效不更方，续服前方10剂而愈。随访半年余，腹泻未发。

按：本例患者系脾虚胃弱，升降失司，清浊不分，发为本病，故用升阳益胃汤去羌活、柴胡防过于升散，大枣恐其滋腻，加苍术、厚朴、鸡内金燥湿行气和胃。二诊时气虚仍甚，胃纳不开，见津伤口渴，故加重黄芪以增益气之力，葛根生津升阳止泻，炒谷麦芽健胃消食。诸药合用，脾气健，胃气和，清阳升，浊阴降，药证相合，故而有效。

验案二：首都医科大学附属北京世纪坛医院中医科医案

患者，女，62岁，主因"发现血糖升高9年，胃脘痞满1年，加重伴恶心呕吐1周"于2020年11月收入院。目前患者诉平素气短乏力，体倦懒言，大便稀溏，舌淡，苔白，脉沉细无力。X线检查提示为胃蠕动减慢，排空迟缓，胃内容物滞留明显增多。西医诊断为2型糖尿病胃轻瘫。中药汤剂以升阳益胃汤加减，处方：黄芪30 g，党参20 g，白术12 g，当归10 g，陈皮

10 g，升麻 10 g，柴胡 12 g，砂仁 12 g，竹茹 10 g，半夏 10 g，代赭石 30 g，旋覆花 12 g。每日 1 剂，早晚分服。西药给予口服降糖药及静脉滴注盐酸倍他司汀 300 mL，川芎嗪每天 80 g，15 天。复诊中药汤剂随证加减，治疗 2 个月后，症状消失。X 线检查提示为胃蠕动正常，胃内滞留物明显减少。

按： 2 型糖尿病胃轻瘫属于糖尿病神经并发症，相当于中医学的"痞满"。此人平素气短乏力，体倦懒言，大便溏，责之脾胃不足，所以恶心呕吐乃脾胃升降失常，故治疗用升阳益胃汤加减。取柴胡、党参、黄芪、升麻之升阳之力，旋覆花、代赭石和胃降逆之功，当归、川芎嗪活血、改善微循环，白术、砂仁、竹茹、半夏燥湿健脾和胃，从而恢复脾升胃降。

【参考文献】

［1］汪昂.汤头歌诀［M］.北京：中国中医药出版社，2007.

［2］王孝东.李东垣升阳益胃汤在糖尿病胃肠功能紊乱中的临床运用［J］.浙江中医杂志，2013，48（7）：532-533.

四神丸

《金匮翼》

【方歌】

四神故纸吴茱萸，肉蔻五味四般须。

大枣百枚姜八两，五更肾泻火衰扶。

（汪昂《汤头歌诀》）

【组成】

肉豆蔻、五味子各二两，补骨脂四两，吴茱萸（浸炒）一两。

【功效主治】

温肾暖脾，收敛止泻。主治由于脾肾虚寒所致的五更泄泻，饮食不消，或腹痛，腰膝酸冷，神疲乏力等。

【用法用量】

上为末，生姜八两，红枣一百枚，煮熟取枣肉和丸如梧子大，每服五七十丸，空腹或食前白汤下。一云：夜食前更进一服。盖暖药虽平旦服之，至夜力已尽，无以敌一夜阴气之故也。《淡寮》无五味子、吴茱萸，有茴香一两，木香半两。一方去五味子、吴茱萸、入神曲、麦芽。

【名家论方】

柯琴：夫鸡鸣至平旦，天之阴，阴中之阳也。因阳气当至而不至，虚邪得以留而不去，故作泻于黎明。其由有四：一为脾虚不能制水，一为肾虚不能行水，故二神丸君补骨脂之辛燥者，入肾以制水，佐肉豆蔻之辛温者，入脾以暖土，丸以枣肉，又辛甘发散为阳也。一为命门火衰不能生土，一为少阳气虚无以发陈，故五味子散君五味子之酸温，以收坎宫耗散之火，少火生气以培土也；佐吴茱萸之辛温，又顺肝木欲散之势，为水气开滋生之路，以奉春生也。此四者，病因虽异，而见症则同，皆水冗为害。二神丸是承制之剂，五味散是化生之剂也。二方理不同而用则同，故可互用以助效，亦可合用以建功。

【临证提要】

四神丸中补骨脂可补命门之火，散寒邪；吴茱萸亦可温中散寒，肉豆蔻暖脾止泻，五味子收敛固涩。《本草经解》中记载："五味子气温，禀天春升之木气，入足少阳胆经；味酸无毒，得地东方之木味，入足厥阴肝经。气升味降，阴也。"五味子一味在此方中尤为重要，朱丹溪认为相火常有变，故脾肾阳虚者需收摄命门之火，使虚火回坎中。对于糖尿病日久出现阳气虚所致泄泻者可用。

【验案赏析】

验案一：《汤承祖60年行医经验谈》汤承祖医案

李某，女，62岁，南通市人。1982年7月5日来诊。患者空腹血糖4.87 mmol/L，尿糖（+++），颗粒管型（+），纳食自行控制在每日三两，口渴不明显，两腿痛，大便泄泻日 2～3 次，尿次正常。脉细，舌苔薄，中部微腻。肾主二便，此则大便失常无三消症状，水液从大便泄，是脾肾阳盛兼湿之证，以益脾肾兼化湿为法。处方如下：菟丝子 12 g，补骨脂 12 g，炒苍术、白术 12 g，肉豆蔻 6 g，五味子 4 g，茯苓 12 g，陈皮 5 g，太子参 12 g，炒白芍 12 g。10 剂。中药毕，大便泄泻好转，日行 1 次，头昏时作，饮食控制如前。苔薄，脉细弦，今尿糖（＋），上方加炒白术 12 g，又 10 剂。药毕，大便成形，口不渴。尿检示尿糖（±），白细胞极少，苔薄净，脉细。上方续服 7 剂。1982 年 8 月 9 日：空腹血糖 7.06 mmol/L。原方稍增减，又服 21 剂。9 月 6 日：尿糖阴性。上述中药仍续服。9 月 27 日：空腹血糖 7.62 mmol/L。11 月 13 日空腹血糖 5.04 mmol/L，纳食已达七两/日。自 1982 年 9 月 6 日至 1983 年 5 月 16 日 250 天中共查尿糖 19 次，均为阴性。自初诊（1982 年 7 月 5 日）至尿糖转阴（1982 年 9 月 6 日）63 天中共服中药 55 剂。

按：此患者两腿痛，大便泄泻，脉细，舌苔薄，中部微腻，脾主肌肉，肾主二便，舌苔中部微腻，可知此患者存在脾肾阳虚，湿浊内阻。治疗当健脾化湿，温阳止泻。方选四神丸加减。同时佐以陈皮、白芍等柔肝行气，为补脾肾开通道路，故疗效确切。

验案二：首都医科大学附属北京世纪坛医院中医科医案

患者，男，57 岁，主因"发现血糖升高 10 年，伴周身瘙痒 1 年"于 2020 年 11 月初诊。患者 10 年前体检发现血糖升高，完善检查后明确诊断 2 型糖尿病，予以二甲双胍口服降糖治疗，其间饮食运动控制不佳，自行监测血糖仍偏高，遂于当地医院调整降糖方案为诺和灵 30R，早 16 IU，晚 18 IU 餐前皮下注射治疗，5 年前确诊 2 型糖尿病周围神经病，1 年前因血糖控制不佳出现皮肤瘙痒，曾接受多种中西医治疗不效来诊。就诊时患者瘙痒甚，如虫行感，口不苦，多饮，手凉，足不凉，睡眠可。大便每日 5：00—5：40 行 2 次，不成形。专科检查：躯干散在红色孤立性丘疹、抓痕，无水疱。唇紫黯，舌淡、苔黄干裂，脉沉。诊断：痒疹，证属脾肾亏虚兼血瘀，治以温肾暖脾化瘀，方用四神丸加减。处方如下：制吴茱萸 3 g，肉豆蔻、陈皮各 6 g，补骨脂、熟地黄、山药、桃仁、红花各 12 g，炒白术、炒苍术各 15 g，醋鸡内金 9 g，煅龙骨、煅牡蛎各 30 g，炒莱菔子 12 g。7 剂，水煎内服，日 1 剂。二诊：服药后皮损大部分结痂，右胸部皮损消退，瘙痒减轻 60%，虫行感明显减轻，减轻60%，口不苦，多饮，手凉好转，足不凉，睡眠可。大便每日仍行2次，便成形。后背散在结痂、抓痕。唇紫较前减轻。舌淡、苔黄，脉沉。上方熟地、山药改为各15g，陈皮增至9g，继服1周。三诊：唇部色淡红，皮损消退，虫行感消失，干痒，无多饮，手凉好转，大便日2次，舌淡、苔根薄黄，脉滑。升降散善后，处方如下：僵蚕12g，蝉蜕、姜黄各9g，大黄6g，炒苍术15g，乌梅3g。7剂。1周后患者来告，皮损消退，局部遗留色素沉着，无瘙痒及虫行感，临床痊愈，停药。

　　按：四神丸由补骨脂、肉豆蔻、五味子、吴茱萸四味药组成，具有温肾暖脾、涩肠止泻之功，临床多用于五更泻，也有用于痛经、肺结核、遗尿、不育症、周身痛、尿频、盗汗者，但尚未见到用于皮肤病的报道。病案中患者以皮肤病就诊，瘙痒甚，伴有大便日行2次，不成形。诊疗过程中跳出皮肤病的专科限制，综合分析四诊资料，考虑患者属于脾肾亏虚证，使用四神丸治疗，大便恢复正常，唇部紫黯消失，1年的顽固瘙痒消失，收到了良好的效果。辨证论治是中医的精髓与灵魂，有是证用是方，往往能收到良好的效果。

【参考文献】

[1] 汪昂. 汤头歌诀 [M]. 北京：中国中医药出版社，2007：107.

[2] 汤承祖. 汤承祖60年行医经验谈 [M]. 北京：人民军医出版社，2011：172.

小陷胸汤

《伤寒论》

【方歌】

按而始痛病犹轻，脉络凝邪心下成。

夏取半升连一两，瓜蒌整个要先烹。

（陈修园《长沙方歌括》）

【组成】

黄连一两，半夏（洗）半升，瓜蒌实（大者）一枚。

【功效主治】

清热涤痰开结。主治痰热与水互结于胸脘。

【加减运用】

方中加入破气除痞之枳实，可提高疗效。心胸闷痛者，加柴胡、桔梗、郁金、赤芍等以行气活血止痛；咳痰黄稠难咳者，可减半夏用量，加胆南星、杏仁、贝母等以清润化痰。

【用法用量】

上三味，以水六升，先煮瓜蒌取三升，去滓，内诸药，煮取一升，去滓，分温三服。

【名家论方】

成无己：苦以泄之，辛以散之；黄连瓜蒌实之苦寒以泄热，半夏之辛以散结。

张锡纯：此证乃心君之火炽盛，铄耗心下水饮结为热痰（脉现滑象，是以知为热痰，若但有痰而不热，当现为濡象矣），而表阳又随风内陷，与之互相胶漆，停滞于心下为痞满，以堵塞心下经络，俾不流通，是以按之作痛也。

为其病因由于心火炽盛，故用黄连以宁息心火，兼以解火热之团结，又佐以半夏开痰兼能降气，瓜蒌涤痰兼以清热，其药力虽远逊于大陷胸汤，而以分消心下之痞塞自能胜任有余也。然用此方者，须将瓜蒌细切，连其仁皆切碎，方能将药力煎出。

【临证提要】

此方组成简单，方中黄连、半夏、瓜蒌实各司其职。黄连泻胃火，除心下满，半夏开结化痰以和胃，瓜蒌实则可清热涤痰，宽胸散结，使痰热下行。瓜蒌先煮体现了"以缓治上"。就药性来讲，半夏辛，黄连苦，体现了"辛开苦降"之法。

【验案赏析】

验案一：《名医论治糖尿病》仝小林医案

曲某，男，52岁。2007年5月21日就诊。初诊：15年前体检时发现血糖升高，诊断为2型糖尿病，开始不规律口服药物格列喹酮，血糖控制不好；3年前开始用胰岛素（诺和灵30R），早11 IU，晚13 IU，胰岛素睡前6 IU；今日来院求诊。现乏力，右足跟疼痛，偶有手足麻木，视物模糊，饮食正常，睡眠正常，小便泡沫多，大便干结，2～3日1次。舌红，苔黄厚，脉滑。既往史：高血压病史16年，脑出血4年，糖尿病肾病1年，未系统治疗。家族史：父亲为糖尿病患者，身高176 cm，体重93 kg，眼底检查示糖尿病视网膜病。腹部B超：轻度脂肪肝；颈动脉B超：颈动脉硬化。辨证为痰热结胸证，治以辛开苦降，清化痰热，消膏化浊。处方：小陷胸汤加减。方药：瓜蒌仁30 g，清半夏9 g，黄连30 g，干姜6 g，炒栀子30 g，黄芩30 g，生山楂15 g，水蛭粉6 g（分冲），知母30 g，生大黄20 g。7剂，水煎服，每日1剂，分2次口服。二诊时乏力好转，右足跟疼痛，双手麻木，纳少，容易出汗，睡眠正常，大便少，日1次，舌脉同前。上方加生黄芪30 g，茯苓30 g，鸡血藤30 g，首乌藤30 g。继服7剂。三诊时足跟疼痛情况好转，双手麻木好转，口干乏力，容易出汗，舌脉同前。继予小陷胸汤加减，随证加减，继服28剂后身体状况良好。

按：此患者病程日久，糖尿病并发症较多，血糖控制不佳。主要表现为乏力，足跟疼痛，手足麻木，视物模糊，小便泡沫多，大便干结，舌红，苔黄厚，脉滑。辨证属于痰热结胸，予小陷胸汤清热涤痰散结，又在小陷胸汤基础上加入水蛭、大黄、山楂活血而调脂，并根据每次就诊症状细细调之。患者之所以出现痰热，乃因平素饮食控制不佳，食积生痰热，故治疗需化痰热并消脂。小陷胸汤组方严谨，是清热祛痰散结的代表方剂，湿热日久者，土壅木郁，气滞而成结，故需半夏化痰散结，瓜蒌宽胸散结。

验案二：首都医科大学附属北京世纪坛医院中医科医案

患者，男，60岁，主因"阵发性心慌，胸痛10余年，加重3个月"于2021年3月20日初诊。患者无明显诱因出现心慌、胸痛，既往心电图检查大致正常，现服用通心络胶囊、格列齐特、二甲双胍。患者有高胆固醇血症病史，服药后正常，已停药。现症见腰酸，夜眠欠安，易醒，难以复睡，纳可，大便干，每日一行，小便频急，时有失禁，舌红，苔白腻，脉滑。查体：血压143/83 mmHg，心率75次/分，超声心动图示左室舒张功能减低。糖尿病病史14年余。西医诊断：①冠心病；②2型糖尿病；③高脂血症。中医诊断：①胸痹；②消渴。证属痰凝血瘀证。治法：祛痰通络，活血化瘀。方用小陷胸汤合桃红四物汤加减。组方如下：瓜蒌30 g，黄连9 g，半夏9 g，赤芍9 g，当归15 g，川芎18 g，桃仁9 g，黄芩9 g，丹皮15 g，川牛膝15 g，生黄芪30 g，槟榔6 g，苏子6 g，水煎服，每次200 mL，每日1剂，分2次温服，14剂。

2021年4月5日复诊：诸症缓解，无心慌、胸痛，睡眠较前明显好转，纳眠可，二便调，舌淡、苔薄白，脉滑。前方继续服用，水煎服，每次200 mL，日1剂，分2次温服，14剂。

按：患者糖尿病多年，久治不愈，阴津亏损，燥热偏胜，炼液成痰，血脉瘀滞，痰瘀阻络。痰瘀痹阻心脉，致使心脉不通则痛，故而患者出现上述心慌、胸痛等心血瘀阻症状；肾精亏损，则出现腰酸症状；肾阴亏损，则虚火内生，上扰心肺则易烦躁，多饮，心神不安，故睡眠质量不好；肾失濡养，开阖固摄失权，故小便频急，时有失禁；痰瘀阻络，舌象可见舌红，苔白腻，脉象则滑。患者初诊诸症明显好转，二诊守前方继服14剂，诸症基本痊愈。

【参考文献】

[1] 陈修园.长沙方歌括 [M].北京：中国中医药出版社，2016.

[2] 李中南.名医论治糖尿病 [M].合肥：安徽科学技术出版社，2013.

茵陈胃苓汤

《感证辑要》

【方歌】

> 平胃散内苍术朴，陈皮甘草四般药。
>
> 除湿散满驱瘴岚，调胃诸方以此扩。
>
> 又不换金正气散，即是此方加夏藿。

（李冀《方剂学》）

【组成】

杜苍术一钱，真川朴一钱，炒广皮一钱半，浙苓三钱，生晒术一钱半，川桂枝五分，建泽泻一钱半，猪苓一钱半，炙甘草五分。

【功效主治】

阴黄。黄而晦暗，如熏黄色，而无烦渴热象者。

【用法用量】

先用西茵陈八钱煎汤代水。

【名家论方】

吴谦：脾胃湿盛成水泻，懒食溏泄色多黄，清浊不分溺短涩，胃苓升阳除湿汤。水泻者，因脾胃湿盛，以致清浊不分，变成水泻之证。其候小便短涩，懒食溏泄色黄，宜用胃苓汤以除湿，若泻久不止，则用升阳除湿汤治之，其证自愈。

【临证提要】

茵陈胃苓汤乃茵陈加平胃散加五苓散组成，可清利湿热。在《长沙药解》中记载茵陈"入足太阴脾、足太阳膀胱经。利水道而泻湿淫，消瘀热而退黄疸"。对于糖尿病合并黄疸者，宜急则治其标，而茵陈在治疗黄疸过程中具有十分重要的作用，功专清利湿热而退黄疸，还可与其他药配伍治疗不同类型黄疸，如热重于湿可用茵陈蒿汤，湿重于热用茵陈五苓散，寒湿阻遏用茵陈术附汤，湿热留恋者用茵陈四苓散。平胃散可治疗湿淫于内，脾土不能克制之证。全方重在利湿，五苓散又可温阳化气，使湿邪从小便而走，给湿邪以出路。

【验案赏析】

验案一：首都医科大学附属北京世纪坛医院中医科医案

患者，男性，56岁，2013年10月8日就诊。主诉：目黄3个月，加重伴全身发黄1周。在当地医院就诊，服用清热利湿退黄之剂，经治3月余，效果欠佳，并且逐渐加重，已经显示出全身泛黄的迹象；为进一步治疗患者到我院就诊。刻下症见目黄，全身皮肤发黄，面色晦暗，全身虚浮肿胀，气短神疲，无汗出，怕冷，无发热烦渴，大便溏泄，小便量少；生化检查提示谷丙转氨酶502 U/L，谷草转氨酶168 U/L，总胆红素107.9 μmol/L，舌淡苔白，查体舌质淡，苔白而腻，脉沉迟；患者既往有糖尿病10年，胆囊炎病史1年。西医诊断：①慢性胆囊炎急性发作；②2型糖尿病。中医诊断：黄疸（阴黄）。处方：茵陈30 g，茯苓15 g，泽泻10 g，白术15 g，桂枝10 g，猪苓10 g，黑附片10 g，干姜6 g。初次服用7剂，2013年10月16日复诊诉诸症均有所减轻，续服上方1个月后各项化验指标均降至正常。

按：患者就诊时以"目黄伴全身皮肤发黄"为主症，归属于中医"黄疸"范畴，又观其面色晦暗且无明显的热象，故属于"阴黄"之列。仔细询问患者，可知其久居山洼之地，加之近期秋雨连绵，雨渍衣湿，劳而汗出，内外交杂，遂成黄疸，并且患者既往有糖尿病病史，长期嗜食寒凉之品，饮食不节，日久导致脾胃功能失调，寒湿内蕴，内因外邪合而发病；观其并见便溏、浮肿、小便量少、舌质淡、苔白而腻、脉沉迟，一派寒湿之象，均支持该诊断的成立。《医宗金鉴》中所记载的茵陈胃苓汤，其主治阴黄，功效为温阳健脾、祛黄利水，与本案患者证型相符，故临床使用后效果甚佳。

验案二：《尤松鑫肝胆病医案选粹》尤松鑫医案

患者杜某，男性，53岁，2009年5月5日初诊。主诉：皮肤发黄1周。既往有糖尿病病史4～5年。近1周来，皮肤颜色逐渐发黄，经检查提示肝功能严重受损，谷丙转氨酶687.0 U/L，谷草转氨酶258.4 U/L，谷氨酰转移酶111.5 U/L，总胆红素445.9 μmol/L，白球比例2.30，甲胎蛋白23.99 ng/mL，癌胚抗原5.38 ng/mL，CA50 88.3 U/mL，CA19-9 189.8 U/mL；B超示胆壁毛糙、脾大；目前西医给予熊去氧胆酸等治疗。刻下症见皮肤发黄，下半身瘙痒，大便不成形，胃纳尚可，舌质淡、苔薄腻，脉濡。中医诊断：黄疸（阴黄）。治疗予以化湿清利。处方如下：茵陈30 g，制苍术9 g，川厚朴9 g，陈皮10 g，猪苓15 g，茯苓15 g，泽泻15 g，炒薏苡仁30 g，炙鸡内金15 g，海金沙（包煎）30 g，白鲜皮15 g，炙甘草12 g，生麦芽30 g。服药7剂后复诊：服药后黄疸消退，胃纳佳，血糖已降至正常，苔薄白，脉弦细。辨证属阳黄兼表。治法：解表发汗，清热利湿。处方：黑豆衣10 g，桑白皮10 g，连翘10 g，茵陈10 g，焦山栀10 g，海金沙（包煎）10 g，豆豉10 g，豆卷10 g，生甘草2 g，地肤子12 g，蝉衣3 g，广郁金5 g。共服用7剂。三诊：近期渐佳，复查谷丙转氨酶98.3 U/L，谷草转氨酶66.8 U/L，总胆红素113.8 μmol/L。胃纳可，身痒减轻，苔薄白，脉细；处方：上方去豆豉、豆卷，加葛根10 g，天花粉30 g，生麦芽15 g，共14剂。

按：本例糖尿病患者肝功能受损，且有黄疸，故在治疗方面需清利肝胆湿热，使肝胆功能恢复正常。方选茵陈胃苓汤合二金汤，其目的明确，尽快使湿热之邪从小便而走。二诊时黄疸已基本消退，血糖也有下降，但仍有身痒，故二诊时又加入桑白皮、连翘、豆豉、地肤子、蝉衣等祛除风热，加入黑豆衣利水消肿，广郁金、焦山栀清肝经湿热。三诊时患者明显好转，又加入葛根、天花粉降糖。

【参考文献】

[1]李冀.方剂学［M］.北京：中国中医药出版社，2012：233.

[2]石历闻.尤松鑫肝胆病医案选粹［M］.北京：中国中医药出版社，2011：50-52.

大柴胡汤

《金匮要略》

【方歌】

八柴四枳五生姜，芩芍三分二大黄，

半夏半升十二枣，少阳实证下之良。

（陈修园《长沙方歌括》）

【组成】

柴胡半斤（24 g），黄芩三两（9 g），芍药三两（9 g），半夏（洗）半升（10 g），生姜（切）五两（15 g），枳实（炙）四枚（12 g），大枣（擘）十二枚，大黄二两（6 g）。

【功效主治】

和解少阳，内泄热结。症见寒热往来、胸胁苦满、心下痞硬、大便不利。

【加减运用】

兼黄疸者，可加茵陈、栀子以清热利湿退黄；胁痛剧烈者，可加川楝子、延胡索以行气活血止痛；胆结石者，可加金钱草、海金沙、郁金、鸡内金以化石。

【用法用量】

上八味，以水一斗二升，煮取六升，去滓，再煎，温服一升，日三服（一方用大黄二两）。

【名家论方】

成无己：柴胡味苦平微寒，伤寒至于可下，则为热气有余，应火而归心，苦先入心，折热之剂，必以苦为主，故以柴胡为君。黄芩味苦寒，王冰曰：大热之气，寒以取之。推除邪热，必以寒为助，故黄芩为臣。芍药味酸苦微寒，枳实味苦寒，《内经》曰：酸苦涌泄为阴。泄实折热，必以酸苦，故以枳实、芍药为佐。半夏味辛温，生姜味辛温，大枣味甘温，辛者散也，散逆气者，必以辛；甘者缓也，缓正气者，必以甘；故半夏、生姜、大枣为之使也。一方加大黄，以大黄有将军之号，而功专于荡涤，不加大黄，恐难攻下，必应以大黄为使也。（《伤寒明理论》）

尤在泾：大柴胡有柴胡、生姜、半夏之辛而走表，黄芩、芍药、枳实、大黄之苦而入里，乃表里并治之剂。而此去大柴胡下之者，谓病兼表里，故先与小柴胡解之，而后以大柴胡下之耳。盖分言之，则大小柴胡各有表里；合言之，则小柴胡主表，而大柴胡主里。（《伤寒贯珠集》）

许叔微：大黄虽为将军，然荡涤蕴热，推陈致新，在伤寒乃为要药，但欲用之当尔，大柴胡汤中不用，诚脱误也。王叔和云：若不加大黄，恐不名大柴胡汤。须是酒洗生用为有力。（《新编张仲景注解伤寒发微论》）

柯琴：此方是治三焦无形之热邪，非治胃腑有形之实邪也。其心下急烦痞硬，是病在胃口，而不在胃中，结热在里，不是结实在胃。因不属有形，故十余日复能往来寒热，若结实在胃，则蒸蒸而发热，不复知有寒矣。因往来寒热，故倍生姜，佐柴胡以解表，结热在里，故去参甘，加枳芍以破结，条中并不言及大便硬，而且有下利症，仲景不用大黄之意晓然。后人因有下之二字，妄加大黄以伤胃气，非大谬乎？（《伤寒附翼》）

陈修园：凡太阳之气逆而内干，必藉少阳之枢转而外出者，仲景名为柴胡证。但小柴胡证心烦，或胸中烦，或心下悸，重在于胁下苦满，而大柴胡证不在胁下而在心下，曰心下急，郁郁微烦，曰心下痞硬，以此为别。小柴胡证曰喜呕，曰或胸中烦而不呕，而大柴胡证不独不呕，而且呕吐，不独喜呕，而且呕不止，又以此为别。所以然者，太阳之气不从枢外出，反从枢内入于君主之分，视小柴胡证颇深也。方用芍药、黄芩、枳实、大黄者，以病势内入，必取苦泄之品以解在内之烦急也。又用柴胡半夏以启一阴一阳之气，生姜、大枣以宣发中焦之气，盖病势虽已入内，而病情仍欲外达，故制此汤，还藉少阳之枢而外出，非若承气之上承热气也。（《长沙方歌括》）

【临证提要】

大柴胡汤乃小柴胡汤去人参、甘草加大黄、枳实、芍药而成，同时也是小柴胡汤加小承气汤组成。方中柴胡、黄芩可和解少阳枢机，枳实、大黄泄内存热结，芍药缓急止痛，与大黄合用治疗腹中实痛，与枳实合用可加强理气和血之功。半夏则和胃降逆，生姜、大枣和胃止呕。诸药功用治疗少阳阳明证。

【验案赏析】

验案一：首都医科大学附属北京世纪坛医院中医科医案

患者，女，53岁，2020年3月6日初诊。主诉头晕头胀反复发作4年，加重2日。患者素有糖尿病病史5年，高血压病史8年，每当心情波动或睡眠欠佳而诱发，2日前因情绪波动致头晕头胀发作。刻下症见头晕头胀，心烦易怒，胸闷憋气，口苦咽干，咽喉痛，大便秘结，舌质红，苔薄黄，脉弦细数；查血压160/96 mmHg。中医诊断：眩晕，证属肝肾阴虚、胃腑蕴热。治以滋阴降火，内泄热结的大柴胡汤加减。处方：柴胡、姜半夏、黄芩、枳实、天麻、钩藤、郁金各9 g，生石膏30 g，夏枯草、怀牛膝、白芍各15 g，大黄（后下）6 g。5剂，水煎服，每日1剂。药后头晕头胀减轻，血压下降至140/88 mmHg，余症均减，守上方加减调理1周余，诸症悉除，血压下降至正常范围。

按：《素问·至真要大论》曰："诸风掉眩，皆属于肝。"肝为风木之脏，其性刚，肝气肝阳易动易升，情绪波动容易导致肝郁而化火，肝阳亢盛，虚阳上扰，临床可见头晕；本病例患者每当情绪波动后，肝阳上升之象加重，故眩晕加重。结合本病患者既往有糖尿病病史，素体阴虚，遇怒加重，辨证属肝肾阴虚，虚阳上亢。并伴随出现烦躁易怒、胸闷、口苦咽干、咽喉痛等症，说明患者属于《伤寒论》中邪入少阳、太少合并之证；另根据患者大便秘结、舌质红、苔薄黄、脉弦细数判断出患者除肝肾阴虚、虚阳上冲清窍之外，还有胃腑不通之象。据此可推断出患者肝肾阴虚、太少合病，虽主症是高血压，但仍可采用大柴胡汤加减随证施治。方中以大柴胡汤和解少阳，清热泄下；郁金疏肝解郁，改善情绪波动的影响；牡蛎、白芍平肝滋阴潜阳、镇静安神；夏枯草、怀牛膝引血下行；天麻、钩藤息风止头晕；姜半夏、黄芩消痞散结，和胃降逆；枳实、大黄清热泻火，攻积导滞。由于用药紧扣病证，故收良效。

验案二:《中级医刊》印会河医案

李某,男,55岁,1989年11月30日初诊。患者自述右胁痛1月余,痛连右背。伴耳鸣口苦,疲乏酸困,大便调。做B超检查提示为胆石症(充满型)。3个月前空腹血糖15.51 mmoL/L,尿糖(++),且有多饮、多食、多尿、消瘦症状。经口服降糖药治疗,症状好转。舌红,苔少,脉弦细。西医诊断为胆石症,2型糖尿病。中医辨证属肝胆湿热,气阴两虚。治宜清利肝胆,佐以益气养阴。药用:柴胡10 g,半夏10 g,黄芩10 g,枳壳10 g,赤芍30 g,大黄6 g,金钱草90 g,郁金15 g,茵陈30 g,川楝子15 g,王不留行10 g,鸡内金12 g,海金沙(布包)6 g,生地黄15 g,麦冬12 g,玄参15 g。二诊:服上药后,右胁痛症状减轻,多饮、多食、多尿、消瘦症状减轻,手麻,掌心热,舌红,苔少,脉弦细,尿糖(-)。仍拟清利肝胆治之。药用:柴胡10 g,半夏10 g,黄芩10 g,枳壳10 g,赤芍30 g,大黄6 g,玄明粉(分冲)6 g,鸡内金12 g,海金沙(布包)60 g,王不留行10 g,金钱草90 g,郁金15 g,茵陈50 g,蒲公英30 g。1992年3月5日随诊:上述中药持续服用1年,至1990年12月症状完全消失,右胁及右背疼痛未再发作,精神食欲正常,在外院复查B超提示胆结石已大部分排出,胆囊内仅被残留胆石占据1/3空间。

按:此患者所患糖尿病合并胆结石,其辨证属于肝胆湿热、气阴两虚证。治疗需清利肝胆、益气养阴,予大柴胡汤清利肝胆湿热,湿热熏蒸、阳热太过则损伤气阴,故会出现多饮、多食、多尿、消瘦等气阴两虚证,故在治疗时兼以益气养阴。大柴胡汤在排石方面具有较好疗效,再加以三金排石则湿热消,疗效显著。

【参考文献】

[1]陈修园.长沙方歌括[M].北京:中国中医药出版社,2016:53-54.

[2]王诗雅,陈庆平.印会河诊治消化系统疾病经验介绍[J].中级医刊,1995(4):49-52.

阳和汤

《外科证治全生集》

【方歌】

> 阳和汤法解寒凝，贴骨流注鹤膝风。
>
> 熟地鹿胶姜炭桂，麻黄白芥甘草从。

（李冀《方剂学》）

【组成】

熟地一两（30 g），肉桂（去皮，研粉）一钱（3 g），麻黄五分（1.5 g），鹿角胶三钱（9 g），白芥子二钱（6 g），姜炭五分（1.5 g），生甘草一钱（3 g）。

【功效主治】

温阳补血，散寒通滞。主要用于治疗鹤膝风、贴骨疽及阴疽均属于阴寒证者，表现为患处漫肿无头，皮色不变，口中不渴，舌苔淡白，脉沉细或迟细。

【用法用量】

水煎服。

【名家论方】

吴恒：阳和汤为温散血中寒邪，果系阴寒凝结，服之或可消散，如伏热郁热之症，皮色白者误投之，是速其溃也。至已溃之症，麻黄尤所必忌。乳岩起于肝郁，郁久化火掣痛，姜桂必不宜服。

【临证提要】

阳和汤中重用熟地黄以滋补阴血，而鹿角胶得熟地可于阴中求阳，肉桂、姜炭温肾助阳并通利血脉，麻黄宣通毛窍，白芥子祛皮里膜外之痰，使内外交通，甘草则可调和诸药。熟地、鹿角胶相互为用，肉桂、姜炭则可

43

温通血脉，麻黄、白芥子从里向外层层宣通，则阴疽、附骨疽类阴寒所致的阴血凝滞类疾病则可得到宣通。糖尿病患者因饮食过盛，痰湿凝结，日久阴津不升，阳气流通不畅则可产生麻木性疾病，对此使用阳和汤，温阳行痰滞，气血则可重新流通，麻木自解。

【验案赏析】

验案一：首都医科大学附属北京世纪坛医院中医科医案

患者，女，61岁，于2015年6月30日就诊，主诉右下肢肿胀伴皮肤发黑，局部按压疼痛10余日。患者既往有糖尿病多年，未予以重视及正规治疗，也未行饮食运动控制。急测指尖血糖28.3 mmol/L，素体瘦弱，舌尖红、舌苔白，诊其脉左脉迟、右脉沉，自述阴道出血带黑，睡眠噩梦多，髀髋区疼痛。西医诊断为糖尿病血管病；中医诊断为阴疽，阴寒内盛，血脉凝滞。治以温阳补血，散寒通滞，方以阳和汤，方出《外科证治全生集》，处方：熟地30 g，肉桂8 g（后下），麻黄6 g，鹿角胶15 g（烊化），白芥子15 g，炮姜15 g，生甘草10 g。7剂，水煎服。2015年7月8日复诊，观其右下肢肿胀及皮肤发黑情况略有改善，局部按压疼痛减轻，自述睡眠改善，服药后未再做噩梦，髀髋区无疼痛，观其舌尖略红，舌苔白，脉阳迟阴涩，效不更方，拟方熟地30 g，肉桂9 g（后下），麻黄9 g，鹿角胶15 g（烊化），白芥子15 g，炮姜9 g，生甘草9 g，黄芪30 g温里补气托毒续服。因初诊时经络已经温通，结节已散开，量略大专宏，一鼓作气，攻下高地，此方温阳补血，散寒通滞更兼补气燥湿健脾，化痰开瘀散结之妙。

按：《成方便读》："夫痛疽流注之属于阴寒者，人皆知用温散之法，然痰凝血滞之证，若正气充足者，自可运行无阻，所谓邪之所凑，其气必虚，故其所虚之处，即受邪之处。疽因于血分者，仍必从血而求之。故以熟地大补阴血之药为君；恐草木无情，力难充足，又以鹿角胶有形精血之属以赞助之；但既虚且寒，又非平补之性可收速效，再以炮姜之温中散寒，能入血分者，引领熟地、鹿角胶直入其地，以成其功；白芥子能祛皮里膜外之痰，桂枝入营，麻黄达卫，共成解散之勋，以宣熟地、鹿角胶之滞；甘草……协和诸药。"《外科证治全生集·阴疽治法》："夫色之不明而散漫者，乃气血两虚也；患之不痛而平塌者。毒痰凝结也。治之之法，非麻黄不能开其腠理，非肉桂、炮姜不能解其寒凝，此三味虽酷暑不可缺一也。腠理一开，寒凝一解，气血乃行，毒亦随之消矣。"患者既往有糖尿病病史，长期未接受正规治疗，导致糖尿病并发症的出现，此证在中医范畴内属"阴疽"，多由素体阳虚，营血不足，寒凝湿滞，痹阻于肌肉、筋骨、血脉所致，故局部或全身见一系列虚寒表现。患者血糖一直居高不下，耗伤津液严重，故方中重用熟地滋补阴血、填精益髓；配以血肉有情之品鹿角胶，补肾助阳、益精养血，两者合用，温阳养血，以治其本，共为君药；佐药为麻黄，宣通经络，与诸温药相配合，可以开腠理，散寒结，引阳气由里达表，通行周身。甘草生用为使，解毒而调诸药。综观全方，补血与温阳并用，化痰与通络相伍，益精气，扶阳气，化寒凝，通经络，温阳补血以治本，化痰通络以治标，用于治疗本病相得益彰。

验案二：《环球中医药》王勇奇医案

患者，女，68岁。2008年4月18日以"活动时胸憋10余年"为主诉入院，伴气短，心悸，食欲不振。既往有糖尿病病史5年，平素使用胰岛素，1年前出现了双下肢麻木，近半年来出现双膝以下进凉气感，有颈椎病病史1年，常觉颈部僵硬，双上肢活动乏力。既往有左侧腔隙性脑梗死1年，有时吞咽乏力，基本能正常行走。查体：血压140/85 mmHg，面色萎白，颈部有压痛，心率72次/分；双下肢触觉减退，痛、温觉基本正常；舌淡红，苔白润，脉细。辅助检查：空腹血糖13.3 mmol/L；心电图：窦性心律，ST–T异常改变；复查头颅CT：左侧腔隙性脑梗死。西医诊断：①冠心病，心功能Ⅱ级；②2型糖尿病，周围神经病变；③颈椎病（混合型）；④左侧腔隙性脑梗死；治疗上予以西药扩冠、降糖等对症处理，另根据患者的舌脉及主症，中医辨证为阳虚寒凝，治法为温阳散寒、养血通络，用阳和汤加减：鹿角胶10 g，熟地10 g，肉桂15 g，炙麻黄6 g，黄芪10 g，当归20 g，桃仁10 g，红花10 g，炙甘草6 g，白芍20 g，木瓜15 g，柴胡15 g；2008年4月21日复诊，患者诉服药后上半身出汗，双上肢活动较前灵活，气息觉顺畅，双下肢略有舒适感。22日双下肢麻木减轻，触觉敏感度提高，24日双下肢感觉接近正常，27日胸憋气短消失，28日好转出院。出院后守方续服20剂。在2008年10月随访时，住院前的症状未再出现。10月中旬守方服用7剂后整个冬天无明显不适，除持续使用胰岛素外，未服用其他药物。

按：中医认为肾阳为一身阳气根本，气得其助而能升降，血得其助而能环流，津得其助而能四布，筋脉得其助而能和柔。患者全身所有疾病中存在着共同的病机：阳虚致气血津液瘀滞，濡养不及；表现在脉的层面上出现冠心病脑梗死；表现在肌肉、韧带的层面上出现颈椎病；表现在神经层面上出现吞咽乏力、双下肢麻木等。阳和汤中鹿角胶补血益精，温肾助阳；熟地滋阴补血，填精补髓，二药相伍"鹿角胶得补阴的熟地而有充足的物质基础供其生化，熟地得补阳的鹿角胶才有生化之机"。再用肉桂、炮姜温阳以助生化；用白芥子祛膜胰中痰，疏通元气循行的通道；加之麻黄宣通，此方就从血脉到筋肉，到腠理，到皮毛，层层宣通、温煦，达到阴凝散、阳气布、气血津液循行无阻，濡养得力。故诸症消除。本例处方中黄芪、当归补气血，桃仁、红花活血，白芍、木瓜、柴胡养肝疏肝等，增加并协调阳和汤的作用力。

【参考文献】

［1］李冀.方剂学［M］.北京：中国中医药出版社，2012.

［2］王勇奇.阳和汤临床妙用验案一例［J］.环球中医药，2009，2（6）：463.

石斛夜光丸

《景岳全书》

【方歌】

石斛夜光枳膝芎，二地二冬杞丝苁。

青葙草决犀羚角，参味连苓蒺草风。

再与杏菊山药配，养阴明目第一功。

（张健《眼科汤头歌诀》）

【组成】

石斛（酒洗）五钱，人参一两，生地一两，熟地（酒洗）一两，麦门冬一两，天门冬一两，白茯苓一两，防风一两，决明子一两，黄连（酒炒）一两，羚羊角（镑）五钱，犀角（镑）五钱，川芎五钱，炙甘草五钱，枳壳（面炒）五钱，青葙子（微炒）五钱，五味子（炒）五钱，肉苁蓉（酒洗去鳞，炙）五钱，牛膝（酒洗）七钱，白蒺藜（炒去刺）七钱，菟丝子（制）七钱，甘菊七钱，山药七钱，杏仁七钱，枸杞七钱。

【功效主治】

滋阴补肾，清肝明目。主治神水散大，昏如雾露，眼前黑花，睹物成二，久而光不收敛，以及白内障瞳仁淡白绿色。

【加减运用】

本方加杜仲、当归、知母、黄柏为还睛丸，可降火升水。减去肉苁蓉为固本还睛丸，可滋阴补肾，清肝明目。本方减去五味子、牛膝、决明子、防风，加琥珀、知母、黄柏、当归、杜仲可清肝火、补肾阴。

【用法用量】

上为末，炼蜜丸，梧子大。每服三五十丸，温酒、盐汤任下。

【名家论方】

罗东逸：此方为阳衰阴弱，不能升精于目而设，故目科与《备急千金要方》磁朱丸并重，治证亦同。然磁朱为镇坠药，此为羡补药。《针经》曰：五脏六腑精气，皆上于目，而为之精。故夫目之精明者，阴阳合传而为精明者也。若肾肝虚，则阴弱不能敛精以升养神水于内；脾肺虚，则阳衰不能摄阴而浮散神光于外，以致神水宽大，睹物成二。此其治法，其营在肝，其主在肾，其合在脾，能合肾、脾之阴而使肝达之，则必能归精于两眸，而继明如昼夜矣。是方先补肾、肝，以二冬、二地、菟丝、枸杞、五味、牛膝、苁蓉，群队滋阴之品，以之强阴、填精、敛气、安神、养血，此壮水之主，亦所以生木也；复以人参、炙草、茯苓、山药培补中宫，使调和阴阳也；佐之以白蒺藜、甘菊、川芎、枳壳、防风行肝达气，青葙子、决明子解结散滞，黄连、犀角、羚羊角清火泄热，然必取石斛之妙合脾肾者，清而行之，要使升精归明之用，脏腑合德，专精致一耳。其以为丸者，补上治下，利以缓，利以久，不利以速也。

【临证提要】

糖尿病雀目者乃糖尿病视网膜病，糖尿病病机多阴虚为本，燥热为标，目得血则能视，糖尿病日久，肝肾精血继亏，目失肝肾之阴濡养则雀目。石斛夜光丸是治疗糖尿病雀目的代表方剂。其中石斛、二冬、二地、枸杞、肉苁蓉、菟丝子、五味子、怀牛膝可滋养肝肾，益精而明目；人参、山药、茯苓、甘草则补益后天以滋先天，从而使气血旺盛。又以白蒺藜、甘菊花、防风、青葙子、决明子、川芎、枳壳理气疏风，为行精血而开通道路。杏仁则宣肺利气，协诸药上行，黄连、羚羊角、犀角则可清肝息风。

【验案赏析】

验案一：首都医科大学附属北京世纪坛医院中医科医案

患者，男，78岁，2014年10月就诊。主诉：右眼黑影飘动感3年，眼前闪光感1周。刻下症见视物模糊，右眼黑影飘动伴有一过性光感。患者既往有糖尿病20年，血糖控制尚可，食欲饮食控制中，大便秘结，夜眠一般；眼科检查示VOD 0.5，VOS 0.7；眼前节（－），双眼晶状体皮质中度混浊，周边皮质可见楔形混浊，玻璃体可见絮状混浊。眼底检查示视网膜动脉硬化。右眼B超示右眼玻璃体混浊、后脱离。西医诊断为糖尿病视网膜病，右眼玻璃体混浊，白内障；中医诊断为圆翳内障。给予石斛夜光丸加减口服，处方：石斛15 g，生熟地各20 g，麦门冬15 g，天门冬15 g，茯苓15 g，决明子15 g，黄连3 g，羚羊角3 g，川芎10 g，炙甘草9 g，青葙子30 g，肉苁蓉30 g，牛膝15 g，白蒺藜9 g，菟丝子15 g，白菊花10 g，枸杞30 g共7剂，水煎服。2014年12月8日复诊：右眼眼前闪光感消失，眼前飞蚊症较前减轻；1个月后复查，VOD 0.7、VOS 0.8，右眼眼前飞蚊症轻微，玻璃体混浊较前减轻。原方继续治疗，后随访疗效确切。

按：从西医的角度分析，眼前飞蚊症、闪光感由玻璃体液化、混浊、后脱离所致。从中医来分析，认为玻璃体属于"神膏"范畴，与脾、肺、肝、肾关系密切；患者年过七旬，五脏皆有所亏耗，加之患者糖尿病病史多年，肝肾尤亏，"肾藏精""肝藏血"，精血互生，肝肾同源，精血充足，上荣目珠，则目视精明；肝肾亏虚，精血不充，无以上承，目失所养，神膏不荣，诸症皆生；该患者无论是症状体征还是舌苔脉象均属肝肾阴虚、虚阳上扰之证，予以石斛夜光丸口服，共奏补益肝肾、清肝明目、健脾益肺之功，故临床可收到较好的疗效。

验案二：《云南中医中药杂志》段富津医案

陈某，女，55岁，2003年11月24日初诊。3年前诊断患有糖尿病，后一直服用西药进行降糖治疗。近一年感觉视物模糊，眼前常见黑影，或如蝇飞蚊舞，或如隔轻烟薄雾，现服磺胺类降糖药物，空腹血糖控制在7~8 mmol/L，四肢无力，身体消瘦，腰膝酸痛，舌略红少苔，脉弦略数。处方：熟地20 g，山药25 g，山茱萸15 g，茯苓20 g，枸杞20 g，菊花15 g，女贞子20 g，黄芪30 g，杜仲15 g，桑寄生15 g，五味子15 g，丹皮15 g，石斛20 g。7剂，水煎服。2003年12月8日二诊：自己停服西药，服上方2周，空腹血糖6.8 mmol/L，视物渐清，腰痛减，舌上有薄苔。上方继进7剂。1周后测得空腹血糖值为5.6 mmol/L，眼前渐亮，诸症基本消失，后以本方制丸服2个月巩固疗效。

按：糖尿病眼病以视网膜病变最多。金代刘完素在《三消论》中称"消渴者多变聋盲"，明代戴元礼也指出"三消既久，精血既亏，或目无所见，或手足偏废"，提出其病机为肝肾精血亏虚。肝藏血，肾藏精，肝开窍于目，目得血则能视，肾开窍于耳，耳得养则能闻，精血不能上承以濡养耳目，故成内障、雀目、耳聋等症。方以杞菊地黄丸滋肾养肝为主；加入黄芪益气以助养阴；杜仲、桑寄生强腰壮膝；女贞子、五味子、石斛皆为滋阴养血之品，共养肝肾之阴血。诸药相合共奏补益肝肾之功效。

【参考文献】

［1］张健.眼科汤头歌诀［M］.太原：山西科学技术出版社，2009：173.

［2］赵雪莹，李冀.段富津教授辨治糖尿病并发症验案举隅［J］.云南中医中药杂志，2007，28（9）：1-3.

清燥救肺汤

《医门法律》

【方歌】

清燥救肺桑麦膏，参胶胡麻杏杷草。

清宣润肺养气阴，温燥伤肺气阴耗。

（邓中甲《方剂学》）

【组成】

桑叶（经霜者得金气而柔润不凋，取之为君，去枝梗净叶）三钱，石膏（煅禀清肃之气极清肺热）二钱五分，甘草（和胃生金）一钱，人参（生胃之津养肺之气）七分，胡麻仁（炒研）一钱，阿胶八分，麦门冬（去心）一钱二分，杏仁（泡去皮尖炒黄）七分，枇杷叶（刷去毛，蜜涂炙黄）一片。

【功效主治】

益气养阴。主治温燥伤肺，气阴两伤之身热、咳嗽、气逆、胸闷、脉虚大而数。

【加减运用】

痰多加贝母、瓜蒌；血枯加生地黄；热甚加犀角、羚羊角或加牛黄。

【用法用量】

水一碗，煎六分，频频二三次，滚热服。

【名家论方】

王子接：燥曰清者，伤于天之燥气，当清以化之，非比内伤血燥，宜于润也。肺曰救者，燥从金化，最易自戕肺气。《经》言秋伤于燥，上逆而咳，发为痿厥。肺为娇脏，不容缓图，故曰救。石膏之辛，麦门之甘，杏仁之苦，整肃肺经之气，人参、甘草生津补土，培肺之母气；桑叶入肺走肾，枇杷叶入肝走肺，清西方之燥，泻东方之实；阿胶、胡麻色黑入肾，壮生水之源，虽亢火害金，水得承而制之，则肺之清气肃而治节行，尚何有喘呕痿厥之患哉？若夫《经》言燥病治以苦温，佐以酸辛者，此言初伤于燥，肺金之下，未有火气乘胜者也。嘉言喻子论燥极而立斯方，可谓补轩岐之不及。（《绛雪园古方选注》）

【临证提要】

治疗温燥伤肺者一为桑杏汤，二为清燥救肺汤，两者不同之处在于伤于肺卫所见温燥轻症者用桑杏汤，伤于卫气之重症者用清燥救肺汤。清燥救肺汤中桑叶轻宣肺燥为君，石膏清泄肺热、麦冬养阴润肺为臣，君臣一清一润，一宣一清。人参、甘草则补益中焦，培土生金。胡麻仁、阿胶助臣药麦冬滋阴润肺，杏仁、枇杷叶则降肺气，甘草调和诸药。全方清、润、宣、降同用，功益气养阴清肺，标本同治。

【验案赏析】

验案：首都医科大学附属北京世纪坛医院中医科医案

患者，女，58岁，2019年7月初诊。主诉干咳无痰伴口干咽燥1个月，患者有糖尿病病史5年，血糖控制尚可，1个月前感冒后出现干咳无痰，持续性加重，故到我科就诊，刻下症见干咳无痰，咽痒即咳，平躺后更甚，伴口干咽燥，烦渴，小便多，大便干结。查血糖示空腹血糖8.4 mmol/L，餐后2小时血糖11.6 mmol/L，舌质淡红、苔薄黄，脉数。中医诊断为消渴病；西医诊断为2型糖尿病。治宜清热润肺，养阴生津。方选清燥救肺汤加减，处方：桑叶、沙参、胡麻仁、麦门冬、杏仁、枇杷叶、葛根、知母各12 g，石膏、生地、玉竹、天花粉各15 g，炙甘草6 g，黄连3 g。服上方14剂，水煎服，并嘱其多饮水，小口频饮，加之饮食及运动控制；2019年8月初患者复诊诉服药后咽痒干咳好转，口干咽燥减轻，大便转软，予以原方去杏仁、枇杷叶，加山药12 g健脾益气，再服14剂后诸症消失。

按：患者糖尿病已确诊5年，辨证属中医的消渴之证。三消之证，虽有上消、中消、下消之分，均由素体阴津耗损，燥热之邪结聚形成。病变侧重于肺、胃、肾三脏，但其中又相互影响，最终导致肺燥、胃热、肾虚、血瘀同时存在，但分别又有主次之分。《医学心悟·三消》中云："三消之证，皆燥热结聚也……三消之治，不必专执本经，而滋其化源，则病易痊矣。"本案患者素体阴虚，阴虚火旺，阴阳失衡，进而导致卫外不固，复染外感，诱发本病，治疗上应以滋养肺阴为主，同时兼顾胃阴及肾阴，滋阴化源而症愈。

【参考文献】

邓中甲. 方剂学 [M]. 北京：中国中医药出版社，2017：349.

补阳还五汤

《医林改错》

【方歌】

> 补阳还五赤芍芎，归尾通经佐地龙。
> 四两黄芪为主药，血中瘀滞用桃红。

（邓中甲《方剂学》）

【组成】

黄芪四两，生归尾二钱，赤芍一钱半，地龙（去土）一钱，川芎一钱，桃仁一钱，红花一钱。

【功效主治】

补气活血通络。主治口眼歪斜、半身不遂、口角流涎、语言謇涩、肢体不利之气虚血瘀证。

【加减运用】

半身不遂以上肢为主者，可加桑枝、桂枝；下肢为主者，加牛膝、杜仲；日久效果不显著者，加水蛭、虻虫；语言不利者，加石菖蒲、郁金、远志；

口眼歪斜者，可合用牵正散。

【用法用量】

水煎服。

【名家论方】

张锡纯：至清中叶王勋臣出，对于此证，专以气虚立论，谓人之元气，全体原十分，有时损去五分，所余五分，虽不能充体，犹可支持全身。而气虚者，经络必虚，有时气从经络处透过，并于一边，彼无气之边，即成偏枯。爰立补阳还五汤，方中重用黄芪四两，以峻补气分，此即东垣主气之说也。然王氏书中全未言脉象何如，若遇脉之虚而无力者，用其方原可见效；若其脉象实而有力，其人脑中多患充血，而复用黄芪之温而升补者，以助其血愈上行，必至凶危立见，此固不可不慎也。

【临证提要】

补阳还五汤广泛用于治疗糖尿病并发血管病、坏疽、周围神经病等。糖尿病发展日久，必然导致"虚"和"瘀"，故在治疗糖尿病并发症时，气虚血瘀者常选用补阳还五汤。方中重用黄芪四两补气，以推动血行，配伍当归以活血通络，赤芍、川芎、桃仁、红花、地龙助当归尾活血通络。当归尾较当归身活血祛瘀作用更强，故使用当归尾。

【验案赏析】

验案一：首都医科大学附属北京世纪坛医院中医科医案

李某某，女，33岁，2021年3月6日因"四肢麻木、肢端夜间灼痛进行性加重1月余"就诊。患者患有糖尿病4年，长期注射胰岛素，空腹血糖8.8 mmol/L，餐后2小时血糖11.1 mmol/L左右，肌电图查腓神经感觉传导速度为35.7 m/s。症见神疲乏力，少气懒言，舌淡稍暗，脉细无力，属于糖尿病并发周围神经病变，证属气虚血滞、脉络失养，治以调整胰岛素剂量降糖，并予补阳还五汤加减中药治疗。处方：黄芪25 g，归尾、川芎、地龙、赤芍各12 g，桃仁10 g，全蝎5 g，蜈蚣1条。每日1剂，共服用7剂后血糖出现下降，疼痛减轻，复查腓神经感觉传导速度为41.9 m/s。

按：糖尿病的神经病变是由于长期高血糖引起体内代谢紊乱、微循环障碍，造成神经缺血、缺氧而逐渐发生的，因此它的基本病因就是长期控制不良的高血糖。糖尿病的神经病变可涉及全身各部位的神经，但主要分为中枢神经系统（脑、脊髓）及周围神经系统。由于受累的神经不同，以及严重程度不同可出现不同的临床表现。神经病变是糖尿病常见并发症之一，临床发生率为 60%～90%。本案久病体虚，无力推动血行，久则血行阻滞，脉络失养，不通则痛。故投以补阳还五汤补气和营，祛瘀止痛，更辅虫类搜风活络之品，以加强改善神经病变作用。有文献报道上方所用黄芪、赤芍、川芎、丹参等具有改善微循环、纠正山梨醇—肌酸代谢异常的作用。

验案二：周国英医案

陈某，男，67 岁，2020 年 7 月 7 日初诊。主诉：四肢肢端麻木半年。现病史：患者糖尿病病史 8 年，目前予"格列齐特缓释片 60 mg，每天 1 次，二甲双胍缓释片 0.5 g，每天 2 次，阿卡波糖片 50 mg，每天 3 次控制血糖，平素未规律监测血糖，血糖控制不详。半年前出现肢体麻木，夜间明显，伴乏力，无关节肿胀变形，无活动不利，体重下降约 6 kg，无易饥多食，无怕热、多汗。刻下：口干多饮、多尿，夜尿 2～3 次，四肢麻木，乏力，纳寐可，二便正常。查体：舌质暗红，舌下络脉曲张明显，苔薄白，脉细涩。西医诊断：糖尿病周围神经病；中医诊断：消渴痹证，气虚络瘀。治法：益气活血、化瘀通络。方药：补阳还物汤加减。处方：北芪 24 g，川芎 10 g，归尾 9 g，地龙 15 g，赤芍 9 g，桃仁 15 g，红花 6 g，党参 15 g，丹参 12 g，白术 10 g，生地黄 15 g，郁金 9 g，川牛膝 15 g，黄精 15 g，甘草 3 g。服用上方 14 剂，水煎日服 1 剂，分早晚两次饭后温服。2020 年 7 月 23 日复诊，患者诉服药后四肢麻木好转，口干多饮、多尿改善，仍感神疲乏力，舌质暗红，舌下络脉曲张，苔薄白，脉沉细。效不更方，原方续服，调整归尾 6 g，桃仁 10 g，红花 3 g，使活血化瘀之力稍减，去生地改为熟地 12 g 增强补益肝肾之力。续服 14 剂后患者肢体麻木减轻，嘱其加强血糖控制，门诊随访。

按：患者以肢体麻木为主症，伴有口干多饮、多尿，属中医学"消渴痹证"范畴。患者年至花甲，脾肾亏虚，失于固摄，故见多尿；运化失常，津液失于输布，故口干多饮；消渴日久，气血亏虚，血行不畅，日久成瘀，瘀阻络脉，故见肢体麻木。周国英教授认为，该患者属由虚致实，本虚标实，治以益气活血、化瘀通络，方拟补阳还五汤加减，方中黄芪、党参、白术、黄精、茯苓益气补虚；川芎行气活血，桃仁、红花、归尾活血化瘀；丹参、生地凉血活血；郁金、赤芍、牛膝、地龙活血通经。诸药合用，治瘀血阻络之标，固气血双亏之本。再诊时患者症状改善，效不更方，守方续进，续予活血化瘀，考虑患者病久气虚双亏，故治疗上亦重视补肾固本。

【参考文献】

［1］邓中甲.方剂学［M］.北京：中国中医药出版社，2017：348.

［2］胡光华.周国英教授运用补阳还五汤治疗消渴痹证经验［J］.中国民族民间医药，2021，30（23）：88–91.

引火汤

《辨证录》

【方歌】

> 引火熟三巴麦一，茯苓五味五二钱。
> 金水相生水火济，日轻夜重阴蛾治。

（简书社区）

【组成】

熟地三两，巴戟天一两，茯苓五钱，麦冬一两，北五味一钱。

【功效主治】

引火归原。主治虚火上浮所致咽喉肿痛、牙痛、头痛、口腔溃疡等。

【用法用量】

水煎服。一剂而火自下归，咽喉之肿痛全消，二剂即痊愈。

【名家论方】

雷公真君曰：凡人有咽喉忽肿作痛，生双蛾者，饮食不能下，五日不食即死矣。但此症实火易治，而虚火难医，实火世人已有妙方，如用山豆根、芩、连、半夏、柴胡、甘草、桔梗、天花粉治之立消。惟虚火乃肾火不藏于命门，浮游于咽喉之间，其症亦如实火，惟夜重于日，清晨反觉少轻；若实火清晨反重，夜间反轻。实火，口燥舌干而开裂；虚火，口不甚渴，舌滑而不裂也。以此辨证，断不差错。此种虚痛，若亦以治实火之法治之。是人已下井，而又益之石也。故不特不可用寒凉，并不可用发散。盖虚火必须补也，然徒补肾水，虽水能制火。可以少差，而火势太盛，未易制伏，又宜于水中补火，则引火归元而火势顿除，有消亡于顷刻矣……盖熟地、山茱萸、五味之类，纯是补肾水圣药，茯苓、山药又益精而利水，助肉桂之下行，元参以消上之浮火，白芥子以消壅塞之痰，上焦既宽，而下焦又得肉桂之热，则龙雷之火有不归根于命门者乎。一剂便生，真有鬼神莫测之机，又胜于八味地黄汤也。倘喉肿闭塞，勺水不能下，虽有此神方，将安施乎。（《石室秘录》）

【临证提要】

引火汤由熟地、巴戟天、茯苓、麦冬、五味子组成，方剂组成简单，临床应用广泛。临床常见体质虚寒，却易上火之人，尤易起皮疹患者，辨证属上热下寒，取引火汤引火归原则可奏效。引火汤中用熟地补肾水，巴戟天秘精壮阳，本方未用附子之壮阳之类，乃取巴戟天壮阳而不耗散，使肾水不干。茯苓益精而利水，以疏通引火之通道。麦冬、五味子则滋阴而有收敛之性，使上浮之火收敛回坎宫。

【验案赏析】

验案一：首都医科大学附属北京世纪坛医院中医科医案

李某某，男，53岁，2010年5月25日初诊。双下肢及足底发凉1年。患者自述夏天不能吹空调，双下肢感觉尤为敏感，初夏穿上秋裤和毛裤也不觉得热，稍稍服用祛寒或者温补类汤药即出现咽喉肿痛，曾多处求治，但是效果欠佳。刻下症见腹胀，左下腹尤甚，自觉有气窜痛，饱腹后可略缓解，咽干口苦，双下肢及足底发凉，双膝关节僵硬，胃纳可，大便每日一行，小便正常，舌尖红、舌根白、苔白厚腻，脉沉细。查血糖示空腹血糖8.2 mmol/L，餐后2小时血糖11.2 mmol/L。辨证属消渴病上热下寒证，治以引火归原。方选引火汤加减，处方：熟地、生黄芪各45 g，茯苓、当归各20 g，天冬、麦冬、山茱萸、炙甘草各30 g，巴戟天、川牛膝、炙川乌（先煎1小时）、沙苑、蒺藜各15 g，五味子、肉桂、全蝎各6 g，蜈蚣2条，共7剂，每日1剂，水煎服。复诊：患者诉服药后下肢发凉的感觉明显好转，且口苦咽干之症消失，空腹血糖7.4 mmol/L，餐后2小时血糖10.0 mmol/L。后继续服用1周，患者下肢发凉症状基本消失。

按：引火汤原用于咽喉肿痛属阴蛾者，现可用于上热下寒证消渴病。据陈士铎《辨证奇闻》卷三"咽喉门"中记载："咽喉肿痛，日轻夜重，亦成蛾如阳症，但不甚痛，自觉咽喉燥极，水咽少快，入腹又不安，吐涎如水，将涎投水中，即散化为水。人谓喉痛生蛾，用泄火药反重，亦有勺水不能下咽者。盖日轻夜重，阴蛾也；阳蛾则日重夜轻"。该患者既往有糖尿病病史，长期阴津亏损，阴液耗伤导致虚火上炎，故临床可见咽干口苦，严重时可伴有咽喉肿痛，此火属水亏，火无可藏，上冲咽喉；治疗上宜大补肾水，加补火，以引火归藏，上热自愈。方剂中记载服用1剂即可达到火归肿消，服用2剂即可痊愈的效果。该方中用熟地为君补水，麦冬、五味子为佐滋肺，金水相资，水足制火。加入巴戟天之温，又补水药，则水火既济，水下趋，火不得不随，增茯苓前导，则水火同趋，共安肾宫；况证因水亏火腾，今补水，倘用大热之药，虽引火，毕竟耗水。"余用巴戟，取其引火，又足补水，肾中无干燥之虞，咽喉有清肃之益，此巴戟所以胜附、桂也"，临床使用时应抓住主症，方可显示出神效。

验案二：王倩医案

患者，男，70岁，2019年11月9日初诊。主诉：双下肢麻木、怕冷、间歇性跛行半年余。患者嗜烟20年，每日约10支；饮酒史20年，每日约110 mL。半年前患者无明显诱因出现双下肢麻木、怕冷，伴间歇性跛行，患者未予重视及诊治。刻下症见双下肢疼痛麻木，肢端发凉、苍白，下肢无力，双侧足背动脉搏动微弱，面色潮红，面热，口干口苦，纳可，心中烦热，夜眠困难，大便溏泄，每日2～3次，小便清，舌质淡、苔白欠润，脉沉细。下肢血管彩超提示双下肢动脉多发斑块形成伴狭窄。西医诊断：双下肢动脉硬化闭塞症。中医诊断：脱疽。辨证当属肾水亏虚，水不制火；治宜滋补肾阴，引火归原；方以引火汤加味治疗，处方如下：熟地黄、巴戟天、麦冬、五味子、茯苓、桃仁、红花、北柴胡、白芍、麸炒白术、麸炒枳壳、炙甘草各 10 g，肉桂 6 g。服用 7 剂，每日 1 剂，水煎服，早晚饭后半小时温服，嘱患者积极戒烟酒，改变生活方式。2019 年 11 月 16 日复诊：患者已戒烟酒，下肢疼痛、麻木症状较前缓解，双颧潮红、面热、口干口苦、夜寐等情况有不同程度改善，偶感腹部有热气下窜，舌淡、苔白润，脉沉细。上方加鹿角胶 10 g（烊化），白芥子 6 g。服用 14 剂，煎服方法同前。2019 年 12 月 2 日三诊：患者下肢无明显疼痛，偶感麻木，舌质淡红、苔白微腻，脉沉。调整药物后，诸症基本改善，后患者的病情得到明显的控制。

按：此案患者年老体虚，加之长期嗜烟饮酒，损耗肾水，导致阴不潜阳，阳浮越于上、亏于下。阳浮于上，则面色潮红，面热，口干口苦，心中烦热，夜眠困难；阳亏于下，脾肾阳虚，则脏腑四肢失于温养，则双下肢麻木乏力，酸胀疼痛，肢端发凉，便溏。肾乃水火之宅，主封藏，水足则火藏于下，温煦脏腑四肢。若水亏于下，水浅不养龙，相火离位上奔，而成火不归原之证。故治疗以引火汤加减，治以滋阴养阳、引火归原。方中熟地黄为君药，滋肾养阴，大补肾水；臣以巴戟天、肉桂温肾助阳，引火归原；佐以麦冬、五味子滋阴生津，以制约上浮之火；脾气虚，不能为胃行其津液，四肢不能禀受水谷之气，则脉道不利，筋骨肌肉失于濡养，四肢不用，故以麸炒白术补益脾胃、补中益气，使气血生化有源；茯苓利湿，泄肾浊，防止熟地黄滋腻碍中；间者并行，标本兼顾，又加桃仁、红花活血化瘀治其标，防大量补药滋腻；加北柴胡、麸炒枳壳疏肝行气；加白芍、炙甘草柔肝缓急，以制相火。复诊时患者诸症皆有所改善，偶感腹部有热气下窜，此乃虚火下沉之象，于原方加鹿角胶增强养阴之功，同时以防巴戟天、肉桂辛热伤阴，加白芥子以消血脉斑块之痰邪。

【参考文献】

［1］简书社区 . https：//www.jianshu.com/p/da3837da538a

［2］王倩，李品川，彭娟，等 . 引火汤治疗下肢动脉硬化闭塞症机制探讨及验案举隅［J］. 中国民间疗法，2022（8）：4-6.

当归芍药散

《金匮要略》

【方歌】

妊娠疞痛势绵绵，三两归芎润且宣。

芍药一斤泽减半，术苓四两妙盘旋。

（陈修园《金匮方歌括》）

【组成】

当归（45 g）三两，芍药（240 g）一斤，茯苓（60 g）四两，白术（60 g）四两，泽泻（120 g）半斤，川芎（一作三两，120 g 或 45 g）半斤。

【功效主治】

养血调肝，健脾祛湿。主治妇人妊娠期或经期出现腹中拘急疼痛或绵绵作痛，心悸头晕或下肢浮肿、小便不利等肝脾两虚之证。

【加减运用】

气郁胁胀者，加柴胡、枳实；气郁不食者，加香附、麦芽；气郁有热者，加栀子；血虚者，加阿胶、熟地。

【用法用量】

上六味，杵为散，取方寸匕，酒和，日三服。

【名家论方】

陈无择：治妊娠，腹中疞痛，心下急满，以及产后血晕内虚，气乏崩中，久痢。常服通畅血脉，不生痈疡，消痰养胃，明目益津。《元和纪用经》云，本六气经纬丸，能祛风，补劳，养真阳，退邪热，缓中，安和神志，润泽容色，散邪寒，温瘴时疫。安期先生赐李少君久饵之药，后仲景增减为妇人怀妊腹痛。本方用芍药四两，泽泻、茯苓、川芎各一两，当归、白术二两，亦可以蜜为丸服。

岳美中：此方之证，腹中挛急而痛，或上迫心下及胸，或小便有不利，痛时或不能俯仰。腹诊：脐旁拘挛疼痛，有的推右则移于左，推左则移于右，腹中如有物而非块，属血与水停滞。方中芎、归、芍药和血疏肝，益血之虚；苓、术、泽泻运脾胜湿，除水之气。方中多用芍药，芍药专主拘挛，取其缓解腹中急痛。合用之，既疏瘀滞之血，又散郁蓄之水。服后小便或如血色，大便或有下水者，系药中病，是佳兆，应坚持多服之。(《岳美中医案集》)

【临证提要】

本方治肝脾不调之证，脾土为肝木所克，导致脾气不举，湿浊流注，而肝郁气滞、阻塞不通则腹痛拘急。方中白芍酸以养肝、柔肝、泻肝，川芎、当归则活血行气止痛，茯苓、泽泻健脾渗湿，白术健脾燥湿，给湿浊以出路。在糖尿病的治疗过程中，主要针对糖尿病患者因肝脾不调导致湿浊流注而引起糖尿病肾病。

【验案赏析】

验案：首都医科大学附属北京世纪坛医院中医科医案

段某，女，32岁，2018年6月30日初诊，主诉：阴道瘙痒反复发作半年。患者于半年前出现反复发作的阴道瘙痒，白带多，小腹及乳房疼痛，曾到当地医院就诊，经妇科检查诊断为双侧乳房小叶增生、细菌性阴道炎，自行阴道塞药治疗，但反复发作未能根治。查血糖示空腹血糖 8.2 mmol/L，餐后 2 小时血糖 11.2 mmol/L。刻下症见外阴及阴道瘙痒，白带多，无异味，小腹时感隐痛不适，纳眠可，大便稀，小便黄。舌质淡暗、苔薄白，脉沉细。中医辨病为消渴病，辨证为脾虚肝郁，治宜活血养肝、健脾除湿，方用当归芍药散加减。处方：当归、芍药、茯苓、白术、泽泻、乌贼骨、蛇床子各 15 g，川芎、香附、乌药、柴胡、茜草各 10 g，薏苡仁、败酱草各 20 g，苍术 12 g，砂仁、甘草各 6 g。服用 7 剂后，2018 年 7 月 14 日复诊：自述服药后以上症状未复发且血糖有改善，后给予完带汤加减善后。回访未再复发。

按：肝为厥阴之脏，体阴而用阳，性喜条达而恶抑郁，主疏泄，主调畅气机，以血为体，以气为用，调节控制整个机体新陈代谢的动态变化，肝之疏泄正常则气机调畅，肝之疏泄功能不及则肝气郁结，若肝气郁而化火，或大怒伤肝，肝气上逆，则可使肺、胃、肾等脏腑功能紊乱，从而导致消渴。因此消渴病的发病与肝脾功能密切相关。《灵枢·本脏》中记载有"肝脆脾脆，则善病消渴易伤"，最早提出了肝脾虚弱在消渴病中的发病地位。《血证论脏腑病机论》云："木之性主于疏泄，食之入胃，全赖肝木之气以疏泄之而水谷乃化"，肝主疏泄功能正常，则"土得木达"，脾胃健运有助于气机的升降、饮食物的消化吸收及水谷精微的输布和代谢。脾为水谷气机枢纽，升达心肺，降至膀胱及大肠。若情志不畅，肝郁气结，疏泄失常，横逆犯脾胃。脾失健运，清气不升，反而下降，水谷精微进入小肠，清浊未分而下注膀胱，故可见尿多而味甜，即"肝之清阳不升，则不能疏泄水谷，渗泄中满之证，在所不免"（《血证论·脏腑病机论》），脾之精气不升，生化无权，精微不能输布脏腑，四肢肌肉得不到营养物质的滋养，虽然食多，但不能吸收利用，又见倦怠、纳呆、肌肉消瘦的脾虚症状。肝气郁结，横逆犯脾，脾失健运，不能散精，饮食精微不能顺利转化，导致内环境失衡，是糖尿病发生的又一机制。本案患者长期情志不舒，加之平素饮食不节，致使脾虚肝郁，脾不化湿，湿邪蕴久化热，湿热下注导致反复发作的阴道瘙痒，伴有小腹隐痛不适。其病机切合当归芍药散之肝脾失调、气滞血瘀。临床运用当归芍药散既可疏肝健脾、缓急止痛，还可以理气燥湿，旨在养血调肝、活血化瘀、清利湿热，祛邪而不伤正，体现了肝脾同调、气血同治的特点。

【参考文献】

陈修园.金匮方歌括［M］.北京：中国中医药出版社，2016：111.

归脾汤

《严氏济生方》

【方歌】

归脾汤用术参芪，归草茯神远志随。

酸枣木香龙眼肉，煎加姜枣益心脾。

（邓中甲《方剂学》）

【组成】

白术、茯神（去木）、黄芪（去芦）、龙眼肉、酸枣仁（炒，去壳）各一两，人参、木香（不见火）各半两，甘草（炙）二钱半。

【功效主治】

补益气血，健脾养心。主治面色萎黄，心悸失眠，倦怠食少，盗汗或出血等症。

【加减运用】

崩漏下血偏寒者，可加艾叶炭、炮姜炭；偏热者，加生地炭、阿胶珠、棕榈炭。

【用法用量】

上㕮咀，每服四钱，水一盏半，生姜五片，枣子一枚，煎至七分，去滓，温服，不拘时候。

【名家论方】

汪昂：此手少阴、足太阴药也。血不归脾则妄行，参、术、黄芪、甘草之甘温，所以补脾；茯神、远志、枣仁、龙眼之甘温酸苦，所以补心，心者，脾之母也。当归滋阴而养血，木香行气而舒脾，既以行血中之滞，又以助参、芪而补气。气壮则能摄血，血自归经，而诸症悉除矣。

薛己：跌仆等症，气血损伤；或思虑伤脾，血虚火动，寤而不寐；或心脾作痛，怠惰嗜卧，怔忡惊悸，自汗盗汗，大便不调；或血上下妄行。（《正体类要》）

【临证提要】

归脾汤中以黄芪益气健脾、龙眼肉养血为君，气血双补；人参、白术辅助君药益气健脾，当归、酸枣仁养血补心，配合君药龙眼肉加强养血之功；茯神养血安神；远志宁心安神；木香则可醒脾使补而不滞；炙甘草既能补益心脾，又能调和诸药，配伍生姜、大枣以调和脾胃。全方重在健脾，补益后天以化生气血，另可养血安神，使补而不耗散，则气血得固。

【验案赏析】

验案一：首都医科大学附属北京世纪坛医院中医科医案

施某，男，38岁，教师，2017年6月22日初诊。主诉：心脏手术后1年余，汗出半年余。患者1年前行心脏手术治疗，半年后开始出现汗出，位于头部、颈部、前胸、双手等部位，动则明显，晚上尤甚，似如流水，伴气短乏力、神疲懒言，曾予玉屏风口服液治疗，效果不显，迁延未治，近来症状加重，遂来就诊。查血糖示空腹血糖9.2 mmol/L，餐后2小时血糖13.2 mmol/L。刻诊：形体偏盛，面色少华，心悸乏力，胸闷气短，神疲懒言，动则汗出，夜晚尤甚，舌质淡苔白，脉细而无力。中医诊断为糖尿病，证属心脾两虚、气血不足。治以补益气血，健脾养心，方以归脾汤加减。处方：炙黄芪、煅龙骨、煅牡蛎、浮小麦各30 g，炒白术、太子参、酸枣仁各15 g，当归12 g，龙眼肉20 g，炙甘草、茯神、远志、大枣各10 g，鸡血藤25 g。7剂，每天1剂，水煎早晚分服。2017年6月29日二诊：汗出较前减少，气短乏力、神疲懒言好转，效不更方，继续上方7剂。2017年7月6日三诊：平日无明显汗出，活动后有汗出，气短乏力、血糖高等不适明显好转，后续复诊继续守上方巩固治疗调理3月余，症状大为改善，仅少量活动汗出。

按：糖尿病累及心脏日久，脾虚湿阻，阴阳俱虚，痰湿内盛，血液凝滞，痰瘀稽留脉络，瘀血与痰浊凝聚，壅塞心络；或由虚损至衰微，脏腑血脉瘀阻不通，肺络瘀阻，肺气受遏，失其肃降，心肾阳虚，水邪内停，水饮上凌心肺，则喘息、四肢逆冷青紫、尿少、水肿；重则虚阳欲脱，阴竭阳绝，阴阳离决而见大汗淋漓、四肢厥冷、脉微欲绝等。患者心脏手术后，心血亏虚，同时患者身为教师，工作繁忙思虑太过，损伤心脾，血虚失养，导致心血不足。因汗为心之液，血不养心，汗液外泄太过，引起自汗成盗汗。气血不充，则见面色少华，心悸乏力，胸闷气短，神疲懒言。舌淡脉虚而无力亦是气血不充之征象。该病患者取用归脾汤加减，是取益气补血、养心敛汗之意，方中以当归、龙眼肉、鸡血藤养血补血，炒白术、太子参、炒黄芪、炙甘草、大枣益气健脾以生血，茯神、酸枣仁、远志养心安神定志，浮小麦、煅龙骨、煅牡蛎收涩敛汗。全方共奏益气补血、健脾养心之功而获效。

验案二：《江苏中医药》邵朝弟医案

吴某，女，53岁，2010年7月20日初诊。主诉：间断口干多饮8年、双下肢水肿伴乏力1年。2002年患者无明显诱因出现口干多饮，于外院查血糖升高，诊断为2型糖尿病，予以口服格列苯脲、二甲双胍降糖治疗，血糖控制欠佳。2009年患者无明显诱因出现双下肢水肿伴乏力，查尿蛋白（++），24小时尿蛋白定量250 mg，诊断为糖尿病肾病，对症治疗后未见明显缓解，其后双下肢水肿反复发作，尿蛋白波动在（+）~（++），现为求系统诊治，遂来就诊。刻诊：双下肢水肿，全身乏力，面色萎黄，食欲欠佳，小便有泡沫，大便质稀，舌淡红、苔薄白，脉细。尿检：尿蛋白（++）。西医诊断：糖尿病肾病。中医诊断：水肿，辨证属脾虚水停。治宜健脾益气、利水消肿。方用归脾汤加减。处方：党参15 g，黄芪30 g，白术10 g，茯苓15 g，酸枣仁15 g，当归10 g，木香10 g，猪苓15 g，芡实20 g，车前子10 g，服用7剂，常法煎服。西药降糖、护肾等基础治疗暂不变。2010年7月27日二诊：服药后患者诉双下肢水肿较前减轻，精神体力好转，余无特殊不适，舌淡红、苔白，脉细。尿检：尿蛋白（+）。中药守上方加金樱子15 g，服用14剂。2010年8月10日三诊：患者未诉特殊不适，舌淡红、苔薄白，脉细。尿检：尿蛋白（±），中药守上方继续服用14剂。其后定期复查，继以上方加减巩固治疗3个月，患者双下肢水肿未再发，尿检转阴。

按：糖尿病肾病是糖尿病最常见的慢性并发症，是与糖代谢异常有关的肾小球硬化性疾病，以蛋白尿、水肿、肾功能不全等为主要临床表现。《圣济总录》中说："消渴病久，肾气受伤，肾主水，肾气虚衰，气化失常，开阖不利，能为水肿。"脾气亏虚，升降失司，则水津失布，以致水湿停滞体内，泛于肌表则见水肿；水为阴邪，易伤阳气，日久肾阳亏虚，脾失温养，则水湿内生而水肿更甚。故邵师认为糖尿病肾病的根本病机和始动环节在于"脾虚"，且在疾病发展的各个时期无论有无脾虚，都应该积极健脾，使气血生化有源，以充养后天之本，才能达到脾肾同治、治病求本的目的，即《内经》中所谓"有者求之，无者求之"。

【参考文献】

［1］邓中甲.方剂学［M］.北京：中国中医药出版社，2017：345-346.

［2］巴元明，万君.邵朝弟运用归脾汤治疗肾病验案举隅［J］.江苏中医药，2016，48（2）：51-53.

玉液汤

《医学衷中参西录》

【方歌】

> 玉液山药芪葛根，花粉知味鸡内金。
> 消渴口干溲多数，补脾固肾益气阴。

（李冀《方剂学》）

【组成】

生山药一两，生黄芪五钱，知母六钱，生鸡内金（捣细）二钱，葛根钱半，五味子三钱，天花粉三钱。

【功效主治】

益气生津，固肾止渴。主治消渴口渴引饮，饮水不解，小便频数量多，或小便混浊，困倦气短，脉虚细无力等。

【加减运用】

诊其脉甚微细，旋饮水旋即小便，须臾数次。投以玉液汤，加野台参四钱，数剂渴见止，而小便仍数，又加萸肉五钱，连服十剂而愈。

【用法用量】

水煎服，忌食甜食。

【名家论方】

张锡纯：消渴一证，多由于元气不升，此方乃升元气以止渴者也。方中以黄芪为主，得葛根能升元气。而又佐以山药、知母、花粉以大滋真阴，使之阳升而阴应，自有云行雨施之妙也。用鸡内金者，因此证尿中皆含有糖质，用之以助脾胃强健，化饮食中糖质为津液也。用五味者，取其酸收之性，大能封固肾关，不使水饮急于下趋也。（《医学衷中参西录》）

【临证提要】

本方中以山药、黄芪为君，一方面固肾补脾；另一方面使脾气升，津液更好流通和布散，正如张锡纯所说取其"自有云行雨施之妙也"，有脾肾之气的推动，津液才能正常转化。臣药为知母和天花粉，可滋阴清热止渴以治糖尿病的燥热之标；佐以葛根生津止渴，又可借其生发脾阳之性，输津于上；五味子和山药则可固肾，使肾中相火安于坎宫，正常发挥温煦五脏的功能；鸡内金则可助脾健运，助饮食物化为津液，全方标本同治。

【验案赏析】

验案一：首都医科大学附属北京世纪坛医院中医科医案

李某，女，14岁，2021年6月25日初诊。主因口渴喜冷饮，善食易饥，常于课间加食，头晕乏力半年，昏迷半日，当时神志不清，时有躁动，四肢厥冷，皮肤弹性差，双膝、双跗反射未引出。血糖为35.8 mmol/L，尿糖（++++），酮体（+），二氧化碳结合力为31.3%。诊断：糖尿病高渗性昏迷，1型糖尿病。给予输液、扩容、小剂量胰岛素、纠正酸中毒等综合治疗，12

小时后意识恢复。次日查血糖为 12.5 mmol/L，尿糖（++++），在上述治疗基础上给服玉液汤。处方：熟地 20 g，石膏 20 g，知母 6 g，鸡内金 6 g，麦冬 10 g，牛膝 10 g，天花粉 15 g。服 6 剂，验血糖为 20.3 mmol/L，并出现浮肿。分析其病因为元气不足，肾阳虚衰，气化失司，故改用玉液汤加减。处方：山药 30 g，黄芪 20 g，葛根 10 g，天花粉 20 g，知母 6 g，党参 20 g，石膏 20 g，生地 15 g，五味子 5 g。服 9 剂，尿糖（±），胰岛素减为每餐前 4 IU 皮下注射。再服 6 剂，停用胰岛素，验血糖正常，尿糖转阴，口渴消失，食欲正常。又服 6 剂，痊愈出院。随访 3 年无复发。

按：中医学认为水津代谢与脾、肺、肾三脏密切相关，若某一脏失职则会使水津代谢失调，所以中医消渴证并不单指糖尿病。消渴以阴虚为本，燥热为标，实质在于脾肺肾功能的盛衰。脾主运化、统摄，肺主宣发肃降，肾主开合，不及或太过都会发生病理变化。正如《医门法律·水肿门》所说："肾者、胃之关也，肾司开合，肾气从阳则开，阳太盛则关门大开，水直下而为消；肾气从阴则合，阴太盛则关门常合，水不通而肿。"玉液汤以升元气而止消渴，其意在于益脾摄津。张氏说："方中以黄芪为主，得葛根能升元气。又佐以山药、知母、花粉以滋真阴，使阳升而阴应，自有云行雨施之妙。用鸡内金者，因此证尿中有糖质，用之以助脾胃强健，化饮食中糖质为津液也。用五味者，取其酸收之性，大能固肾关。不使水饮急于下趋也。"立方新颖与众不同。在临床应用中以方义随证加减，才能不失其妙用。禀赋不足、脾不摄津、胃热消食，故去鸡内金，加石膏、生地以清胃热，加党参补中气以降血糖。

验案二：许亮医案

彭某，男，42 岁，2019 年 11 月 16 日初诊。患 2 型糖尿病 2 年余，加重半个月。患者 2 年前无明显诱因出现口干、多饮、小便频数、乏力、体重稍减轻，于岳阳市某医院门诊就诊，查随机血糖为 13.4 mmol/L，诊断为 2 型糖尿病，予二甲双胍片 500 mg 口服，1 次 2 片、1 日 2 次控制血糖，嘱规律服用药物，后症状缓解。近半个月来，患者自述口干、多饮症状明显，小便频数、色黄，大便干，2～3 日 1 次。舌质嫩红、苔薄、色微黄、少津，脉细而数。查空腹血糖 15.33 mmol/L，血压 120/70 mmHg。中医诊断：消渴病，气阴两虚证。治以益气养阴润燥、生津止渴，方选玉液汤加减。药用：黄芪、葛根、地骨皮、桑叶各30g，丹参、天花粉各20g，生地黄、麦冬、天冬、玉竹、玄参、知母、山茱萸各15g，黄连10g。共服用14剂，每日1剂，水煎分2次温服。嘱患者按时服药，节制饮食，调畅情志，适当活动，起居规律。复诊：患者服药7剂时，口干、多饮症状明显缓解，小便次数较前减少，睡眠状况也明显改善，继续服用余剂后，诸症缓解，二便调，夜寐可。遂嘱平日继续服用二甲双胍片维持。

按：患者系中年男性，平日多为生计奔波，故而身体失于调摄，饮食失于节制，情志欲念不遂。《素问·阴阳应象大论》谓："年四十，而阴气自半，起居衰矣。"年过四十，养阴补阴为本，起居失常，则更易损耗人体正气，劳伤、欲念不遂，气郁久而化火，损耗人体阴精；饮食无规律，饥饱失常，嗜食肥甘厚味，嗜于饮酒，导致脾胃运化失常、气机升降不利，郁而化热灼伤津液，发为口干、多饮之症；脾失健运，清气不升，则随尿液排出，表现为小便频数，形体消瘦。该病证虚实夹杂，病机以阴虚为本、燥热为标，治法当以益气养阴、润燥生津为主，标本兼顾，故选用张锡纯《医学衷中参西录》中的玉液汤加减治疗。方中黄芪、葛根、地骨皮为君，升元气、降阴火，生地黄、麦冬、天冬、玉竹、天花粉、玄参补肺胃肾阴精，君臣相配，自有云行雨施之妙也；桑叶清宣肺热、润肺生津，黄连、知母清热泻火润燥，更能反佐黄芪温燥之性，使黄芪补气升阳而无燥热之虞，共为佐药；山茱萸涩精补肝肾，代原方中五味子，大能封固肾关，不使水饮急于下趋，丹参活血通络，消渴病日久则易产生血脉瘀阻之变，二药共为使药。全方标本兼顾，升元气，降阴火，使元气充实、脾气健运，配合生活调养，故见良效。

【参考文献】

[1]李冀.方剂学[M].北京：中国中医药出版社，2012：230.

[2]许亮，颜国富.玉液汤治疗消渴病气阴两虚证验案举隅[J].山西中医，2020，36（10）：42，53.

真武汤

《伤寒论》

【方歌】

生姜芍茯数皆三，二两白术一附探。

便短咳频兼腹痛，驱寒镇水与君谈。

（陈修园《长沙方歌括》）

【组成】

茯苓、芍药、生姜（切）各三两（9g），白术二两（6g），附子（炮，去皮，破八片）一枚（9g）。

【功效主治】

温阳利水。主治阳虚水泛证，表现为畏寒肢冷，头晕目眩，心下悸动，身体瞤动，四肢疼痛，水肿，腰以下为甚，小便不利；或腹痛，泄泻；或咳喘呕逆。舌质淡胖，边有齿痕，舌苔白滑，脉沉细。临床常用于治疗慢性肾小球肾炎、心源性水肿、甲状腺功能减退、慢性支气管炎、慢性肠炎、肠结核等属脾肾阳虚、水湿内停者。

【加减运用】

水寒射肺而咳者，加干姜、细辛、五味子温肺化饮、敛肺止咳；阴盛阳衰而下利甚者，去芍药之阴柔，加干姜以助温里散寒；水寒犯胃而呕者，加重生姜用量以和胃降逆，可更加吴茱萸以助温胃止呕。

【用法用量】

上五味，以水八升，煮取三升，去滓，温服七合，日三服。

【名家论方】

罗美：真武一方，为北方行水而设。用三白者，以其燥能治水，淡能伐肾邪而利水，酸能泄肝木以疏水故也。附子辛温大热，必用为佐者何居？盖水之所制者脾，水之所行者肾也，肾为胃关，聚水而从其类。倘肾中无阳，则脾之枢机虽运，而肾之关门不开，水虽欲行，孰为之主？故脾家得附子，则火能生土，而水有所归矣；肾中得附子，则坎阳鼓动，而水有所摄矣。更得芍药之酸，以收肝而敛阴气，阴平阳秘矣。若生姜者，并用以散四肢之水而和胃也。（《古今名医方论》）

【临证提要】

真武汤主要用于治疗糖尿病肾病，证属脾肾阳虚，主要表现为水肿、尿浊。方中附子具有温肾助阳，化气行水之效；白术与茯苓可健脾渗湿；丹参可活血养血；白芍收敛阴气，阴平而阳秘也；生姜一方面可助附子温阳散寒；一方面可调和诸药。本方能够治疗糖尿病肾病体现在三个方面：一是使用附子配伍白术和茯苓，助肾阳温脾土，使脾能制水；二是使用丹参和白芍，白芍酸泻肝木以疏水，丹参活血以疏通水道；三是白芍又和附子相伍，肾者，胃之关也，白芍可助附子封藏肾阳，从而使肾阳发挥其温养五脏之效。

【验案赏析】

验案一：首都医科大学附属北京世纪坛医院中医科医案

黄某，女，60岁，2005年10月初诊。患者有2型糖尿病10年，3年前诊断为糖尿病肾病，曾长期服用格列喹酮、阿卡波糖等降糖药物，血糖控制不理想。诊断为糖尿病肾病后改为胰岛素治疗，血糖时有增高。近半年来，反复出现双下肢浮肿。初诊：畏寒神疲，口干不欲饮，手足麻木，腰酸软，四肢不温，着棉衣不觉热，双下肢肿甚，纳呆，寐安，小便量少，2～3次/夜，大便秘结。查体：面色萎黄，体型偏胖，舌质暗淡，边有瘀斑、齿印，苔白腻，脉沉细无力。辨证：脾肾两虚，水邪泛滥，夹湿夹瘀。方药：真武汤。处方：熟附子6 g（先煎），白术20 g，云苓15 g，干姜6 g，赤芍15 g，猪苓15 g，丹参15 g，枳壳15 g，党参20 g，玉米须20 g，田七片10 g（先煎），淮山药20 g，沙参15 g，炙甘草6 g。4剂，水煎服。2005年10月

21日二诊：见患者双下肢浮肿明显减退，诉口干及足麻痹减轻，但畏寒，手足麻木，腰酸软，夜尿减至1次，大便稍硬，舌脉同前。上方去沙参、淮山药，加柴胡10g，山萸肉12g，附子调整至8g，7剂，水煎服。2005年10月三诊：就诊时见水肿基本消退，诸症均减，大小便转常。加大熟附子用量为10g，服药7剂后见水肿消退，纳增，精神转振，诸症不显，续以四君子汤合四逆散加淮山药20g，田七片10g（先煎），玉米须20g等调治巩固，并嘱其注意劳逸，控制饮食。随访6个月，病情平稳，未见复发。

按：真武汤加减对少阴证糖尿病肾病临床证候有影响，患者服用真武汤之后，于短期内饮食多转正常，畏寒减缓，体力增强，水肿减轻。持续服用长时间，大多数患者整体调节后症状则会全面地好转。真武汤对少阴证糖尿病肾病血糖水平有影响，真武汤能够显著降低糖尿病肾病患者餐后2小时血糖和糖化血红蛋白，因而可以更好地减缓糖尿病并发症的进展。真武汤对少阴证糖尿病肾病肾功能有影响，真武汤本身对肾脏无损害，其安全性较高，毒性和不良反应小，可以改善肾脏的功能，延缓及阻止发生并发症。真武汤同时可以改善脂质的代谢，减轻心血管并发症，有益血糖及血脂控制，改善胰岛素的敏感性。对糖尿病肾病型的少阴证患者具可调控血压作用，使患者血压波动比较小，调控较平稳，避免了使用普通降压药物容易出现之血压大波动现象。因此真武汤对糖尿病肾病治疗与预防具有积极正面的意义。

验案二：刘佳敏医案

王某，女，52岁，天津南开区人，2018年10月10日初诊。罹患有高血压、高脂血症、糖尿病多年。2018年5月以来，经常性出现颜面浮肿、双下肢水肿甚至足肿、腰疼等症状，天津市某医院诊断为糖尿病肾病。经西药罗格列酮、厄贝沙坦等治疗，血糖、血压控制尚可，其间多次尿常规化验提示尿蛋白（+++）～（++++）、潜血（++），后转诊中医治疗，疗效欠佳。刻下症见双下肢水肿连及足部，头晕，倦怠，乏力，纳呆，自觉腰背部发凉，大便溏，日行2～3次，量少不畅，小便频、夹有泡沫。面色㿠白无泽，精神状态差，唇色紫，舌质暗、苔白略厚，脉弱无力。查尿常规：尿蛋白（++++），潜血（++）。血压140/85mmHg。辨证属脾肾阳虚、水湿不化，治当温补脾肾、化气行水。方选真武汤加减。处方：制附子15g，肉桂

4 g，茯苓 12 g，白术 12 g，猪苓 12 g，泽泻 12 g，人参 10 g，熟地 10 g，肉苁蓉 10 g，淫羊藿 10 g，焦三仙各 10 g，生姜 3 片，大枣 3 枚。服用 7 剂，1 剂／日，常规煎服，早晚饭后半小时服，另嘱其注意保暖，悦情志，忌生冷油腻及辛辣刺激之品。2018 年 10 月 17 日二诊：服上方后，头晕乏力减轻，纳食好转，大便基本成形，水肿减轻，小便次数较前减少，仍两足水肿、酸胀明显，舌暗苔白，脉细。药已对症，效不更方，仍以补肾温阳为治疗大法，原方加怀牛膝 10 g 以加强其补肝肾、利尿消肿之功用，继服 7 剂，服法及医嘱同前。2018 年 10 月 24 日三诊：服上方后，纳可，头晕乏力大减，自觉精神转旺，腰背冷大有缓解，大便时溏泄，水肿有减轻，但觉腰腿酸痛明显，舌脉同前。药已对症，故守方加炒杜仲 10 g 以达补益肝肾、强筋壮骨之功用，继服 7 剂，服法及医嘱同前。2018 年 10 月 31 日四诊：服上方后，药效平稳，病情稳定，食纳可，大便偶溏泄，便后不爽，水肿有减轻，舌质同前，苔薄白，脉细。牛膝性趋于下，故去牛膝。

按：本病诊断明确，虽该患者罹患有高血压、高脂血症、糖尿病多年，代谢紊乱，多病杂陈，机体脏腑功能失于调和，但症状总以寒、虚、湿三大征象为主；再结合病因，病程等综合分析，总以脾肾阳虚为根本，尤以肾阳虚为主，故治当温补脾肾、化气行水。中医理论认为，水肿发病与脾肾关系密切，如《丹溪心法》中云："惟肾虚不能行水，脾虚不能制水……于是三焦停滞经络壅塞，水渗于肤，注于肌肉而发肿矣"，又如《中藏经》云："水者肾之制也，肾者人体之本也，肾气壮，则水还于海；肾气虚则水散于皮肤"。该患者症见双下肢水肿连及足部，再加之腰背冷痛、大便溏泄，一派虚寒之象，故诊断为脾肾阳虚。肾阳虚则温煦失司，水湿无以蒸腾气化，集聚于四肢肌肤而为水肿，流于膀胱则小便频数；肾阳虚则无以暖土，脾阳亦虚，脾阳虚则运化无力，中焦受累故见纳呆，清气不升故见头晕，气血化生无源、脏腑失荣故见疲乏无力。综上述关于其病机阐释，故初诊临床处方以真武汤为底方，功在温补脾肾、化气行水，如《景岳全书·肿胀》云："水肿症以精血皆化为水，多属虚败，治宜温补脾肾，此正法也。"方中首以大剂量制附子温肾阳、助脾阳，化气以行水，效专力捷，直击病之根本；加之党参、茯苓、白术益气健脾、利水渗湿，辅以泽泻、猪苓助其引水下走小便而出；再加肉苁蓉、淫羊藿以助君温阳补肾，加肉桂收摄元阳、引火归原；加焦三仙以助脾胃运化，使气血生化有源；姜枣为使，固护中焦，调和诸药。患者药后疗效明显，精神好转，说明辨证准确，故后期又总以温补脾肾、化气行水为治疗大法，随诊按上方加减进退，以巩固疗效。

【参考文献】

［1］陈修园.长沙方歌括［M］.北京：中国中医药出版社，2016：48.

［2］刘佳敏，李晋宏，丹丹.从脾肾阳虚探讨真武汤加减治疗糖尿病肾病及验案举隅［J］.中医药临床杂志，2020，32（9）：1674-1677.

四逆散

《伤寒论》

【方歌】

枳甘柴芍数相均，热厥能回察所因。

白饮和匀方寸匕，阴阳顺接用斯神。

（陈修园《长沙方歌括》）

【组成】

甘草（炙）、枳实（破，水渍，炙干）、柴胡、芍药各6g。

【功效主治】

疏肝理脾。主治阳郁厥逆证、肝脾气郁证。主要表现为手足不温，腹痛，泄利下重，胁肋胀闷，脘腹疼痛，脉弦。临床常用于治疗慢性肝炎、胆囊炎、胆石症、胆道蛔虫症、肋间神经痛、胃溃疡、胃炎等属肝胆气郁、肝胃不和者。

【加减运用】

咳加五味与干姜，五分平行为正路；下利之病照此加，辛温酸收两相顾。悸者桂枝五分加，补养心虚为独步；小便不利加茯苓，五分此方为法度；腹中痛者里气寒，炮附一枚加勿误。泄利下重阳郁求，薤白三升水煮具；水用五升取三升，去薤纳散寸匕数；再煮一升有半成，分温两服法可悟。（陈修园《长沙方歌括》）

【用法用量】

上四味，各十分，捣筛，白饮和服方寸匕，日三服。

【名家论方】

吴昆：少阴病四逆者，此方主之。此阳邪传至少阴，里有热结，则阳气不能交接于四末，故四逆而不温。用枳实以破结气而除里热，用柴胡以升发真阳而回四逆，甘草和其不调之气，芍药收其失位之阴。是证也，虽曰阳邪在里，慎不可下，盖伤寒以阳为主，四逆有阴进之象。若复用苦寒之药下之，则阳益亏矣，是在所忌。论曰：诸四逆者，不可下之。盖谓此也。

汪昂：此足少阴药也。伤寒以阳为主，若阳邪传里而成四逆，有阴进之象，又不敢以苦寒下之，恐伤其阳。经曰：诸四逆者，不可下也。故用枳实泄结热，甘草调逆气，柴胡散阳邪，芍药收元阴，用辛苦酸寒之药以和解之，则阳气散布于四末矣。此与少阳之用小柴胡意同。有兼证者，视证加减为治。

成无己：四逆者，四肢不温也。伤寒邪在三阳，则手足必热；传到太阴，手足自温；至少阴则邪热渐深，故四肢逆而不温也；及至厥阴，则手足厥冷，是又甚于逆。四逆散以散传阴之热也。《内经》曰：热淫于内，佐以甘苦，以酸收之，以苦发之。枳实、甘草之甘苦，以泄里热；芍药之酸，以收阴气；柴胡之苦，以发表热。

【临证提要】

本证之所以云四逆者，乃因阳郁于内，不得疏泄，阳气不能达于四末所致。糖尿病合并冠心病者出现心悸胸闷等脉络瘀滞之证，治疗宜疏肝解郁，行气活血通络。方中柴胡为君，可疏肝解郁、生发阳气，白芍养血柔肝为臣，柴胡升散，白芍柔敛，缓解柴胡耗血伤阴之弊。佐以枳实，可理气解郁、泄热破结，与柴胡相伍，加强君药舒畅气机之功；与白芍相配，又能理气和血，使气血调和，而气滞血瘀之证则消。甘草则可调和诸药，健脾和中。在治疗方法中原文强调用白饮（白米汤）调服，也是取其能够调和阴阳之意。本方虽为调和肝脾之方，但重点在于调畅气机，糖尿病合并冠心病者，病程较长，阴液耗损，血脉空虚，必会造成气滞血瘀、心脉痹阻，此时气机瘀滞，或滞而为热，或滞而为瘀，故调畅气机是治疗此病的基础疗法。

【验案赏析】

验案一：首都医科大学附属北京世纪坛医院中医科医案

患者，女，42岁，2021年6月25日初诊。患者糖尿病病史1年。现症见口干、口苦、咽干，多食易饥，形体消瘦，夜间盗汗，大便干，2～3日一行，易烦躁不安、情绪激动，伴有乳房胀痛、月经不调，舌质红欠津、苔黄腻，脉弦滑。目前口服二甲双胍片，500 mg每天2次，空腹血糖7～9 mmol/L，餐后血糖10～13 mmol/L。西医诊断为2型糖尿病；中医辨证为肝郁气滞，胃火炽盛型。治以疏肝理气、清泻胃火，方选四逆散合石膏汤加减。处方：柴胡10 g，白芍12 g，枳实10 g，生石膏30 g，知母10 g，茯苓15 g，生地黄15 g，玄参15 g，天花粉15 g，地骨皮12 g，女贞子12 g，墨旱莲12 g，炙甘草6 g。口服7剂后，患者上述诸症明显减轻。继服3个月后，上述症状消失，血糖下降，空腹血糖降至6～7 mmol/L，餐后血糖维持在7～8 mmol/L，自述心情愉悦，无特殊不适。

按：长期的肝气郁结，疏泄失常，郁而化火，火热炽盛，上灼肺津，中伤胃液，下耗肾水而诱发消渴病，故提出"节喜怒""减思虑"，调节情志、疏肝理气是当今治疗糖尿病的重要手段之一。《临证指南医案·三消》载"心境愁郁，内火自燃，乃消症大病"，《灵枢·本藏》载"肝脆善病消瘅易伤"，均说明五志过极、伤及肝脾、郁热伤津是本病的重要因素，强调了消渴的发病和肝的密切关系。肝主疏泄，能协调平衡人体气机升降出入，与脾、胃、肾关系密切。本案从肝论治以使人体气机条达，脾升胃降，肾藏肺降，升降有序，使气血津液输布正常，故疗效显著。

验案二：左新河医案

郭某，女，40岁，图书馆工作人员，主诉：发现血糖升高20年，纳差恶心呕吐2周。患者有1型糖尿病达20年，自诊断后开始使用胰岛素降糖，于3年前开始用"美敦力皮下胰岛素泵"降糖，平素空腹血糖控制在4～6 mmol/L，餐后血糖控制在7～9 mmol/L。2周前无明显诱因出现恶心呕吐，呕吐物为胃内容物，无咖啡色样及血性分泌物，纳食差，时有胸胁胀闷，频繁嗳气，偶有双下肢麻木发凉感，无心慌胸痛，无头昏头疼等不适，大便干，1～2天一行，小便可，舌暗红、中有裂纹，苔薄白，脉弦细。既往无其他病史。入院查血酮体0.3 mmol/L，糖化血红蛋白6.2%，血液分析、红细胞沉降率、肝肾功能、心电图正常；颈部血管及双下肢血管彩超无动脉粥样硬化及斑块；肌电图示神经传导速度减慢，考虑糖尿病周围神经病；外院胃镜提示慢性浅表性胃炎。目前诊断：1型糖尿病、1型糖尿病胃轻瘫、1型糖尿病周围神经病。给予常规降糖、改善微循环、营养神经、抗氧化应激、抑酸护胃治疗后，加服中药。处方：柴胡15 g，芍药15 g，枳实15 g，甘草5 g，半夏10 g，佛手15 g，玫瑰花15 g。4剂，水煎服，每日1剂，分多次服。服药4天后患者恶心呕吐频次较前明显减少，食欲有所好转，为巩固疗效，继续守前方4剂服用。服完后患者恶心、呕吐、嗳气消失，偶有轻微胸胁胀闷，不适症状较前减轻。患者出院后续服上方中药7剂，服完后症状均缓解。

按：患者中年女性，糖尿病病史多年，耗伤阴液，加之平素情绪不畅，导致气机逆乱，恶心呕吐，时有胸胁胀闷，频繁嗳气，偶有双下肢发凉感，脉弦细。辨证属于肝郁气滞、肝胃不和证。患者胸胁胀闷，肝居胁下，其经脉布于两胁，若情志不畅，肝失条达，则经络郁阻，可致胁胀或痛。《景岳全书》说："胁痛之病，本属肝胆二经，以二经之脉皆循胁肋故也。"

【参考文献】

[1] 陈修园.长沙方歌括[M].北京：中国中医药出版社，2016：112.

[2] 王芳，左新河.左新河运用四逆散加减治疗糖尿病性胃轻瘫验案3则[J].湖北中医杂志，2021，43（8）：20-22.

清暑益气汤

《脾胃论》

【方歌】

清暑益气参草芪，当归麦味青陈皮。

曲柏葛根苍白术，升麻泽泻姜枣随。

（汪昂《汤头歌诀》）

【组成】

黄芪一钱，汗少减五分，苍术（泔浸，去皮）一钱，升麻一钱，人参（去芦）五分，泽泻五分，神曲（炒黄）五分，橘皮五分，白术五分，麦门冬（去心）三分，当归身三分，炙甘草三分，青皮（去白）二分半，黄柏（酒洗，去皮）二分或三分，葛根二分，五味子九枚。

【功效主治】

清暑益气，养阴生津。主治脾胃元气亏损，又伤于暑热之神疲肢倦，胸满气短，身热烦渴，便溏而频，溲黄而数，自汗身重，不思饮食，脉象濡缓或洪缓。

【加减运用】

此病皆由饮食劳倦，损其脾胃，乘天暑而病作也，但药中犯泽泻、猪苓、茯苓、灯心草、通草、木通，淡渗利小便之类，皆从时令之旺气，以泻脾胃之客邪，而补金水之不及也。此正方已是从权而立之，若于无时病湿热脾旺之证，或小便已数，肾肝不受邪者误用之，必大泻真阴，竟绝肾水，先损其两目也，复立变证加减法于后。

心火乘脾，乃血受火邪，而不能升发，阳气伏于地中；地者，人之脾也。必用当归和血，少用黄柏以益真阴。

脾胃不足之证，须少用升麻，乃足阳明、太阴引经之药也。使行阳道，自脾胃中右迁，少阳行春令，生万化之根蒂也。更少加柴胡，使诸经右迁，生发阴阳之气，以滋春之和气也。

脾虚，缘心火亢甚而乘其土也；其次肺气受邪，为热所伤，必须用黄芪最多，甘草次之，人参又次之，三者皆甘温之阳药也。脾始虚，肺气先绝，故用黄芪之甘温，以益皮毛之气，而闭腠理，不令自汗而损其元气也。上喘气短懒语，须用人参以补之。心火乘脾，须用炙甘草以泻火热，而补脾胃中元气；甘草最少，恐资满也。若脾胃之急痛，并脾胃大虚，腹中急缩，腹皮急缩者，却宜多用之。《内经》云：急者缓之。若从权，必加升麻以引之，恐左迁之邪坚盛，卒不肯退，反致项上及臀尻肉消而反行阴道，故使引之以行阳道，使清气之出地，右迁而上行，以和阴阳之气也。若中满者，去甘草，咳甚者，去人参。如口干咽干者，加干葛。

脾胃既虚，不能升浮，为阴火伤其生发之气，荣血大亏，荣气伏于地中，阴火炽盛，日渐煎熬，血气亏少；且心包与心主血，血减则心无所养，致使心乱而烦，病名曰悗；悗者，心惑而烦闷不安也。是清气不升，浊气不降，清浊相干，乱于胸中，使周身气血逆行而乱。《内经》云：从下上者，引而去之。故当加辛温、甘微温之剂生阳，阳生则阴长。已有甘温三味之论。或曰：甘温何能生血，又非血药也？仲景之法，血虚以人参补之，阳旺则能生阴血也。更加当归和血。又宜少加黄柏，以救肾水。盖甘寒泻热火，火减则心气得平而安也。如烦乱犹不能止，少加黄连以去之，盖将补肾水，使肾水旺而心火自降，扶持地中阳气矣。

如气浮心乱，则以朱砂安神丸镇固之。得烦减，勿再服，以防泻阳气之反陷也。如心下痞，亦少加黄连。气乱于胸，为清浊相干，故以橘皮理之，又能助阳气之升而散滞气，又助诸甘辛为用也。

长夏湿土客邪大旺，可从权加苍术、白术、泽泻，上下分消其湿热之气也。湿气大胜，主食不消化，故食减，不知谷味，加炒曲以消之。复加五味子、麦门冬、人参，泻火益肺气，助秋损也，此三伏中长夏正旺之时药也。（李东垣《脾胃论》）

【用法用量】

上件同咬咀，都作一服，水二大盏，煎至一盏，去渣，大温服，食远。剂之多少，临病斟酌。

【名家论方】

冯兆张：热伤元气，清浊不分，《内经》曰：浊气在上，则生䐜胀；清气在下，则生飧泄。黄芪、二术为元气之保障，人参、五味为治节之藩篱，升麻、葛根引清气上升，神曲、泽泻分浊气下降，陈皮和胃，炙草和中，根本充实，清浊不淆，虽有湿热之邪无所客矣，故曰清暑益气汤。

汪昂：此手足太阴、足阳明药也。热伤气，参、芪益气而固表；湿伤脾，二术燥湿而强脾；火盛则金病而水衰，故用麦冬、五味以保肺而生津（肺为水之上源，火旺克金，则金不能生水）。麦、味合人参生脉生津。用黄柏以泄热而滋水，青皮平肝而破滞，当归养血而和阴，神曲化食而消积，升、葛解肌热而升清（清气上升，能生津液，又风能胜湿）；泽泻泄湿热而降浊；陈皮理气；甘草和中。合之以益气强脾，除湿清热也。

【临证提要】

李氏清暑益气汤与王孟英清暑益气汤不同，王孟英之清暑益气汤清暑热而益元气，李氏清暑益气汤则为素有脾胃虚弱之人复感暑热而设，重在使脾胃之元气舒展；而王孟英之清暑益气汤则为治疗伤暑后，暑热耗伤气津。虽然王孟英认为"东垣之方，虽有清暑之名，而无清暑之实"，但在后世应用过程中亦不能忽视李氏清暑益气汤。李氏清暑益气汤由生脉饮和补中益气汤组成，方中用黄芪、当归补气养血；人参、麦冬、五味子补气养阴；苍术、白术、神曲、陈皮燥湿健脾，理气和胃；升麻、葛根升发脾胃清阳；青皮理气疏肝；泽泻、黄柏清湿热；生姜、大枣调和脾胃，炙甘草调和诸药。本方重在使脾胃恢复运化之机，阴火降，暑湿清。

【验案赏析】

验案一：首都医科大学附属北京世纪坛医院中医科医案

高某，女，46岁，2005年8月23日来我院就诊。主诉：多饮、多食、多尿、消瘦1个月。患者1个月前因感冒，发烧咳嗽，在当地卫生院抗感染治疗后热退、咳嗽好转。继而口干多饮，多食易饥，尿多有泡，消瘦乏力，精神萎靡，时而头晕目眩，胸胁胀满。查空腹血糖 10.5 mmol/L，餐后 2 小时血糖 16.8 mmol/L，尿糖（+++），舌质暗红、舌体胖、边有齿印，苔薄黄，脉弦而小数。证属气阴不足，血瘀气滞。处方：生黄芪 25 g，太子参 15 g，苍、白术各 10 g，麦冬 15 g，五味子 9 g，葛根 15 g，青、陈皮各 10 g，当归 10 g，升麻 3 g，黄连 6 g，丹参 15 g。服药 20 余剂，诸症悉退，复查空腹血糖 6.2 mmol/L，尿糖（－）。嘱其服六味地黄胶囊、小檗碱片巩固治疗，并监测血糖。

按： 糖尿病初期多表现为阴虚胃热，日久阴虚及阳、气病及血，每每出现气阴两虚血瘀之证。患者多饮，多食，受纳运化功能亢进，脾胃亦趋衰退，气虚运血无力，导致血脉失和，瘀血内生，而症见神疲乏力、头晕目眩、舌质暗红等。清暑益气汤中既有麦冬、五味子滋阴生津，党参易太子参、黄芪、苍白术补气健脾，又有葛根、丹参活血祛瘀，去甘草、黄柏易黄连以降血糖。故临床用于气阴两虚血瘀型的 2 型糖尿病初期颇合病机，临床应用效果尚佳。

验案二：颜新医案

张某，男，62 岁，2012 年 4 月 27 日初诊。患者 4 个月前确诊为原发性肝癌，行手术切除。今见其面色晦暗，神怠心悸，目涩气短，右季肋部隐痛不适，肝功能检查示谷丙转氨酶 89 U/L、谷草转氨酶 90 U/L、谷氨酰转移酶 81 U/L、总胆红素 41.5 μmol/L、直接胆红素 18 μmol/L、间接胆红素 28.6 μmol/L、总蛋白 46 g/L，空腹血糖 6.5 mmol/L，常觉口干且喜温饮，腹胀纳少，夜寐易醒，舌质紫、苔薄白、边有齿痕，脉弦。证属清阳不升，气虚血瘀，湿阻中焦。投清暑益气汤予之：生黄芪 30 g，苍术、白术、升麻、葛根、柴胡、郁金、当归、决明子、麦冬、五味子、合欢皮、合欢花、丹参各 9 g，党参 15 g，青皮、黄柏、炙甘草各 6 g，半枝莲、鸡血藤、生蒲黄各 15 g。每日 1 剂，水煎服。2012 年 5 月 18 日复诊：患者胃纳可，但仍感胁肋部隐痛，夜尿频，余症得缓，肝功能检查提示谷丙转氨酶 45 U/L、谷草转氨酶 40 U/L、谷氨酰转移酶 50 U/L、总胆红素 21.2 μmol/L、直接胆红素 5.2 μmol/L、间接胆红素 15.2 μmol/L、总蛋白 52 g/L，空腹血糖 6.1 mmol/L，舌红、苔薄，脉弦滑。上方加黄连 3 g，益智仁 9 g，枸杞子 9 g，复投 14 剂后，神清气爽，纳便尚可，肝功能检查正常，余无明显不适，病情稳定。

按：本例患者为肝癌术后，素体亏虚，表现为正气虚弱或正虚邪实之象，且患者经常反复出现潮热盗汗、自汗、胃纳差、神疲乏力等症；加之患者出现血糖升高之象，故选用清暑益气汤加减以益气升阳、活血化瘀、除湿健脾。"肝为刚脏，非柔润不和"，故加入柴胡、郁金、合欢皮花疏肝解郁、调畅情志；此方中内含"生脉饮"益气养阴，对胸闷气短、心悸时作、辨证属心气阴两虚者尤为适宜；决明子除平肝潜阳外，尚有清肝明目之功；另考虑肿瘤患者术后必有瘀血阻络，故加入丹参、鸡血藤、生蒲黄以调畅气血、固本清源；半枝莲清热解毒而达到抗肿瘤的目的。复诊时，患者血糖已控制正常，故改用黄连以清心降火，益智仁温脾暖肾、固气涩精，枸杞子滋阴明目。诸药同用，收桴鼓之效。

【参考文献】

［1］汪昂.汤头歌诀［M］.北京：中国中医药出版社，2007：86.

［2］杨旭，颜乾麟，胡文龙，等.颜新巧用东垣清暑益气汤验案举隅［J］.浙江中医杂志，2013，48（8）：603.

甘露饮子

《兰室秘藏》

【方歌】

甘露两地与茵陈，芩枳枇杷石斛伦。
甘草二冬平胃热，桂苓犀角可加均。

（汪昂《汤头歌诀》）

【组成】

藿香二分，柴胡、黄连、木香各三分，白葵花、麦冬、当归身、兰香各五分，荜澄茄、生甘草、山栀子、白豆蔻仁、白芷、连翘、姜黄各一钱，石膏一钱二分，全蝎（去毒）二个，炙甘草、酒知母、升麻、人参各二钱，桔梗三钱，杏仁（去皮）、酒黄柏各一钱五分。

【功效主治】

清热化湿，行气活血。主治心胃之热上冲，上下齿皆麻，舌根强硬肿痛，食不能下，时有腹胀，飧泄；浑身色黄，目睛黄甚，四肢痿弱；前阴如冰，尻臀腰背寒，面生鼾色，胁下急痛，善嚏喜怒，健忘。

【加减运用】

本方由兰香饮子去防风、半夏，加清热、行气活血通络、温中化湿之类药物组成，清湿热、通经络之功效胜，可用于消渴、湿热阻滞气血者。

【用法用量】

上为细末，汤浸蒸饼和匀成剂，捻作片子，日中晒半干，擦碎如黄米大，每服二钱，津唾下，或白汤送下，食远服。

【名家论方】

王子接："消渴门中，生津甘露汤，一名清凉饮子。东垣治心火亢甚，乘于脾胃，亦是至而不至乃为不及者之方也。升麻、柴胡、羌活、防风气芳，石膏性沉，虽云消渴禁芳草石药，其气剽悍，恐助燥热，然欲走达经气，非芳香不能。故脾胃不及，须少用升麻，使阳气从脾胃中右迁于左，以行阳道，得春生万化之机。更用柴胡，使诸经左迁，生发阴阳之气，黄芪、杏仁理肺气，佐石膏、知母、黄芩清手阳明气分之热以生津，生地黄、当归、桃仁、红花破血结，佐龙胆、黄柏、防己清足阳明血分之热以生液，津液既生，燥热亦解，又何患二阳复结也。一方用黄连退心火，以消舌上赤脉。一方用兰草，《内经》言：治之以兰，除陈气也"。（《绛雪园古方选订》）

《东医宝鉴》："生津甘露汤治消中，能食而瘦，大便燥，小便数。石膏、草龙胆、黄柏各一钱，柴胡、羌活、黄芪、酒知母、酒黄芩、炙甘草各八分，当归身六分，升麻四分，防风、防己、生地黄、生甘草各三分，杏仁十个，桃仁五个，红花少许。上锉，作一贴，水二盏煎至一盏，加酒一匙，稍热服，不拘时。一名清凉饮子。"

【临证提要】

本方为治疗脾虚湿热内存、阻滞经络所致的消渴，其中炙甘草、人参健脾，补益中焦；酒知母、麦冬、生甘草则滋阴润燥；黄连、酒黄柏、山栀子、连翘、石膏清热燥湿；藿香、白葵花、兰香、白豆蔻仁等芳香醒脾之品以健脾燥湿；柴胡、升麻、白芷、桔梗、杏仁等升散以消郁火，兼引药上行；木香、姜黄、当归身、全蝎行气活血；荜澄茄温中，并有反佐之义，防止大量苦寒药物伤脾。本方为缓剂，故用汤浸蒸饼和丸，并以白汤（白米汤）送服，以无伤脾胃。

【验案赏析】

验案一：李东垣医案

李东垣治顺德安抚张耘夫，年四十余。病消渴，舌上赤裂，饮水无度，小便数多。李曰："消之为病，燥热之气胜也。"《内经》云："热淫所胜，佐以甘苦，以甘泻之"，热则伤气，气伤则无润，折热补气，非甘寒之剂不能。故以人参、石膏各二钱半，甘草生、炙各一钱，甘寒为君。启元子云："滋水之源，以镇阳光，故以黄连三分，酒黄柏、知母、山栀各二钱，苦寒泻热补水为臣。以当归、麦冬、白芍、兰香各五分，连翘、杏仁、白芷各一钱，全蝎一个，甘辛寒和血润燥为佐。以升麻二钱、柴胡三分、藿香二分，反佐以取之。桔梗三钱，为舟楫，使浮而不下也。名之曰生津甘露饮子。为末，汤浸蒸饼和成剂，捻作饼子，晒半干，杵筛如米大，食后每服二钱，抄在掌内，以舌舔之，随津咽下，或白汤少许送下亦可。此治制之缓也。治之旬日良愈。"

按：治疗消渴燥热内盛，当以甘寒折其燥热之势，本方集甘寒、苦寒、辛寒为一体，燥热自消。然本方用药味数较多，集清热燥湿、滋阴润燥、行气活血等药为一体，故以丸药缓慢图之，恐寒药伤阳。对于糖尿病初起，糖尿病后期阴伤，燥热之气较盛之人较为适宜。

验案二：首都医科大学附属北京世纪坛医院中医科医案

患者，女，54岁，2019年7月19日由门诊以"反复口干多饮，乏力半年余"收入院治疗。入院时空腹血糖 9.5 mmol/L，餐后 2 小时血糖 13.7 mmol/L，糖化血红蛋白8.4%。症见口干多饮，饮不解渴，全身乏力，尿频，尿少尿黄，大便干，舌红少津，舌苔黄腻，脉细滑数，半年体重下降5kg左右。证属阴虚热盛、湿热黏滞，治以滋阴清热化湿为主，方以甘露饮子加减。处方：太子参15g，麦冬15g，当归身10g，甘草6g，藿香10g，柴胡9g，黄连6g，木香10g，栀子9g，白芷9g，连翘9g，石膏20g，杏仁9g，黄柏9g，知母12g，苍术9g，升麻6g，桔梗6g。7剂，水煎服，早晚分次口服。另嘱盐酸二甲双胍0.5g，每天3次，口服。2019年7月26日二诊：患者诉口干多饮较前好转，饮水量减少，乏力感较前减轻，大便通畅，溏稀，尿黄好转，舌苔腻减退，脉细滑。改方：太子参15g，麦冬15g，当归身10g，甘草6g，柴胡9g，黄连6g，木香10g，栀子9g，石膏15g，杏仁9g，知母12g，苍术9g，玄参15g，丹参15g，茵陈6g，山药20g。7剂，水煎服，水煎2次，早晚分服。

按：糖尿病在中医学上属于"消渴"的范畴，其发病与过量食用肥甘厚味、运动量减少等因素的关系密切，湿热内蕴、阴津损伤和气机阻滞是早期常见的辨证分型，但随着病情延绵和病程延长，患者多会出现气阴两伤和瘀血阻络，症见口干多饮、饮不解渴、尿频、尿少尿黄、大便干、舌红少津，临床治疗多坚持清热化湿、行气活血的原则。故上述病案中患者初诊时以甘露饮子专病专药入手，具有清热利湿、行气活血并举的组方特点，且在初诊时加用西药盐酸二甲双胍，中西并用，不仅有效控制了患者的血糖，还使患者口干多饮等症状明显好转。嘱患者出院后按2019年7月26日中药方门诊继续复诊，巩固疗效，定期监测血糖、糖化血红蛋白。

【参考文献】

[1] 汪昂. 汤头歌诀 [M]. 北京：中国中医药出版社，2007：86.

[2] 江瓘. 名医类案 [M]. 北京：人民卫生出版社，2005：84.

白茯苓丸

《太平圣惠方》

【方歌】

> 白茯苓丸治肾消，花粉黄连萆薢调。
>
> 二参熟地覆盆子，石斛蛇床肌胫要。

（汪昂《汤头歌诀》）

【组成】

白茯苓一两，覆盆子一两，黄连（去须）一两，人参（去芦头）一两，瓜蒌根一两，熟干地黄一两，鸡内金（微炒）五十枚，萆薢（锉）一两，玄参一两，石斛（去根，锉）三分，蛇床子三两。

【功效主治】

滋阴清热，益肾润燥。主治肾消，因中消之后，胃热入肾，消烁肾脂，令肾枯燥，遂致此疾，两腿渐细，腰脚无力。

【用法用量】

上药捣罗为末，炼蜜和捣三五百杵，丸如梧桐子大。每于食前，煎磁石汤下三十丸。

【名家论方】

吴深涛：方中白茯苓降心火而交通心肾，黄连清脾火而泻心火，石斛平胃热而涩肾，熟地、玄参生肾水，覆盆子、蛇床子固肾精，人参补气，天花粉生津，萆薢清热利湿，鸡内金消水谷，通小肠、膀胱，而止便数，善治膈消，磁石色黑入肾，补肾益精。结合辨证加减既清胃以清源、泻心截流，又健脾益肾以固本复旧，从而达到系统而整体调治之目的。

【临证提要】

本方主要用于治疗消渴并发痿证或肾消，其中人参、茯苓可大补元气，健脾渗湿，脾主肌肉，痿证者肌肉流失较多，需健脾以实肌肉；黄连则可清热燥湿，除糖尿病燥热，黄连与天花粉、石斛、玄参相配伍可清热生津；蛇床子、覆盆子则可固肾精；鸡内金可涩膀胱，消水谷。以上各种药物联合应用发挥滋阴清热、益肾润燥之功。同时从现代药学方面，发现消渴症之肾消应用白茯苓丸可发挥免疫调节、保肝、降糖、调血脂等功效。

【验案赏析】

验案一：喻嘉言医案

喻嘉言曰：友人病消渴后，渴少止，反加躁急，足膝痿弱。予主白茯苓丸方，用白茯苓、覆盆子、黄连、瓜蒌根、萆薢、人参、熟地黄、玄参各一两，石斛、蛇床子各七钱五分，鸡内金三十具，微炒为末，蜜丸梧桐子大，食前磁石汤下三十丸，内加犀角。有医曰：肾病而以黄连、犀角治心，毋乃倒乎？予曰：肾者，胃之关也，胃热下传于肾，则关门大开，心之阳火，得以直降于肾，心火灼肾，燥不能濡。予用犀角、黄连，对治其下降之阳光，宁为倒乎？服之奏效。再服六味地黄丸加犀角，而肌泽病起矣。

按：患者主要表现为躁急、足膝痿弱，乃因糖尿病燥热为标，之所以燥热者乃因心胃之火下传至肾，肾阴耗伤，不能濡养脏腑官窍，则燥热更盛。日久消灼筋骨肌肉而逐渐消瘦，治疗当用白茯苓丸，一方面清热生津；另一方面补元气。白茯苓丸用磁石汤下之，乃取磁石入足少阴肾经，可引药入肾经，加强补肾益精之用。后期燥热渐消，则以六味地黄丸加犀角缓慢图之，肌肤得肾阴滋养。

验案二：首都医科大学附属北京世纪坛医院中医科医案

患者，男，67岁，2018年6月至我院门诊就诊。主诉：口干喜饮，小便频多3月余。病史：患者1年前自觉口干口渴，喜饮水，小便量多且频数，消瘦，当时未介意，后症状逐渐加重。经检查：空腹血糖13 mmol/L、尿糖（++++）。诊断为2型糖尿病，曾服用降糖药物治疗，病情好转。3个月前患者无明显诱因，病情反复。目前口干喜饮，乏力，消谷善饥，腰膝酸软，大便干，小便频多，舌质红，苔黄腻，脉弦滑。西医诊断：2型糖尿病。

中医诊断：消渴，证属阴虚阳亢、热盛津枯。治法：滋阴润燥，清热生津，白茯苓丸化裁。处方：苍术15 g，党参15 g，菟丝子20 g，茯苓10 g，天花粉10 g，黄连6 g，草薢10 g，玄参15 g，生地15 g，熟地15 g，覆盆子15 g，石斛15 g，鸡内金20 g，蛇床子15 g，茅根30 g。14剂，日1剂，水煎2次，早晚分服。复诊：连服14剂后诸症大减，口干、小便频多症状较前好转，精神佳，一般情况良好，空腹血糖8 mmol/L、尿糖（++），舌质红，苔薄白，脉弦滑较前和缓。病情已稳定，继续口服益气养阴中药巩固治疗。

按： 患者口渴多饮、大便干、舌质红、苔黄腻、脉弦滑，表现出一片热象，而患者乏力、小便频、腰酸背痛主要是因肾阴亏虚。患者无脾虚现象，肺燥胃热表现不明显，表现明显的肾阴亏虚，属于消渴病中的下消，病位主要在肾。患者阴虚为本，燥热为标，治疗以养阴生津、清热润燥为主。方药中黄连降心火，石斛平胃热，熟地、玄参生肾水，覆盆子、蛇床子固肾精，党参补气，天花粉生津，茯苓交心肾，草薢清热利湿，鸡内金消水谷、治膈消。

【参考文献】

［1］汪昂.汤头歌诀［M］.北京：中国中医药出版社，2007：78.

［2］张艳梅.白茯苓丸治疗消渴病之肾消的近远期疗效分析［J］.糖尿病新世界，2021：76-79.

［3］魏之琇.续名医类案（上）［M］.北京：人民卫生出版社，1957：207.

龙胆泻肝汤

《医方集解》

【方歌】

> 龙胆栀芩酒拌炒，木通泽泻车柴草。
> 当归生地益阴血，肝胆实火湿热消。

（邓中甲《方剂学》）

【组成】

龙胆草（酒炒）6g，黄芩（炒）9g，栀子（酒炒）9g，泽泻9g，木通6g，车前子6g，当归（酒洗）3g，生地黄（酒炒）6g，柴胡6g，甘草（生用）6g。

【功效主治】

清肝泻火，清利湿热。主治肝胆实火上炎证，主要表现为头痛目赤，胁痛，口苦，耳聋，耳肿，舌红苔黄，脉弦细有力；肝经湿热下注证主要表现为阴肿，阴痒，筋痿，阴汗，小便淋浊，或妇女带下黄臭等，舌红苔黄腻，脉弦数有力。

【加减运用】

一方去当归、生地黄、木通、泽泻、车前子，加人参、五味、天冬、麦冬、黄连、知母，亦名"龙胆泻肝汤"，治筋痿挛急，口苦爪枯，亦治前证（加人参者，扶土所以抑木；用二冬、五味者，清金亦以平木，润燥所以养筋；用黄连、知母者，上以泻心火，下以泻肾火，一为肝子，一为肝母也）。

【用法用量】

水煎服。

【名家论方】

俞根初：肝为风木之脏，内寄胆府相火，凡肝气有余，发生胆火者，症多口苦胁痛，耳聋耳肿，阴湿阴痒，尿血赤淋，甚则筋痿阴痛。故以胆、通、栀、芩纯苦泻肝为君；然火旺者阴必虚，故又臣以鲜地、生甘，甘凉润燥，救肝阴以缓肝急；妙在佐以柴胡轻清疏气，归须辛润舒络；使以泽泻、车前咸润达下，引肝胆实火从小便而去。此为凉肝泻火，导赤救阴之良方。然惟肝胆实火炽盛，阴液未涸，脉弦数，舌紫赤，苔黄腻者，始为恰合。

吴谦：胁痛口苦，耳聋耳肿，乃胆经之为病也；筋痿阴湿，热痒阴肿，白浊溲血，乃肝经之为病也。故用龙胆草泻肝胆之火，以柴胡为肝使，以甘草缓肝急，佐以芩、栀、通、泽、车前辈大利前阴，使诸湿热有所从出也。然皆泻肝之品，若使病尽去，恐肝亦伤矣，故又加当归、生地补血以养肝。盖肝为藏血之脏，补血即所以补肝也。而妙在泻肝之剂，反作补肝之药，寓有战胜抚绥之义矣。

张秉成：夫相火寄于肝胆，其性易动，动则猖狂莫制，挟身中素有之湿浊，扰攘下焦，则为种种诸证。或其人肝阴不足，相火素强，正值六淫湿火司令之时，内外相引，其气并居，则肝胆所过之经界，所主之筋脉，亦皆为患矣。故以龙胆草大苦大寒，大泻肝胆之湿火；肝胆属木，木喜条达，邪火抑郁，则木不舒，故以柴胡疏肝胆之气，更以黄芩清上，山栀导下，佐之以木通、车前、泽泻，引邪热从小肠、膀胱而出；古人治病，泻邪必兼顾正，否则邪去正伤，恐犯药过病所之弊，故以归、地养肝血，甘草缓中气，且调和各药，使苦寒之性不伤胃气耳。

【临证提要】

消渴者虽以三消肺胃肾论治，但在如今物质丰富、生活压力较大的大环境下，湿热证亦不少见，龙胆泻肝汤无论是在治疗消渴还是消渴合并眼底病变方面都发挥着重要作用。清湿热的方剂有龙胆泻肝汤、泻青丸、当归龙荟丸，泻青丸偏重于泻肝胆郁火；当归龙荟丸则泻实火，使实火从二便而走；龙胆泻肝汤一方面可清肝胆湿热；另一方面可清肝胆实火，且在清利湿热之上兼顾滋阴养血，使清而不伤正气。龙胆泻肝汤中龙胆草为君，清肝胆实火及肝经湿热；臣药黄芩、栀子则清热燥湿；泽泻、木通、车前则清热渗湿，使湿热之邪从小便而走，给湿邪以出路，而火热者易伤阴血，苦寒之品易伤正，故用当归、生地养血滋阴，使邪去而不伤阴血，共为佐药；柴胡疏肝解郁，可引诸药入肝经，甘草调和诸药，共为佐使药。

【验案赏析】

验案一：郝凯义医案

患者，女，46岁，初诊：形体肥胖、自觉下肢乏力、腰痛、口干多饮，每日饮水约3000 mL，闭经数月，汗出，口苦，眩晕，大便稀薄、小便正常，舌体大、舌质紫黯有瘀斑，舌苔厚而黄，脉沉滑。处方：柴胡10 g，龙胆草15 g，黄芩10 g，栀子10 g，木通10 g，苍术15 g，黄柏10 g，牛膝10 g，薏苡仁15 g，赤芍10 g。每日1剂，水煎服。服药18剂，口干、多饮、眩晕、汗出均减轻，舌苔变薄，舌质变化不明显。嘱患者上方加三七参10 g，地龙15 g，桃仁10 g，红花10 g，继服10剂。二诊：口干多饮、汗出均消失，乏力好转，腰痛减轻，月经来潮，舌瘀斑变浅、苔变薄，脉沉缓。嘱上方加威灵仙15 g，继服10剂。三诊：临床症状均消失，精神佳、舌瘀斑消失、苔薄，饮食、睡眠、二便均正常。

按：本患者肥胖，肥胖者脾之运化功能失调，日久酿生湿热，故口干多饮，湿热熏蒸则汗出、口苦，湿热下注则大便稀薄，湿邪蒙蔽清窍则眩晕。且湿热之邪易影响气机输布，使气血津液输布受阻，日久则成血瘀，加重病情，故患者舌暗红、有瘀斑。故以龙胆泻肝汤加四妙，即苍术、黄柏、薏苡仁、牛膝以加强清热燥湿之功，加赤芍以祛瘀，后湿热渐去则加重活血之功，气机通畅则诸症消失。

验案二：《中国处方药》尧新华医案

患者，女，66岁，初诊主诉：双下肢麻木、胀痛伴无力1年。病史：患者既往有2型糖尿病10余年，口服阿卡波糖治疗，平素血糖控制不详。近一年来逐渐出现进行性加重的双下肢麻木、肿胀疼痛，无法自行缓解，自用"止痛膏"外敷，效果不佳。近日来症状反复并加重，伴有口干口苦，情绪烦躁，极易发怒，纳差，寐差，小便正常，大便干结。舌象可见舌质红，苔黄腻。脉象可见左脉滑、数，右脉滑、数、弦。查体：下肢正常无畸形，未见末端发绀，未见水肿。西医诊断：2型糖尿病周围神经病。中医诊断：消渴痹证。证型诊断：肝经郁火。方剂如下：龙胆草6 g，黄芩9 g，栀子9 g，乌梢蛇

12 g，没药 6 g，泽泻 12 g，木通 6 g，生地黄 9 g，柴胡 6 g，郁金 9 g，车前子 9 g，当归 3 g，甘草 6 g。每日 1 剂，共 5 剂。

而后复诊，患者主诉双下肢麻木减轻，仍有胀痛伴无力，口干，偶感心烦，纳差，寐差稍稍好转，小便正常，大便正常，1 次/天。舌象可见舌质红，前 1/3 舌苔转白，舌根部苔仍黄腻。脉象可见脉弦、数。查体：下肢正常无畸形，未见末端发绀，未见水肿。方剂如下：龙胆草 6 g，黄芩 9 g，栀子 9 g，乌梢蛇 9 g，没药 6 g，泽泻 12 g，木通 6 g，谷芽 15 g，麦芽 15 g，生地黄 9 g，柴胡 6 g，郁金 9 g，车前子 9 g，当归 3 g，甘草 6 g。每日 1 剂，共服 7 剂。7 天后，电话随访，症状已明显缓解，痹痛消失，遂停药。

按：尧新华教授结合该患者十多年的 2 型糖尿病病史，双下肢麻木、肿痛，伴有口干口苦，情绪烦躁等主诉，以及舌质红、苔黄腻、脉滑数等舌脉象，诊断为消渴痹证，肝经郁火。尧新华教授认为该患者主要是消渴病程长，导致阳过于亢盛而伤及津液，以致内热伤阴、痰瘀交阻、郁而化火。体内湿、热邪困遏，阻滞气机，出现口干口苦、失眠、下肢麻木等诸多症状。而在消渴痹证的发病中，不论实证还是虚实夹杂证都存在着肝经湿热的表现，因此治法上应该在清利肝胆湿热的同时灵活采用解郁活血、祛风通络、散瘀止痛、健脾开胃等方法，让患者坚持治疗，以达到满意的效果。首次治疗是重中之重，一方面量体裁衣以治本；另一方面要对症下药以治标。遂用龙胆泻肝汤加郁金（解郁活血）、乌梢蛇（祛风通络）、没药（散瘀止痛）。其中活用乌梢蛇一味药，尤为关键。据《中国药典》记载，乌梢蛇味咸、甘，入肺脾经，祛风、通络、止痉均有奇效。诸药合用，标本同治。复诊时，患者初诊症状稍好转，偶感心烦，纳差。效不变方，加味谷芽、麦芽（健脾开胃）。龙胆泻肝汤清除肝经湿热，肝经湿热一除，则气机通畅，阴阳调和，通则痛消，遂病愈。如仍需后续巩固治疗，原则上应该以滋补肝肾为主，兼顾养心安神。

验案三：刘素荣医案

周某，男，55 岁。因"口干、多饮 13 年，加重伴双下肢水肿 2 个月"于 2013 年 10 月 10 日住院。患者自述 13 年前因口干、多饮，测空腹血糖 8.5 mmol/L，餐后血糖 13.6 mmol/L，于当地医院住院，诊断为 2 型糖尿病，症状好转后出院，自行间断口服二甲双胍、阿卡波糖，注射诺和灵 30R 控制血糖。2个月前，患者自感口干、多饮、乏力症状加重，双下肢肿胀并出现沉重感，于门诊收入病房。入院症见口干多饮，乏力，稍活动即感疲劳，口苦并有黏腻感，头痛，眩晕，双目干涩红赤并视物模糊，听力下降，双手麻木，偶发胸闷、心慌，双下肢麻木、浮肿，行走时伴有沉重感，性情急躁，怕热易汗出，喜冷饮，眠差易醒，小便色黄频数，尿中有泡沫，大便偏干，3日一行，舌质红，苔黄腻，脉弦数。辅助检查：空腹血糖 12.2 mmol/L；糖化血红蛋白 11.1%。早期肾功能：尿微量白蛋白 593.0 mg/L。尿常规：尿糖（++），尿蛋白（+++），其他未见异常。中医诊断：①水肿病（肝经湿热，肾气亏虚）；②消渴病。西医诊断：①2型糖尿病肾病（Ⅳ期）；②2型糖尿病。患者肝胆实火上炎以致头痛、目赤干涩、视物模糊、口中干苦并有黏腻感，肝经湿热以致下肢浮肿、沉重感。加之年过四十，消渴日久，肾阴肾气亏虚，故有乏力，易疲劳，身热而汗出。舌质红，苔黄腻，脉弦数俱为佐证。治以清肝经湿热、补益肾气，选龙胆泻肝汤加减。处方：龙胆草9g，栀子9g，黄芩12g，柴胡9g，丹皮9g，生地黄15g，车前草9g，菊花9g，大黄6g，川牛膝15g，黄芪30g，淡竹叶9g，当归15g，泽泻15g，山药15g，通草9g。3剂，水煎，早晚温服，嘱患者优质低蛋白糖尿病饮食。同时给予硫辛酸、甲钴胺营养神经，诺和灵30R控制血糖。患者3剂尽服，双目红赤症状消失；头痛、口中干苦、黏腻感、夜间身热症状减轻；大便现每日1次，仍偏干；其余症状同前。上方去菊花，黄芪改45g，加丹参15g，葛根30g，茯苓15g，牡蛎30g，3剂，水煎，早晚温服。患者3剂尽服，自述双目不再干涩，乏力症状减轻，可自行不费力上下楼，大便不干，夜间睡眠时间延长，双下肢浮肿好转，尿中泡沫减少。

　　按： 根据患者入院病情，经刘素荣老师分析，患者为糖尿病肾病，中医诊断为水肿病，证属肝经湿热、肾气亏虚。《医宗必读》载："东方之木，无虚不可补，补肾即所以补肝；北方之水，无实不可泻，泻肝即所以泻肾。"肝肾同居下焦，内寄相火，相火源于命门。《内经》中就已确定了"肝肾同源"的理论，并经过了后世医家的逐步发展完善，根据这一基础理论确立了"清肝经湿热、补肾益气"的治疗原则。方选龙胆泻肝汤，方中龙胆草大苦大寒，入肝胆二经，可上清肝胆实火、下利肝经湿热，切中病机，《笔花医镜》称为"凉肝猛将"，为方中君药；黄芩、栀子苦寒泻火、清热燥湿、清上导下，为臣药，配合君药，共奏清热除湿之功；患者下肢肿甚，为湿热壅滞于下，故予泽泻、通草、川牛膝导湿热下行，使邪有出路，亦为臣药；肝主藏血，肝经湿热，易耗血伤阴，且方中苦燥渗利之品易于伤阴，故佐以生地黄、当归滋阴养血，使邪去而阴血不伤，体现"治实不忘虚"的原则；肝体阴而用阳，喜条达而恶抑郁，湿热壅于内，肝胆之气不舒，方中有苦寒降泄之品，亦恐使肝胆之气被郁，且患者情绪较躁，故佐入柴胡疏泄肝胆之气；患者口渴、乏力、易疲劳、小便频数，为消渴症状，为肾气亏虚引起，故在方中加入黄芪、山药以补肾益气，符合"肝肾同源同治"的原则。

【参考文献】

［1］邓中甲.方剂学［M］.北京：中国中医药出版社，2017：344.

［2］郝金凤，郝凯义.龙胆泻肝汤治糖尿病体会［J］.内蒙古中医药，2000，19：35.

［3］鲁义，陈燕，刘栋，等.龙胆泻肝汤治疗糖尿病周围神经痛经验举隅［J］.中国处方药，2022，20（1）：137－138.

［4］初立成，刘素荣.龙胆泻肝汤加减治疗糖尿病肾病验案1则［J］.湖南中医杂志，2014，30（7）：119－120.

逍遥散

《太平惠民和剂局方》

【方歌】

逍遥散用当归芍，柴苓术草加姜薄。

肝郁血虚脾气弱，调和肝脾功效卓。

（邓中甲《方剂学》）

【组成】

甘草（微炙赤）半两，当归（去苗，锉，微炒）、茯苓（去皮，白者）、芍药（白）、白术、柴胡（去苗）各一两。

【功效主治】

疏肝解郁，调和肝脾。主治肝郁血虚脾弱证，主要表现为两胁肋胀痛，头痛眩晕，口燥咽干，神疲食少，或月经不调，乳房胀痛，脉弦而虚。血虚劳倦，五心烦热，肢体疼痛，头目昏重，心忡颊赤，口燥咽干，发热盗汗，减食嗜卧，以及血热相搏，月水不调，脐腹胀痛，寒热如疟。又疗室女血弱阴虚，荣卫不和，痰嗽潮热，肌体羸瘦，渐成骨蒸。

【加减运用】

加味者，加丹皮、山栀。予以山栀屈曲下行泄水，改用茱萸炒黄连。（《医贯》）

潮热兼咳者，加桑皮、知母、贝母、桔梗、麦门冬。潮热兼咯血者，加生地、炒栀子、牡丹皮。若潮热兼呕吐者，加陈皮、半夏。若潮热兼嘈杂，加姜炒黄连。（《红炉点雪》）

【用法用量】

上为粗末。每服二钱，水一大盏，烧生姜一块切破，薄荷少许，同煎至七分，去渣热服，不拘时候。

【名家论方】

赵献可：古方逍遥散，柴胡、薄荷、当归、芍药、陈皮、甘草、白术、茯神，其加味者，则丹皮、栀子，余以山栀屈曲下行泄水，改用吴茱、炒连。其论五郁曰：东方生木，木者生生之气，即火气也。火附木中，木郁则火亦郁矣。火郁则土自郁，土郁则金郁，金郁则水郁，五行相因，自然之理也。余以一方治木郁，而诸郁皆愈，逍遥散是也。方中柴胡、薄荷二味最妙。盖胆乃甲木少阳之气，其气柔嫩，像草穿地而未伸，此时若被寒风一郁，即软萎遏抑，不能上伸，不上伸则下克脾土，而金水并病矣。惟得温风一吹，郁气始得畅达也。盖木喜风摇，寒即摧萎，温即发生。柴胡、薄荷辛能发散，温能入少阳。古今立方之妙如此。

【临证提要】

情志因素与消渴关系密切，《灵枢·本脏》云："肝脆则善病消瘅易伤。"《灵枢·五变》中亦指出："夫柔弱者，必有刚强，刚强多怒……怒则气上逆，胸中蓄积，血气逆留，脆皮充肌，血脉不行，转而为热，热则消肌肤，故为消瘅。"逍遥散针对肝郁化火，火热灼伤津液所致的消渴，其中柴胡疏肝解郁，白芍则养血柔肝，两者配伍使肝气条达；当归则养血和血；白术、茯苓健脾祛湿，使气血生化有源、气血和调；炙甘草则辅助补中益气，并可缓肝急。煎服法中加入少量薄荷透达肝经郁热，生姜则温胃和中，肝脾和调，气血运化正常，则食入之物可化，消渴自消。

【验案赏析】

验案一：裴瑞霞医案

患者，女，60岁，发现血糖高4个月。通过饮食及运动疗法后血糖控制不达标，现症见口干口渴，多饮，多尿，手指麻木不适，平素情绪不佳，性急易怒，纳食可，夜眠差，易失眠，二便调，舌淡红，苔白厚，脉沉细。处方：柴胡10 g，当归15 g，白芍15 g，麸炒白术15 g，茯苓15 g，炙甘草6 g，姜半夏10 g，厚朴10 g，醋郁金15 g，川芎10 g，玄参20 g，黄连6 g。12剂。继予原方加减服用36剂后，又巩固治疗1月余，患者诸症消失，未诉不适，随访半年，患者诉血糖控制达标，未有不适。

按：患者平素情绪不佳，性情易怒，肝郁不舒，久则气郁化火，灼伤津液，故出现口干口渴，眠差，虚火灼伤胃阴则多饮；肝主筋，肝郁血行不畅则手指麻木；肝肾同源，肾阴虚火旺则多尿，辨证属于肝郁脾虚证，故方以逍遥散加减。又加入醋郁金、川芎以加强行气解郁之力；玄参则奏"苦寒坚阴"之效；姜半夏、厚朴均具有理气健脾胃之功，以固护脾胃。

验案二：康学东医案

患者，女，55岁，会计，身高158 cm，体重67 kg，2017年6月8日初诊。患者自述1周前体检发现血糖升高，故就诊于当地医院，诊断为2型糖尿病，医嘱口服阿卡波糖片50 mg，3次/天，血糖控制不佳，故来我科门诊就诊，希望配合中药治疗。刻下：乏力，纳差，痰多，焦虑，喜太息，睡眠差，夜尿多，大便干。空腹血糖8.8 mmol/L，餐后2小时血糖12.7 mmol/L，舌胖，苔白腻，脉弦滑。治法为健脾化湿、疏肝解郁。方用逍遥散加减化裁。药用：柴胡12 g，当归12 g，白芍12 g，白术15 g，茯苓15 g，生姜12 g，薄荷9 g，黄连6 g，黄柏6 g，山楂15 g，鸡内金15 g，丹参15 g，枳壳20 g，炙甘草6 g。水煎服，1剂/天，早晚分服。同时配合以二甲双胍缓释片0.5 g，2次/天。服药15剂后患者焦虑症状明显好转，痰少，纳食可，二便正常，空腹血糖5.8 mmol/L，餐后2小时血糖7.0 mmol/L，焦虑症状消失，血糖控制尚可。

按：消渴病的病因病机是由于饮食不节，或过食肥甘，导致脾胃内伤，纳运失司，食积中焦，气机壅滞而中满，最终导致脾气郁结，故临床中多以倦怠乏力、脘腹胀闷、胸闷善太息、便秘、纳差为主症；又肝主疏泄，若肝气郁滞，则血行不利，津液运行受阻，聚为痰湿，故以精神抑郁、失眠多见；且多数患者舌淡或胖，苔薄白或腻，脉弦滑或细弱无力，提示病位多以肝脾为主。逍遥散出自宋代《太平惠民和剂局方》，其方具有疏肝健脾之疗效。方中柴胡苦平，使肝郁得以条达，为君药；当归其味辛散，为血中气药，白芍酸苦微寒，养血敛阴，以上两味药为臣药，有血和则肝和、血充则肝柔之效；白术、茯苓、甘草健脾益气祛湿。根据现代糖尿病患者（肥胖患者居多，胰岛素抵抗明显）特点，在原方基础上加用黄连、黄柏、山楂、鸡内金、丹参、枳壳。方中黄连、黄柏味苦、性寒，具有"苦寒坚阴"之效；山楂味酸甘，归脾、胃、肝三经，行气散瘀、消食；枳壳味苦酸、性微寒，可行气、消痰、化积；丹参味苦、微寒，贯穿消渴病治疗始终。以上诸药共奏行气化痰、益气健脾、化浊祛瘀之效。

【参考文献】

［1］邓中甲.方剂学［M］.北京：中国中医药出版社，2017：343.

［2］马玲，张家林，裴瑞霞.裴瑞霞应用逍遥散加减治疗2型糖尿病经验总结［J］.中医药导报，2020，26（14）：200−202.

［3］李芳芳，康学东.康学东教授运用加味逍遥散治疗初发2型糖尿病伴情绪障碍经验［J］.亚太传统医药，2018，14（12）：143−144.

苓桂术甘汤

《金匮要略》

【方歌】

> 苓桂术甘化饮剂，温阳化饮又健脾。
>
> 饮邪上逆胸胁满，水饮下行悸眩去。

（李冀《方剂学》）

【组成】

茯苓 12 g，桂枝 9 g，白术 9 g，甘草 6 g。

【功效主治】

温阳化饮。主治中阳不足之痰饮，胸胁支满，目眩，短气而咳，舌苔白滑，脉弦滑或沉紧。临床常用于治疗慢性支气管炎、支气管哮喘、心源性水肿、慢性肾小球肾炎水肿、糖尿病肾病等属水饮停于中焦者。

【加减运用】

风症，加川芎、细辛；湿症，加川芎、苍术；寒症，加干姜、良姜。（《丹溪心法》）

【用法用量】

上四味，以水六升，煮取三升，分温三服，小便则利。

【名家论方】

吴谦：《灵枢》谓心胞络之脉动则病胸胁支满者，谓痰饮积于心胞，其病则必若是也。目眩者，痰饮阻其胸中之阳，不能布津于上也。茯苓淡渗，遂饮出下窍，因利而去，故用以为君。桂枝通阳输水走皮毛，从汗而解，故以为臣。白术燥湿，佐茯苓消痰以除支满。甘草补中，佐桂枝建土以制水邪也。

【临证提要】

仲景苓桂术甘汤主要用于治疗阳虚，脾不运化水湿，水饮内停之证，临床可用于治疗糖尿病胃轻瘫、糖尿病眩晕等疾病。方中用茯苓健脾渗湿，化中焦所停之饮；桂枝温阳化气，又可平冲降逆，与茯苓、白术为伍，以温运脾阳、化气而行水，并可以阻滞水湿之邪上凌心肺；白术则健脾燥湿。苓、桂是温阳化气、平冲降逆利湿的常用组合，苓、术为健脾祛湿的常用组合，桂、术则是温阳健脾的常用组合。炙甘草一可合桂枝以辛甘化阳，以助温补中阳；二可合白术益气健脾，培土以制水；三可调和诸药，功兼佐使。本方体现了培土制水的五行生克治法，并体现了治生痰之源的方法。

【验案赏析】

验案一：王奎刚医案

患者，女，52 岁，2 型糖尿病病史 11 年。自述 7 天前饮食不节后出现恶心、呕吐痰涎等症，未予重视，导致反复出现恶心、呕吐。刻下症：恶心，时有呕吐，呕出物或为清水，或为痰涎，神志清楚，精神倦怠，乏力，心烦，口干，偶有嗳气，肢体困重，纳食不馨，睡眠欠佳，小便略多，大便正常，舌质淡暗，舌苔白腻，脉弦细。处方：苓桂术甘汤加味。茯苓 25 g，桂枝 12 g，麸炒白术 15 g，葛根 9 g，天花粉 10 g，党参片 10 g，枳壳 5 g，陈皮 9 g，干姜 3 g，炙甘草 10 g。5 剂。二诊：已无恶心、呕吐、嗳气、口干等症，饮食转佳，余症显著改善。

按：本例患者诊断为糖尿病胃轻瘫，乃脾胃功能受损、饮停中焦所致。治疗则用苓桂术甘汤加减温运中焦脾胃，方中加入干姜增强温运中焦之力，葛根则可升阳益胃，柴胡、升麻、葛根均可升阳益胃，李东垣在升阳益胃汤中使用柴胡、升麻升举阳气，葛根一方面可升举阳气；另一方面现代药理学研究发现其与天花粉合用有明确降糖作用，故又加用天花粉除烦止渴，党参健脾益气，枳壳、陈皮行气导滞。诸药合用健运中焦则疗效显著。

验案二：刘厚颖医案

陈某，男，77 岁，2019 年 10 月 8 日初诊。因"反复口渴、多饮、多尿 8 余年，复发加重 10 多天"就诊，自述于西医院住院治疗，诊断为"2 型糖尿病并肾损害"，长期阿卡波糖口服、甘精胰岛素注射液6 U皮下注射控制血糖，苯溴马隆片口服促进尿酸排泄，硝苯地平缓释片口服控制血压，病情控制不理想，遂于吾师门诊。症见口渴、多饮、多尿，每日饮水量及尿量均大于3000 mL，尿中泡沫增多、不易消散，双下肢凹陷性水肿，按之凹陷不易恢复，肢体乏力，时感腰部疼痛，病来精神及纳眠差，大便可，舌淡边有齿痕，苔薄白腻，脉沉细滑无力。肾功能：尿素12.21 mmol/L，肌酐158.0 μmol/L，尿酸668 μmol/L。尿常规：尿蛋白（+++），尿糖（±）。随机血糖：13.9 mmol/L。中医诊断：消渴病脾肾亏虚证。治则：健脾益肾，活血消癥。组方：酒黄连10 g，黄芪30 g，六月雪30 g，丹参30 g，党参15 g，生大黄10 g，茯苓30 g，桂枝6 g，三七粉30 g，益智仁30 g，法半夏15 g，桑螵蛸30 g。日1剂，水煎服，早中晚前温服。二诊症见上述症状明显减轻，舌淡白，苔白腻，脉沉细滑。尿常规：尿蛋白（++）。肾功能：肌酐130.0 μmol/L。组方：守方加减，去掉益智仁、法半夏、桑螵蛸，酒黄连改为15 g。15剂，水煎服，早中晚餐前温服。三诊：症状明显缓解，尿常规正常，肾功能：肌酐121.0 μmol/L。舌淡红，苔薄白，脉沉细。

按：患者为老年男性，既往糖尿病肾病多年，目前已经进展到慢性肾脏病。患者多年糖尿病病史，脾虚不运，水谷精微不能正常输布，日久湿热血瘀阻滞，损伤肾络，导致脾肾亏虚。脾虚不能运化水谷精微，则水肿、乏力、舌淡边有齿痕；脏腑功能失养，则乏力；肾虚不能固摄精微物质，则出现蛋白尿。当以补肾健脾、通络消癥，方中黄芪、茯苓、党参益气健脾、利水消肿，桂枝温阳化气，用六月雪、酒黄连清热解毒，三七粉、丹参活血化瘀，生大黄通腑泄浊，法半夏加强泄浊功效，益智仁、桑螵蛸补肾助阳，炙甘草调和诸药。诸药合用，共奏补肾健脾、通络消癥之效。

【参考文献】

［1］李冀.方剂学［M］.北京：中国中医药出版社，2012：249.

［2］王奎刚.苓桂术甘汤加味治疗糖尿病并发症验案2则［J］.中国民间疗法，2019，27（21）：91-92.

［3］薛金涛，黄宁，孔文艳，等.基于网络药理学探讨葛根降糖活性成分及作用机制的研究［J］.中国药学杂志，2018，53（20）：1748-1754.

［4］张晓敏，牛宪立，魏妮娜，等.天花粉对糖尿病大鼠降糖作用的研究［J］.中国民族民间医药，2020，29（7）：13-16.

［5］范小芹，刘厚颖，李正胜，等.刘厚颖治疗糖尿病肾病经验总结［J］.医学食疗与健康，2020，18（2）：36-38.

桃红四物汤

《医宗金鉴》

【方歌】

四物熟地归芍芎，补血调血此方宗。

营血虚滞诸多症，加减运用贵变通。

（邓中甲《方剂学》）

【组成】

当归（酒洗）、熟地黄、芍药、川芎各三钱，桃仁、红花各二钱。

【功效主治】

养血活血。主治妇女经期超前、经量多、有血块、色紫稠黏、腹痛等，可用于治疗糖尿病足、糖尿病周围神经病、糖尿病合并不安腿综合征等。

【加减运用】

如凉血，心加黄连，肝条芩，肺枯芩，大肠实芩，胆黄连，肾、膀胱黄柏，脾生地，胃大黄，三焦地骨皮，心包络丹皮，小肠山栀、木通。

如清气，心与包络加麦冬，肺枳壳，肝柴胡、青皮，脾白芍，胃干葛、石膏，大肠、三焦连翘，小肠赤茯苓，膀胱滑石、琥珀。血虚加龟板；血燥加人乳；瘀血加桃仁、红花、韭汁、童便行之；暴血加薄荷、玄参散之；血不止加炒蒲黄、京墨；久不止加升麻引血归经；妇人经血紫黑，脉数为热，加芩、连；血淡脉迟为寒，加桂、附。人肥有痰加半夏、南星、橘红；人瘦有火加黑栀、知母、黄柏；郁者加木香、砂仁、苍术、神曲；瘀滞加桃仁、红花、延胡、肉桂；气虚加参、芪；气实加枳、朴。（《医方集解》）

【用法用量】

水煎服。

【名家论方】

吴昆：气、血，人身之二仪也。天地之道，阳常有余，阴常不足。人与天地相似，故阴血难成而易亏。是方也，当归、芍药、地黄，味厚者也，味厚为阴中之阴，故能生血。川芎味薄而气清，为阴中之阳，故能行血中之气。然草木无情，何以便能生血？所以谓其生血者，以当归、芍药、地黄能养五脏之阴，川芎能调营中之气，五脏和而血自生耳。若曰四物便能生血，则未也。师云：血不足者，以此方调之则可。若上下失血太多，气息几微之际，则四物禁勿与之。所以然者，四物皆阴，阴者天地闭塞之令，非所以生万物者也，故曰禁勿与之。

朱丹溪：三消者，多属血虚不生津液，俱宜四物汤为主治之。上消者，加人参、五味、麦门冬、天花粉，煎熟入生藕汁、生地黄汁、人乳。饮酒之人，加生葛根汁；中消者，加知母、石膏、滑石、寒水石，以降胃火；下消者，加黄柏、知母、熟地黄、五味子，以滋肾水。又当间饮缫丝汤为上策。

【临证提要】

桃红四物汤既可养血又可活血，方中以桃仁、红花为主活血化瘀，熟地、当归补养肝肾之阴，芍药养血补血，川芎活血行气。全方祛瘀血，瘀血去，新血生。糖尿病以阴虚为本、燥热为标，日久新血乏源。糖尿病周围神经病者即为久病入络，络脉瘀阻，治疗需一方面活血化瘀，另一方面滋阴补血，桃红四物汤集养血活血为一体，可改善糖尿病周围神经病。

【验案赏析】

验案一：冉颖卓医案

患者，男，63岁，主诉：血糖升高19年，双下肢抽搐伴麻木1年余。患者1年前出现双下肢抽搐伴有麻木，夜间频繁，难以入睡，活动后稍有缓解，无疼痛、下肢寒冷等症状。刻下症见两小腿时有抽搐伴麻木，纳可，二便可，夜寐差，舌红苔薄白，脉细弱。处方予桃红四物汤加味：炒白芍30 g，炙甘草 5 g，熟地黄 10 g，当归 6 g，川芎 6 g，桃仁 6 g，红花 6 g，全蝎 3 g，地龙 6 g。7 剂。二诊：服药 1 周后，诉抽搐及麻木明显改善，夜间平均抽搐 2 ~ 3 次，入夜有足胀感，纳可，大便正常，夜尿 2 次，睡眠较前改善，舌淡红苔薄，脉细。处方以上方加木瓜 10 g，地龙加至 12 g，全蝎加至 6 g。14 剂。三诊：服药 2 周内夜间抽搐仅发作 2 次，麻木及足胀感未作，纳可，大便不成形，日 1 次，尿频，夜尿 2 ~ 3 次，夜寐欠安，舌淡红苔薄，脉细。上方加益智仁 10 g，乌贼骨 10 g。14 剂。服药后患者未至门诊就诊，电话随访诉双下肢抽搐及麻木症状已除。

按：患者糖尿病已有 19 年，久病损耗阴津，阴津亏损不能濡养筋脉故出现双下肢抽搐伴有麻木；夜间阴气较盛，阳气不能温养筋脉，故夜间加重，辨证属阴虚血瘀，西医诊断为糖尿病合并不安腿综合征，治疗予桃红四物汤加全蝎、地龙，加强通络之功。二诊时患者夜间抽搐和麻木已减轻，入夜有足胀感，故加重地龙、全蝎以加强通经活络之力，又加入木瓜以舒筋活络。三诊时患者麻木及足胀未作，小便频，加入乌贼骨、益智仁以固精缩尿，患者症状得以好转。

验案二：首都医科大学附属北京世纪坛医院中医科医案

患者，男，78 岁，于 2021 年 8 月来我科门诊就诊。患者于 1 个月前左侧小腿胫骨下端的外臁处无明显诱因出现红肿伴有瘙痒。患者有 2 型糖尿病病史 10 余年，外科给予左氧氟沙星注射液、头孢呋辛钠静脉滴注及 10 余天外用换药，未见明显好转，患者舌质红、上有明显瘀点，苔黄腻，脉濡。中医诊断为臁疮，给予清热燥湿、活血化瘀治法，方以二妙散合桃红四物汤加减。处方：黄柏 10 g，苍术 10 g，当归 10 g，赤芍 10 g，红花 10 g，桃仁 10 g，冬瓜仁 10 g，蒲公英 30 g，紫花地丁 30 g，老鹳草 15 g，白芷 10 g，金银花 10 g，忍冬藤 15 g，败酱草 10 g。7 剂，日 1 剂，水煎服。外用清热解毒中药外敷。1 周后创面红肿范围明显缩小，继续用药 1 周，仅可见散在的创面，无瘙痒及红肿，上方加生黄芪 5 g，荆芥 6 g，茜草 10 g 以托毒生肌，连续 2 周，基本痊愈出院。

按：《素问·至真要大论》的病机十九条中，"诸痛痒疮，皆属于心"，该条虽仅 8 个字却把痛证、疮疡、瘙痒等病机非常明确地统括归属于心。心主血脉，主君火，虚热为痒，实热为痛为肿。苦味入心，疮毒皆为血热，故用苦寒的药来凉血解热毒就可以收效。方中黄柏、苍术为君药，一为苦寒，一为苦温，可入心，具有清热燥湿的功效，配白芷、冬瓜仁利水消肿，当归、赤芍、桃仁、红花、老鹳草具有活血散瘀、活血通络之功，金银花、忍冬藤、蒲公英、紫花地丁能清热败毒。外用民间验方，以清热解毒煎药汤外洗。诸药合用，共奏清热燥湿、活血通络之功效。

【参考文献】

［1］邓中甲.方剂学［M］.北京：中国中医药出版社，2017：345.

［2］方长千，冉颖卓.桃红四物汤加味治疗糖尿病合并不安腿综合征经验［J］.山东中医杂志，2018，37（4）：324－326.

二陈汤

《太平惠民和剂局方》

【方歌】

> 二陈汤用半夏陈，苓草梅姜一并存。
> 理气祛痰兼燥湿，湿痰为患此方珍。

（邓中甲《方剂学》）

【组成】

半夏（汤洗七次）、橘红各五两，白茯苓三两，甘草（炙）一两半。

【功效主治】

燥湿化痰，理气和中。主治头晕心悸，咳嗽痰多，胸膈痞闷，肢体困重，舌苔白滑或腻，脉滑等湿痰证。临床常用于治疗慢性支气管炎、慢性胃炎、梅尼埃病、糖尿病、高血压等属痰湿证。

【加减运用】

治胸腹胀满，因伤宿食，或吐后噫败脾气，加丁香、缩砂，生姜七片，乌梅一个煎。（《普济方》）

【用法用量】

上为㕮咀。每服四钱，用水一盏，生姜七片，乌梅一个，同煎六分，去滓，热服，不拘时候。

【名家论方】

吴昆：风干于脾则痰壅，然痰之生，本于湿，半夏所以燥湿也，茯苓所以渗湿也，湿去则痰无由以生；痰之为患，本于脾虚气滞，甘草所以补脾也，陈皮所以利气也，补脾利气，则土又足以制湿，而痰且无壅滞矣。此二陈之旨也。名曰二陈，以橘、半二物贵乎陈久耳。

【临证提要】

二陈汤所治之证多由脾失运化，聚生痰湿所致。方中用半夏燥湿健脾、和胃降逆，缓解因痰湿中阻、胃失和降所致恶心呕吐；橘红可燥湿化痰，与君药半夏相配伍加强燥湿化痰之力，而橘红又可理气行滞，气顺则痰消。茯苓则可健脾渗湿，脾为生痰之源，故治病必求于本；在煎服方法中加入生姜以减轻半夏毒性，又能够协助和胃止呕；乌梅则可防燥湿之品伤正；甘草则可协助茯苓健脾，调和诸药。众药配伍标本兼顾，散收相合。如今消渴患者中肥胖者不在少数，肥胖多饮食不节，损伤脾胃，痰湿内盛，故二陈汤在治疗肥胖型消渴中有重要作用。

【验案赏析】

验案一：马建伟医案

患者，男，61岁，乏力3月余，空腹血糖9.2 mmol/L，糖化血红蛋白8.0%。刻诊见患者口干口渴，形体肥胖，平素喜食肥甘厚味，头晕乏力，偶有胸闷，四肢酸痛，胃脘胀满，易嗳气反酸，便溏，日两行，小便频数，色黄，舌淡胖边有齿痕，苔黄腻，脉细滑。方用二陈汤加减：法半夏6g，陈皮10g、茯苓10g、生白术10g、砂仁（后下）6g、太子参15g、黄连15g、炮姜6g、生薏苡仁30g、桑叶10g、鬼箭羽10g、麦冬10g。服用7剂后患者乏力感较前有所减轻，胃脘胀满，反酸较前有所减轻，空腹血糖6.4mmol/L，舌红，黄腻苔褪去，守方加黄芪30g，再进7剂。后患者血糖基本控制在正常范围内，胃脘部不适感基本消失。

按：此患者消渴"三多一少"症状不明显，患者形体肥胖、神疲乏力、便溏属脾虚，平素喜食肥甘厚味，体内痰湿内盛，痰湿蒙蔽清窍则有头晕，痰湿内阻则有胃脘胀满，日久化热则反酸，小便频数，色黄。结合患者舌质淡胖，边有齿痕，苔黄腻，脉细滑可知患者属于典型痰热内盛，治疗则予二陈汤加减，效如桴鼓。

验案二：首都医科大学附属北京世纪坛医院中医科医案

患者，女，59岁，于2021年8月来我科门诊就诊。主诉：口干，乏力，尿液有泡沫1年余。症见口干黏腻，食欲差，四肢无力，形体肥胖，舌质淡，苔白厚腻，脉沉细。查：空腹血糖9.8mmol/L，尿糖（+++）。患者平素喜食肥甘之品，证属痰湿内盛，脾胃呆滞，津液输布不畅，故治宜燥湿化痰，方以二陈汤加味。处方：陈皮20g，半夏10g，茯苓15g，白术15g，决明子30g，丹参30g，葛根30g，苍术15g。服药7剂后，症状减轻。查：空腹血糖7.2mmol/L，尿糖（+）。

按：此属非胰岛素依赖型糖尿病，虽无"三多一少"症状，但空腹血糖较高，仍为中医学的"消渴"之列，症状及体征都凸显出一个痰湿内蕴证型。病机多因脾失健运，湿邪凝滞，气机阻滞，郁积乃成。痰阻气机，则胃失和降而不思饮食；脾为湿困而运化失司，则肢体困倦，故按"燥湿化痰"的方法治疗效果明显。方中去炙甘草以防滋腻，加白术、苍术以增燥湿之力，加决明子以化湿浊，因血与津同源，故加活血药丹参以促进津液的布散，加葛根既有生津止渴之功，又能升脾阳助脾运，以减少痰湿之生成。

【参考文献】

[1] 邓中甲. 方剂学 [M]. 北京：中国中医药出版社，2017：346.

［2］孟凡荣，马建伟.异病同治应用二陈汤治验3则［J］.环球中医药，2012，5（10）：759-761.

参苓白术散

《太平惠民和剂局方》

【方歌】

参苓白术扁豆陈，山药甘莲砂薏仁。

桔梗上浮兼保肺，枣汤调服益脾神。

（汪昂《汤头歌诀》）

【组成】

莲子肉（去皮）、薏苡仁、缩砂仁、桔梗（炒令深黄色）各一斤，白扁豆（姜汁浸，去皮，微炒）一斤半，白茯苓、人参（去芦）、甘草（炒）、白术、山药各二斤。

【功效主治】

健脾益肺。主治脾胃虚弱，饮食不进，多困少力，中满痞噎，心悸气喘，呕吐泄泻等。

【加减运用】

呕吐恶心，加半夏、乌梅；若元气虚脱、昏倦，加黄芪、升麻少许，去砂仁、藿香；饱闷，加厚朴，去肉豆蔻、诃子；小水短涩，加木通、车前，去干姜；泻甚不止，加炒苍术、乌梅、熟附子少许。

【用法用量】

上为细末。每服二钱，枣汤调下，小儿量岁数加减服。

【名家论方】

吴昆：脾胃者，土也。土为万物之母，诸脏腑百骸受气于脾胃而后能强；若脾胃一亏，则众体皆无以受气，日见羸弱矣。故治杂证者，宜以脾胃为主。然脾胃喜甘而恶苦，喜香而恶秽，喜燥而恶湿，喜利而恶滞。是方也，人参、扁豆、甘草，味之甘者也。白术、茯苓、山药、莲肉、薏苡仁，甘而微燥者也。砂仁辛香而燥，可以开胃醒脾。桔梗甘而微苦，甘则性缓，故为诸药之舟楫，苦则喜降，则能通天气于地道矣！

【临证提要】

参苓白术散主要应用于糖尿病合并腹泻、因服用二甲双胍而有胃肠道症状、糖尿病合并湿疹、糖尿病肾病水肿等。方中人参可益气健脾、大补脾胃之气，白术、茯苓则可燥湿健脾，山药、薏苡仁、扁豆可健脾化湿，砂仁芳香醒脾，又可和胃降逆；桔梗可宣肺，助肺通调水道而下输膀胱；甘草则可调和诸药。诸药配伍以健脾利水，使水液运行恢复正常。

【验案赏析】

验案一：王小顺医案

陈某，女，39岁。患者有糖尿病病史5年，多饮、多食、多尿、消瘦，使用格列齐特、消渴丸及胰岛素治疗，病情时有反复。现头昏头晕，四肢酸软，大便溏泄，面色萎黄，形体虚羸，闭经已有9个月，舌质暗，苔微腻，脉细涩。使用胰岛素后出现颜面及全身浮肿，双下肢按之凹陷，系因外源性胰岛素所致。治宜健脾益气、运湿利水，方用参苓白术散加减。处方：党参12g，茯苓15g，猪苓15g，黄芪12g，淮山药20g，白术12g，泽泻15g，甘草3g，薏苡仁15g，枳壳15g，桔梗10g。5剂后水肿明显好转，再进7剂全身水肿消退。前方去泽泻、猪苓、桔梗，加当归15g，川断9g，牛膝12g，益母草15g，共服30余剂，患者月经来潮，量较多，色红。嗣后月经按月来潮，随访1年未见闭经现象，多饮多食多尿诸症悉愈。

按：患者本就有糖尿病"三多一少"症状，又在其基础上发生水肿、闭经，西医认为患者使用胰岛素后发生水钠潴留而导致全身水肿，中医则认为此人因有四肢酸软、大便溏泄、面色萎黄、形体虚羸等脾虚症状，脾不制水，导致水湿妄行而出现水肿。消渴日久出现舌质暗、脉细涩等血瘀证而闭经。治疗上选用参苓白术散加猪苓、泽泻以利水消肿，后又加入当归、川断、牛膝、益母草等活血化瘀、调理冲任之品而痊愈。

验案二：首都医科大学附属北京世纪坛医院中医科医案

患者，女，54岁。2型糖尿病5年，近1个月反复出现腹胀、腹泻，日4～5次，甚或呈稀水样，夜间晨起多发，无腹痛，无里急后重，口干，多饮，时有恶心，无呕吐，腰酸乏力，气短，畏寒。查体：面色萎黄，神疲乏力，腹软，麦氏点无压痛，肠鸣音正常。多次大便常规和大便培养均无异常发现，纤维结肠镜无异常发现。舌胖淡，边有齿痕，质暗，苔白腻，脉弦滑。西医诊断：①2型糖尿病；②胃肠功能紊乱。中医诊断：泄泻。辨证属脾肾阳虚，治以温补脾肾、固肠止泻。方选参苓白术散加减。处方：党参15 g，茯苓15 g，炒白术15 g，黄芪30 g，生地黄15 g，陈皮8 g，扁豆15 g，山药15 g，砂仁8 g，薏苡仁15 g，竹茹10 g，姜半夏6 g，藿香15 g，佩兰15 g。水煎服，日1剂。配合针刺中脘、天枢、肾俞、命门（各穴均予补法，留针30分钟）；隔盐灸神阙，艾条温和灸双侧足三里，每穴7～10分钟。连续治疗10天后，患者腹泻明显减轻，大便2次/日；患者出院后继续口服汤药治疗半个月后，大便每日1次，为成形便；随访2年，未复发。

按： 糖尿病腹泻多属中医学泄泻范畴，病位主要责之于脾、肾二脏，是由于糖尿病阴虚燥热日久，耗气伤阴，阴损及阳；或年老体弱，肾阳虚衰，不能温煦脾阳，以致脾阳虚不能运化水谷、化生精微，清气下陷，水谷糟粕混杂而下。《素问·藏气法时论》有曰："脾病者，虚则腹满，肠鸣，飧泄食不化"，指出脾虚湿盛是其重要病因，然而"久泄皆由肾命火衰，不能专责脾胃"。故治法强调大补下焦元阳，以求火旺土强，而泄泻自止。参苓白术散为益气健脾之经典方，其以四君平补脾胃之气、运化水谷精微为主，山药、薏苡仁、扁豆、莲子肉健脾渗湿，砂仁芳香化湿醒脾。诸药合用，健脾渗湿止泻。考虑糖尿病腹泻责之脾肾，故在益气健脾口服参苓白术散的基础上加针灸以温肾收涩。

【参考文献】

[1]汪昂.汤头歌诀[M].北京：中国中医药出版社，2007：33-34.

[2]王小顺.参苓白术散治消渴兼证案[J].黑龙江中医药，1997：54.

升降散

《伤寒瘟疫条辨》

【方歌】

> 杂气感人传染多，升降散能起沉疴。
>
> 蝉蚕姜黄与大黄，浊降清升表里和。

（陈源生《中医简便验方》）

【组成】

白僵蚕（酒炒）二钱，全蝉蜕（去土）一钱，姜黄（去皮）三钱，川大黄（生）四钱。

【功效主治】

升清降浊，散风清热。主治温热、瘟疫，邪热充斥内外，阻滞气机，清阳不升，浊阴不降，致头面肿大，咽喉肿痛，胸膈满闷，呕吐腹痛，发斑出血，丹毒，谵语狂乱，不省人事，腹痛，吐泻不出，胸烦膈热，红肿成块，头部赤肿，颈项肿大，以及丹毒、麻风等。

【用法用量】

秤准，上为细末，合研匀。病轻者分四次服，每服重一钱八分二厘五毫，用黄酒一盅，蜂蜜五钱，调匀冷服，中病即止。病重者，分三次服，每服重二钱四分三厘三毫，黄酒盅半，蜜七钱五分，调匀冷服。最重者，分两次服，每服重三钱六分五厘，黄酒二盅，蜜一两，调匀冷服（一时无黄酒，稀熬酒亦可，断不可用蒸酒）。胎产亦不忌。炼蜜丸，名太极丸，服法同前，轻重分服，用蜜酒调匀送下。

【名家论方】

杨璿：是方以僵蚕为君，蝉蜕为臣，姜黄为佐，大黄为使，米酒为引，蜂蜜为导，六法俱备，而方乃成。僵蚕味辛苦气薄，喜燥恶湿，得天地清化之气，轻浮而升阳中之阳，故能胜风除湿，清热解郁，从治膀胱相火，引清气上朝于口，散逆浊结滞之痰也；蝉蜕气寒无毒，味咸且甘，为清虚之品，能祛风而胜湿，涤热而解毒；姜黄气味辛苦，性温，无毒，祛邪伐恶，行气散郁，能入心脾二经，建功辟疫；大黄味苦，大寒无毒，上下通行，亢盛之阳，非此莫抑；米酒性大热，味辛苦而甘，令饮冷酒，欲其行迟，传化以渐，上行头面，下达足膝，外周毛孔，内通脏腑经络，驱逐邪气，无处不到；蜂蜜甘平无毒，其性大凉，主治丹毒斑疹，腹内留热，呕吐便秘，欲其清热润燥，而自散温毒也。盖取僵蚕、蝉蜕，升阳中之清阳；姜黄、大黄，降阴中之浊阴，一升一降，内外通和，而杂气之流毒顿消矣！

【临证提要】

本方组成简单，方中僵蚕气味轻浮，可祛风化痰、散结行经，可散清气于上，僵蚕僵而不腐，《温病条辨》云其"得清气之纯粹者也，故其粪不臭不变色，得蚕之纯清，虽走浊道而清气独全，既能下走少腹之浊部，又能化浊湿而使之归清"，故僵蚕又可入血分走浊道。蝉蜕得其飞升之性善升，为清虚之品，能疏散风热。姜黄则可入血分，可活血行气，通经止痛。《日华子本草》载大黄"通宣一切气，调血脉，利关节，泄壅滞水气，四肢冷热不调，温瘴热痰，利大小便，并敷一切疮疖痈毒"，既能上行又能下通。在煎服方法中以黄酒为引，以温血脉、散凝郁，蜂蜜滑秘涩而开结，一升一降，使阳升阴降，内外通和。

【验案赏析】

验案一：赵光珍医案

石某，男，65岁。糖尿病肾病（中期），糖尿病视网膜病，确诊糖尿病13年。现面色青黄，周身不适，乏力，泛恶，浮肿，以腿肿、脚肿为甚，脚疼，腰疼，视物模糊，苔黄厚腻，脉沉弦。方予：炒枳壳20 g，熟大黄15 g，蝉蜕15 g，炙僵蚕10 g，姜黄15 g，黄芩10 g，黄连10 g，神曲15 g，苍术15 g，炒白术15 g，茯苓20 g，炒香附10 g，焦山楂20 g，佩兰10 g，荷叶10 g。5剂。复诊，服前方前后共2个月，面色好转，自觉症状有所减轻。浮肿及腰腿疼痛减轻。去苍术，加制首乌30 g，桑寄生20 g，丹参20 g，太子参30g，5剂。此后一直以前方为基础，加减出入断续治疗，基本维持病情，无恶化。

按：升降散虽为温热或瘟疫而设，但在临床应用中远不止此，可应用于治疗糖尿病周围神经病、糖尿病下肢病变、糖尿病肾病、糖尿病视网膜病等。现代临床2型糖尿病患者因肥胖者较多，而肥胖之人体内多存在痰热，在辨证时符合此类证型的患者应用升降散可升清降浊、宣发郁热、调畅气机，从而缓解症状。该患者为糖尿病肾病，为糖尿病日久、血瘀水停、水毒上攻所致，治疗予升降散加减，行气化瘀，则病情好转。应用升降散能起到抗凝、降纤、溶栓、降低尿蛋白等作用，可改善血液的高凝状态，改善局部及全身的微循环灌注，治疗糖尿病、糖尿病肾病的高黏滞综合征和糖尿病血管病变，减少尿蛋白，同时熟大黄具有活血化瘀的作用，本身在一定程度上改善了肾小球基底膜的滤过功能。

验案二：马继伟医案

梅某，女，49岁，2013年4月14日初诊，主诉"间断双下肢水肿8年余"。患者既往有高血压10余年，2型糖尿病10年，其间给予降糖、降压药物治疗，病情控制可。查尿常规：尿蛋白（++），24小时尿蛋白定量2.1g，测空腹血糖7.8mmol/L。刻症见颜面及双下肢水肿，乏力，心慌，胸闷，无呼吸困难，无咳嗽，纳眠差，小便量少，大便偏干，舌质暗，苔薄黄，脉弦滑。诊断为糖尿病肾病。辨证以肾络受损、痰热郁瘀互结，治以疏利三焦、清热除湿、化瘀降浊，方以加味升降散主之。方药：白僵蚕9g，全蝉蜕9g，姜黄12g，大黄6g，水蛭6g，虻虫6g，桃仁9g，积雪草15g，翻白草30g，生甘草6g。7剂，日1剂，水煎服。另继予降压、降糖药物口服治疗。二诊：双下肢水肿较前减轻，乏力、胸闷、心慌较前改善，测空腹血糖7.5mmol/L，尿常规：尿蛋白（+），24小时尿蛋白定量1.6g。患者病情较前改善，前方继服，15剂，日1剂，水煎服。三诊：患者未见双下肢浮肿，无胸闷、心慌、乏力，查空腹血糖7.1mmol/L，尿常规：尿蛋白（-），24小时尿蛋白定量1.5g。患者症状较前明显好转。嘱其继服上方半个月，定期门诊复查。

按：糖尿病肾病本为肾体素虚，消渴病日久迁延，耗气伤阴，五脏受累，兼痰热郁瘀致病，阻于络脉，肾络受损，血液溢出脉外，离经之血，变为瘀血，可加重肾脏损伤；肾为络脉聚集之所，肾体受损，肾用失司，发为消渴病肾病；肺脾肾三脏功能失调，三焦气化失常，枢机不利，水道失畅，引起水液代谢、输布与排泄障碍，致痰饮、水肿、尿浊等病变，正如《类经·藏象类》所说："上焦不治，则水泛高原；中焦不治，则水留中脘；下焦不治，则水乱二便。"三焦气化不利，水湿内停，清者不升而漏泄，浊者不降而内聚，清浊相干则湿浊为患，精微丢失而出现蛋白尿。方中白僵蚕为君，味辛苦，为阳中之阳，取其轻清之性，能祛风除湿，息风止痉，化痰散结，清热解郁；蝉蜕为臣，味甘寒，宣肺开窍，祛风除湿，凉散风热，解毒透疹，且可明目；姜黄为佐，辛苦温，行气散郁，祛风除痹，活血通络；大黄为使，苦大寒，善降浊阴，上下通行，引亢盛之阳下行。僵蚕、蝉蜕为气分药，升阳中之清阳，协同宣散，升而不烈，以防逼汗伤阴之过；大黄、姜黄为血分药，降阴中之浊阴，协同解毒祛瘀、通腑降浊。四药辛开苦降，寒温并用，辛凉透达，升阳降阴，宣泄三焦郁火，调和气血，共奏疏清兼顾、解郁宣透、表里同调、升清降浊、祛邪除秽、攻下逐瘀之效。配伍水蛭、虻虫、桃仁，与大黄构成抵当汤之义，取其活血通络、逐瘀攻下之功；配伍积雪草、翻白草以清热解郁，除湿化浊。

【参考文献】

[1] 陈源生. 中医简便验方 [M]. 重庆：科学技术文献出版社重庆分社，1989：1.

[2] 赵光珍. 升降散治疗糖尿病慢性并发症的应用 [J]. 中国中医药现代远程教育，2011，9（15）：101-103.

[3] 王琴，祝红兴，马继伟. 马继伟主任应用加味升降散治疗糖尿病肾病经验 [J]. 中国中医药现代远程教育，2019，17（6）：34-36.

增液汤

《温病条辨》

【方歌】

> 增液玄参与地冬，热病津枯便不通。
> 补药之体作泻剂，若非重用不为功。

（邓中甲《方剂学》）

【组成】

玄参一两，麦冬（连心）八钱，细生地八钱。

【功效主治】

养阴润燥。主治阳明温病或其人素体阴虚，津亏便秘，还可见口干，舌干红，脉细数或沉细无力。临床常用于治疗温热病津亏肠燥便秘，或习惯性便秘、糖尿病、皮肤干燥、肛裂等证属阴津不足证。

【加减运用】

津液不足，无水舟停者，间服增液，再不下者，增液承气汤主之，即加入大黄、芒硝。

【用法用量】

水八杯，煮取三杯，口干则与饮，令尽，不便，再作服。

【名家论方】

吴瑭：温病不大便，偏于阴亏液涸之半虚半实证。方取玄参为君，其味苦微寒，壮水制火，通二便，启肾水上潮于天；麦冬治心腹结气，能补能润能通，故以为佐；生地亦主寒热积聚，逐血痹，用细者取其补而不腻，兼能走络也。三者合用，可收增水行舟之功。

【临证提要】

增液汤中重用玄参，苦咸而凉，清心肺之火，滋少阴之水，而滋阴润燥，壮水制火。生地清热凉血、养阴生津，与玄参相配增强清热养阴之功。麦冬则甘寒养阴，滋养肺胃之阴而润肠燥。三药均为养阴之品，用补药润肠燥从而达到增水行舟的目的，故为补药之体作泻剂。增液汤在糖尿病的治疗过程中有广泛的应用，因糖尿病病机为阴虚为本、燥热为标，用增液汤清虚热、滋肺肾之阴，具有良好疗效。

【验案赏析】

验案一：孟如医案

胡某，男，37岁。主诉：反复腰痛半年，加重1月余。患有2型糖尿病7年，口服降糖药血糖控制不佳，后出现蛋白尿。现症见腰痛，口干，渴欲饮水，自汗，盗汗，心悸气短，神疲乏力，肢体肌肉酸痛，大便时干时溏，小便混浊有沉淀。查见面色少华，气短懒言，双下肢不肿；舌质暗红少津，边有齿痕，舌苔薄白，脉细。拟处方①增液汤合生脉二至丸加减：玄参15g，麦冬20g，生地15g，太子参30g，五味子10g，女贞子12g，旱莲草12g，黄芪30g，葛根30g，桔梗12g，桑枝45g；②增液汤合杞菊地黄汤加减：玄参15g，生地15g，麦冬20g，淮山药30g，山茱萸12g，枸杞30g，菊花10g，西洋参15g，葛根30g，苍术15g，秦艽12g，桑枝45g。两方交替水煎服。连服2周后，肢体肌肉酸痛有所减轻，汗出减少，精神稍好。

按：孟如认为在糖尿病（消渴证）病变发展的某一阶段上出现本虚为主、标实不盛时以治其本，择方据肺、脾（胃）、肾（肝）诸证亏虚程度不同而各有侧重。如临证中以"增液汤合生脉散"主治（心）肺气阴两虚为主之消渴证；以"增液汤合酸枣仁汤"主治心脾（胃）两虚为主之消渴证；以"增液汤合二至丸""增液汤合六味地黄丸"主治（肝）肾亏虚为主之消渴证等。出现糖尿病（消渴证）本虚与标实表现均明显时应标本兼治，即补虚与泻实同施，如常用的有"增液汤合白虎加人参汤""增液汤合平胃散""增液汤合温胆汤""增液汤合桃红四物汤"等。此患者腰痛、口干为肝肾阴虚，自汗、盗汗、心悸气短、神疲乏力、肌肉酸痛、面色少华属肺脾气虚。治疗予滋肾养阴、益气、清热生津为主，方用增液汤合生脉二至丸加减可益气养阴，合杞菊地黄丸加减可滋养肝肾，故而见效。

验案二：首都医科大学附属北京世纪坛医院中医科医案

孙某，女，48岁，手足麻木2年余，伴能食、多饮、多尿、消瘦2个月就诊。症见口干，多尿，大便干燥，疲乏无力，手足麻木，时见鼻衄，口干唇燥，舌红少津，苔薄，脉细数。查空腹血糖11.3 mmol/L，尿糖（+++）。予白虎汤合增液汤加减。处方：知母20 g，生石膏15 g，生地黄30 g，玄参20 g，麦冬20 g，玉竹20 g，枸杞子20 g，牡丹皮15 g，淮山药30 g，葛根20 g。服药12剂，口渴减轻，纳谷减少，空腹血糖8.9 mmol/L，尿糖（+），仍手足发麻，舌红而干。于上方加地骨皮30 g，服药7剂，诸症减轻，配合内服降糖剂，血糖稳定。

按： 本案系饮食不节，病久阳明燥热，阴营耗损，津涸液损，肾阴虚开合不利，损营耗气，肌肤失养所致，见能食善饥、便干、多尿、消瘦、肢麻；虚火上炎，血不循经，故鼻衄。消渴病的治疗重在养阴、增液、润燥，根据患者的病情加减辨证，故予白虎汤合增液汤加减清胃润燥、养阴固肾。

【参考文献】

［1］邓中甲.方剂学［M］.北京：中国中医药出版社，2017：349.

［2］林丽，曹惠芬.孟如教授治疗糖尿病经验［J］.云南中医中药杂志，2008，29（9）：1-3.

血府逐瘀汤

《医林改错》

【方歌】

血府当归生地桃，红花枳壳草赤芍。

柴胡芎桔牛膝等，血化下行不作劳。

（邓中甲《方剂学》）

【组成】

当归三钱，生地三钱，桃仁四钱，红花三钱，枳壳二钱，赤芍二钱，柴胡一钱，甘草一钱，桔梗一钱半，川芎一钱半，牛膝三钱。

【功效主治】

活血化瘀，行气止痛。主治胸中血瘀证，治胸中血府血瘀之证。头痛、胸痛、胸不任物、胸任重物、天亮出汗、食自胸右下、心里热、瞀闷、急躁、夜睡多梦、呃逆、饮水即呛、不眠、小儿夜啼、心跳心忙、夜不安、俗言肝气病、干呕、晚发一阵热。

【加减运用】

若瘀痛入络，可加全蝎、穿山甲、地龙、三棱、莪术等以破血通络；气机郁滞较重，加川楝子、香附、青皮等以疏肝理气；血瘀经闭、痛经者，可用本方去桔梗，加香附、益母草、泽兰等以活血调经止痛；胁下有痞块，属血瘀者，可酌加丹参、郁金、䗪虫、水蛭等以活血破瘀，消癥化滞。

【用法用量】

水煎服。

【名家论方】

唐宗海：王清任著《医林改错》，论多粗舛，惟治瘀血最长。所立三方，乃治瘀血活套方也。一书中惟此汤歌诀"血化下行不作痨"句颇有见识。凡痨所由成，多是瘀血为害，吾于血症诸门，言之纂祥，并采此语为印证。

【临证提要】

血府逐瘀汤主治胸中血瘀证，善引血下行，消渴患者阴虚津少，血液黏滞，运行不畅而为瘀，从而引发糖尿病主要并发症（高血压、动脉硬化、肾脏病变、眼疾病及周围神经病等），治疗采用活血化瘀法，改善微循环。血府逐瘀汤中桃仁破血行滞，红花活血祛瘀共为君。赤芍、川芎助君药活血祛瘀；牛膝活血祛瘀，引血下行，共为臣药。生地、当归养血益阴，清热活血，防止血瘀而热；桔梗、枳壳，一升一降，调畅气机；柴胡疏肝解郁，升达清阳，与桔梗、枳壳同用，而理气行滞，使气行则血行。桔梗载药上行；甘草调和诸药。王清任不仅创制血府逐瘀汤为后世所用，还立通窍活血汤、膈下逐瘀汤、少腹逐瘀汤、身痛逐瘀汤并称五逐瘀汤。通窍活血汤善于活血通窍，主治瘀阻头面证；膈下逐瘀汤善行气止痛，主治瘀血结于膈下；少腹逐瘀汤着重于温经止痛；身痛逐瘀汤善于治疗瘀血痹阻经络所致的肢体痹痛或周身疼痛。

【验案赏析】

验案一：唐敬东医案

程某，女，58岁。患糖尿病9年，经常服用中西药治疗，病时轻时重，血糖控制不良，于20天前两侧视力下降，以右眼为重。眼检：视力左侧0.8，右侧0.1；两侧眼底动脉硬化，右眼颞侧支动脉栓塞，视神经轻度萎缩。患者视物不清，伴头胀痛，乏力纳呆，口干，舌质暗红少苔，脉细涩。方以血府逐瘀汤加黄芪30 g，葛根12 g，知母12 g，决明子12 g。水煎服，日1剂。连进15剂，症状减轻，视力明显好转，左侧0.8，右侧0.4。眼底供血明显改善，右眼底血栓消失，又配合降糖药间断服用2个月，左侧视力0.8，右侧0.8。后打丸常常服用，至今半年，视力未再下降。

按： 本患者气阴两虚，故乏力口干；瘀血阻络，故头胀痛，舌暗红，脉细涩。方予血府逐瘀汤加减以活血化瘀，又加入黄芪、知母以益气养阴，《神农本草经》中记载决明子"主治青盲，目淫肤，赤白膜，眼赤痛泪出"，为眼科要药。现代研究表明血府逐瘀汤可改善血液循环，特别是微循环，增加血流量，改善缺血状态，纠正血液流变学方面的异常；改善神经内分泌功能失调和代谢紊乱，调节机体免疫系统功能，改善机体组织代谢，改善毛细血管通透性，改善并发症症状，有益于糖尿病的治疗。

验案二：吴荣医案

郭某，女，71岁，2018年1月12日初诊。自述患有糖尿病15年，双下肢麻木刺痛2年余。刻下：面色萎黄晦暗，疲乏无力，头昏，双下肢麻木刺痛，冰凉感，夜间明显，腹胀，腰部困重，饮食欠佳，寐差，小便频，大便尚可，舌质暗，苔白腻，脉涩。目前使用门冬胰岛素30注射液，早16 IU、晚14 IU皮下注射，联合阿卡波糖50 mg，三餐前服用控制血糖。患者家属诉未规律监测血糖，未控制饮食，血糖控制较差，空腹血糖及餐后2小时血糖具体数值不详。查体：双足背动脉搏动略减弱，10 g尼龙丝试验示，保护性感觉减弱，震动觉减弱。BMI：25.2 kg/m²。中医诊断：消渴，痹证（脾肾阳虚，痰瘀阻络证）。治以温补脾肾，活血化瘀，以通络除痹为主。给予黄芪桂枝五物汤联合血府逐瘀汤加减：生黄芪20 g，生地10 g，桔梗6 g，白芍15 g，鸡血藤10 g，大枣5枚，桃仁15 g，红花10 g，赤芍10 g，茯神10 g，炒白术10 g，桂枝10 g，牛膝10 g，枳壳10 g，当归10 g，柴胡12 g，川芎10 g，甘草6 g。共7剂，水煎温服，2次/天。辅助以原方药渣足浴，每晚约30分钟温水足浴。嘱患者：①按时皮下注射胰岛素注射液及口服降糖药物（阿卡波糖）治疗，剂量暂遵原剂量；②监测血糖（空腹血糖及三餐后2小时血糖）；③注意足浴水温适当以防烫伤，避免受风感冒。

2018年1月19日二诊：患者自述双下肢刺痛感较前好转，腹胀明显减轻，夜寐改善，无其他不良反应，故在原方基础上将桃仁剂量减为10 g，余剂量不变，继服7剂，药渣足浴、西医治疗等同前。

2018年1月26日三诊：患者精神好转，自述双下肢麻木及冰凉感减轻，刺痛不明显，头昏、腰部困重等症状亦有好转，无腹胀不适，寐可，二便调。效不更方，原方继服7剂，余治疗同前。

2018年2月2日四诊：患者精神大为好转，无倦怠乏力，双下肢麻木刺痛感已不明显，夜寐安，二便调，舌淡，苔白稍腻，舌下脉络正常，脉细。患者本次就诊临床症状已基本消失，专科检查未发现异常，门诊测空腹血糖约6.4 mmol/L，早餐后2小时血糖约8.5 mmol/L。

考虑患者原发疾病持续存在，糖尿病慢性并发症随着病程会逐渐发展，按照中医学"未病先防，已病防变"的原则，将原方配制成蜜丸，每天服用2次，每次服用10 g。随访半年余，病情未反复。

按：糖尿病患者因其后期并发症而严重影响患者生活质量，为患者带来沉重负担。而周围神经病是最为常见的并发症之一，尤其发生于血糖控制差者，糖尿病病程日久，阴阳气血俱耗，气虚血瘀，痰浊闭阻，瘀血阻络，痰瘀互结，络脉不通，血虚不能荣筋则肢麻，脉络痹阻则肢痛。故此方选用黄芪桂枝五物汤温阳化气以助血行，选用血府逐瘀汤通行气血。二方联用，共奏益气温阳、活血化瘀之效。

【参考文献】

［1］邓中甲.方剂学［M］.北京：中国中医药出版社，2017：348.

［2］唐敬东.血府逐瘀汤在糖尿病并发症中的应用［J］.内蒙古中医药，2011：18－19.

［3］达德丽，封歌俊，罗晓红.黄芪桂枝五物汤联合血府逐瘀汤内服外用治疗消渴痹证经验［J］.亚太传统医药，2019，15（2）：93－94.

葛根芩连汤

《伤寒论》

【方歌】

三两连芩二两甘，葛根八两论中谈。

喘而汗出脉兼促，误下风邪利不堪。

（陈修园《长沙方歌括》）

【组成】

葛根半斤，甘草（炙）二两，黄芩三两，黄连三两。

【功效主治】

解表清里。主治胁热下利。表现为身热下利，胸脘烦热，口干作渴，喘而汗出，舌红苔黄，脉数或促。

【加减运用】

腹痛者，加炒白芍以柔肝止痛；热痢里急后重者，加木香、槟榔以行气而除后重；兼呕吐者，加半夏以降逆止呕；夹食滞者，加山楂以消食。

【用法用量】

上四味，以水八升，先煮葛根，减二升，内诸药，煮取二升，去滓，分温再服。

【名家论方】

尤在泾：太阳中风发热，本当桂枝解表，而反下之，里虚邪入，利遂不止，其证则喘而汗出。夫促为阳盛，脉促者，知表未解也。无汗而喘，为寒在表；喘而汗出，为热在里也。是其邪陷于里者十之七，而留于表者十之三，其病为表里并受之病，故其法亦宜表里双解之法……葛根解肌于表，芩、连清热于里，甘草则合表里而并和之耳。盖风邪初中，病为在表，一入于里，则变为热矣。故治表者，必以葛根之辛凉；治里者，必以芩、连之苦寒也。

柯琴：桂枝证，脉本缓，误下后而反促，阳气重可知。邪束于表，阳扰于内，故喘而汗出；利遂不止者，此暴注下迫，属于热，与脉微弱而协热利者不同。表热虽未解，而大热已入里，故非桂枝、芍药所能和，亦非厚朴、杏仁所能解矣。故君气轻质重之葛根，以解肌而止利，佐苦寒清肃之芩、连，以止汗而除喘，用甘草以和中。先煮葛根，后内诸药，解肌之力优，而清中之气锐，又与社中逐邪法迥殊矣。

【临证提要】

葛根芩连汤最早出现在张仲景的《伤寒论》，云："太阳病，桂枝证，医反下之，利遂不止。脉促者，表未解也。喘而汗出者，葛根芩连汤主之。"本方本为治疗伤寒表证未解，邪陷阳明所致诸证，其中，葛根可解表退热、生发脾胃阳气而治疗因邪热内迫所致下利,黄连、黄芩则可清热燥湿、厚肠止利,甘草则可调和诸药。现代可应用本方治疗脾胃内生燥热之糖尿病,其临床主要表现为肥胖、口甜、腹胀、腹泻等。现代药理学研究显示,葛根芩连汤无论是药物单体还是汤剂本身,均可通过调节胰岛 β 细胞功能、改善胰岛素抵抗、减轻氧化应激反应、调节肠道菌群、缓解并发症等途径控制血糖,缓解症状。

【验案赏析】

验案一:张发荣医案

郑某,女,49 岁。糖尿病病史 7 年余,自觉口苦口臭,全身乏力,背部皮肤瘙痒,见其发十几处黄豆大小皮疹,大便干,舌红、苔黄腻,脉细。证属燥热偏盛,蕴热成毒,发于肌肤。治以清热润燥解毒。方药:葛根 20 g,黄芩 20 g,黄连 10 g,炙甘草 10 g,金银花 20 g,蒲公英 20 g,紫花地丁 15 g,白鲜皮 15 g,地肤子 15 g,玄参 15 g,蝉蜕 15 g,野菊花 15 g,6 剂。复诊时,其口干减轻,仍感口臭,背部发痒减轻,于原方加乌梅、蛇床子、苦参、苍术,6 剂。其后随访情况稳定,症状基本消失。

按:该患者中焦蕴热则口苦口臭、大便干、舌红、苔黄腻,蕴热成毒,发于肌表而出现皮疹,用葛根芩连汤不仅可以升发脾胃清阳之气,又可燥湿清热、生津养液、透热发疹,加入五味消毒饮从而清热解毒。方中重用葛根,既可解肌发表、清热透疹而治皮疹,又可清热生津治疗脾胃蕴热,如此则可缓解糖尿病症状及皮疹。

验案二:仝小林医案

张某,男,57 岁,2010 年 2 月 3 日初诊,发现血糖升高 4 年余。患者于 4 年前体检发现血糖偏高,空腹血糖 6.1 mmol/L 左右,给予饮食、运动控制,未服药。2009 年 8 月开始血糖升高明显,开始服格列吡嗪 1 片每日 3 次服用至今。刻下症:口干渴,多饮,时有胸闷不适,略有畏寒,体重无明显改变,眠差,早醒多梦,饮纳可,大便日 3 ~ 4 次,便黏。小便可。既往史:高血压发现 2 月余,服厄贝沙坦和美托洛尔。查:糖化血红蛋白 7.2%,空腹血糖 9.07 mmol/L,谷丙转氨酶 45 U/L,余正常。血压 135/85 mmHg。处方:葛根 24 g,黄芩 9 g,黄连 9 g,炙甘草 6 g,干姜 1.5 g,炒枣仁 30 g,生薏苡仁 30 g。二诊：服药 28 剂后，口干渴，心慌，大便略黏，视力下降，眠差，空腹血糖 4.5 mmol/L，餐后两小时血糖 7 mmol/L。上方减炒枣仁，加五味子 30 g，苍术 9 g。三诊：服药 28 剂后，纳眠可，心慌消失，口干，双目干涩，视物模糊，大便日 3 次。口服糖耐量试验：0 小时血糖 6.2 mmol/L，0.5 小时血糖 10.13 mmol/L，1 小时血糖 12.41 mmol/L，2 小时血糖 9.09 mmol/L；糖化血红蛋白 6.1%。血压控制稳定，停用美托洛尔。

按：葛根芩连汤出自《伤寒论·辨太阳病脉证并治上》："太阳病，桂枝证，医反下之，利遂不止。脉促者，表未解也；喘而汗出者，葛根黄连黄芩汤主之。"湿热盛，则大便臭秽，黏滞不爽。方中葛根从里以达于表，从下以腾于上，辅之以黄芩、黄连之苦，苦以坚之，坚毛窍而止汗，坚肠胃以止泻。辅以甘草之甘，辅中土而调脉道，从而湿热泄利可止，大便调畅。《伤寒药性赋》称主药葛根"阳明之的药，脾渴可解而胃热能消"。方中黄芩、黄连是清肺胃实热的对药，能解血中糖毒，其中黄连清热燥湿、泻火解毒，早在金元时期即被刘河间誉为治消渴病的圣药；黄芩能清肺胃实热，兼顾肺肾。黄连用量过多易苦寒伤中、耗伤津液，葛根与黄连相配可以制约黄连之燥性。葛根芩连汤于《伤寒论》原书中葛根用半斤，黄连、黄芩各用三两，现代药理学已经证实其降糖之功，故以此剂量为参考，结合临床实际应用于糖尿病湿热蕴脾证的中医治疗中，效果显著。舌苔腐腻是葛根芩连汤证使用的辨证要点。

【参考文献】

［1］陈修园.长沙方歌括［M］.北京：中国中医药出版社，2016：29.

［2］郭利平.葛根芩连汤治疗湿热型 2 型糖尿病述评［J］.陕西中医，2022，43（2）：139-144.

［3］王芬，何华亮.张发荣运用葛根芩连汤治疗糖尿病经验［J］.中医杂志，2005，46（2）：103.

［4］赵林华，连凤梅，姬航宇，等.仝小林教授运用不同剂量葛根芩连汤治疗 2 型糖尿病验案［J］.中国实验方剂学杂志，2011，17（4）：249-251.

［5］周艳，谭海荣，潘竞锵，等.葛根芩连汤对 2 型糖尿病大鼠的降血糖抗氧化作用［J］.中国新医学，2003，2（6）：17.

［6］郝玉美，刘洪琪.苦瓜、黄芪、黄芩苷对 2 型糖尿病大鼠模型胰岛素抵抗的影响［J］.辽宁中医药大学学报，2007，9（5）：6.

[7] 付燕，胡本荣，汤强，等. 药根碱、小檗碱、黄连煎剂及模拟方对小鼠血糖的影响 [J]. 中草药，2005，36（4）：548.

猪苓汤

《伤寒论》

【方歌】

泽胶猪茯滑相连，咳呕心烦渴不眠。

煮好去滓胶后入，育阴利水法兼全。

（陈修园《长沙方歌括》）

【组成】

猪苓（去皮）、茯苓、泽泻、阿胶、滑石（碎）各10 g。

【功效主治】

利水，养阴，清热。主治水热互结证。治小便不利，发热，口渴欲饮，或心烦不寐，或兼有咳嗽、呕恶、下利，舌红苔白或微黄，脉细数。又治血淋，小便涩痛，点滴难出，小腹满痛者。

【加减运用】

本方可用于热淋、血淋、尿血之属于水热互结而兼阴虚者。用治热淋，可加栀子、车前子，以清热利水通淋；用治血淋、尿血，可加白茅根、大蓟、小蓟以凉血止血。

【用法用量】

以水四升，先煮四味，取两升，去滓，内阿胶烊消，温服七合，日三服。

【名家论方】

成无己：甘甚而反淡，淡味渗泄为阳，猪苓、茯苓之甘，以行小便；咸味涌泄为阴，泽泻之咸，以泄伏水；滑利窍，阿胶、滑石之滑，以利水道。

柯韵伯：二苓不根不苗，成于太空元气，用以交合心肾，通虚无氤氲之气也。阿胶味厚，乃气血之属，是精不足者，补之以味也。泽泻气味轻清，能引水气上升，滑石体质重坠，能引火气下降，水升火降，得既济之理矣。且猪苓、阿胶，黑色通肾，理少阴之本。茯苓、滑石白色通肺，滋少阴之源。泽泻、阿胶咸先入肾，培少阴之体。二苓、滑石淡渗膀胱，利少阴之用，五味皆甘淡，得土中冲和之气，是水位之下，土气承之也，皆滋阴益气之品，是君火之下，阴精承之也。以此滋阴利水而升津，诸症自平矣。（《伤寒来苏集》）

赵羽皇：仲景制猪苓一汤，以行阳明、少阴二经水热，然其旨全以益阴，不专利水。盖伤寒在表，最忌亡阳，而里虚又患亡阴。亡阴者，亡肾中之阴，与胃家之津液也。故阴虚之人，不但大便不可轻动，即小水亦忌下通。倘阴虚过于渗利，津液不致耗竭乎？方中阿胶养阴，生新去瘀，于肾中利水，即于肾中养阴；滑石甘滑而寒，于胃中去热，亦于胃家养阴；佐以二苓之淡渗者行之，既疏浊热，而不留其瘀壅，亦润真阴，而不苦其枯燥，源清而流有不清者乎？顾太阳利水用五苓者，以太阳职司寒水，故急加桂以温之，是暖肾以行水之也；阳明、少阴之用猪苓，以二经两关津液，特用阿胶、滑石以润之，是滋养无形，以行有形也。利水虽同，寒温迥别，惟明者知之。

【临证提要】

猪苓汤应用主要以小便不利，口渴，身热，舌红，脉细数为辨证要点。方中以猪苓为君，取其归肾、膀胱经，专以淡渗利水。臣以泽泻、茯苓之甘淡，益猪苓利水渗湿之力，且泽泻性寒兼可泄热，茯苓尚可健脾以助运湿。佐入滑石之甘寒，利水、清热两彰其功；阿胶滋阴润燥，既益已伤之阴，又防诸药渗利重伤阴血。

【验案赏析】

验案一：丁学屏医案

谢某，男，47岁，初诊日期2010年2月22日。患者有糖尿病病史近10年，平时疏于正规治疗；2009年3月左眼视物出现叠影，诊为视网膜病变、眼底出血，并发现尿蛋白（+++）。刻下症见视物模糊，目有黑影，夜尿频多，下肢水肿，按之没指，血压时高；舌淡红、苔黄腻，脉濡弱。查24小时蛋白定量6.1 g，血肌酐186 mmol/L。辨证：肝、脾、肾三脏俱亏，水瘀交阻；治法：培补脾肾，疏瘀利水，固摄下元而宁血络。处方：冬葵子18 g，茯苓30 g，泽泻30 g，猪苓30 g，生黄芪60 g，汉防己30 g，制苍术9 g，鹿衔草30 g，白扁豆30 g，黑大豆30 g，菟丝子15 g，蝉蜕6 g，生地黄15 g，山茱萸9 g，淮山药30 g，鹿角霜9 g，三七粉2 g，牵牛子30 g，土牛膝18 g，虎杖30 g，土茯苓30 g，金银花30 g，炒蒲黄15 g，茜草15 g，怀牛膝12 g，车前子30 g。每日1剂，水煎，早晚分服。

2010年3月1日二诊：浮肿渐退，步履轻松，视物渐清，目中黑影已少，夜尿1次，血压仍未控制；舌红、苔黄腻未化，脉濡弱。湿热未清，续以标本兼顾之治。予上方加珍珠母30 g，生石决明30 g，茺蔚子9 g，杭甘菊9 g。

2010年3月29日三诊：左目光感增强，右目黑影渐消，足胫轻微浮肿；舌淡红、苔薄黄，脉濡弱。方证相应，续以前法。

2010年4月12日四诊：下肢轻度浮肿，右目黑影稀疏，左目依稀见有形影，唯血压有时较高；舌淡红、苔薄黄腻，脉濡弱。水瘀渐能下趋，风阳未潜。予上方加羚羊角粉0.6 g（分吞），并入天麻6 g，钩藤12 g，白薇12 g，益母草30 g。

按： 患者久病失治，病程迁延，肝、脾、肾三脏俱虚。阳化内风，上凌清空，故血压时高；肝血不足，失于濡养，则两目干涩、视瞻昏渺；目络瘀阻，故出现眼底视网膜病变；阴损及阳，脾肾衰败，健运失司，水湿潴留，泛溢肌肤，则面足水肿。因久病入络，水瘀互结，肾失藏精，泄浊失司，精微下注，浊毒内停，气血阴阳衰败。

首诊方中葵子茯苓散、猪苓汤甘淡渗利、健脾补中、利尿祛湿；防己黄芪汤益气祛风、健脾利水；糵衔白术泽泻汤清热健脾利湿；白扁豆健脾化湿，黑大豆补肾、平肝、解毒；水肿严重，按之没指，予牵牛子峻利之品，使水湿从二便而去；车前子利水清热、清肝明目，怀牛膝补肝肾、强筋骨、利尿通淋，引血引水下行；生地黄、淮山药、山茱萸滋补肾阴，鹿角霜温肾助阳，从阴引阳，从阳引阴，助肾之气化开阖；土牛膝活血散瘀、祛湿利水、清热解毒，土茯苓、金银花清化尿毒；虎杖疏瘀化浊；眼底出血予炒蒲黄、茜草、三七等止血而不留瘀；蝉蜕凉肝息风，明目退翳；菟丝子补益肝肾，与蝉蜕同伍，明目作用更强。治疗上切合病机，标本兼顾，复方多用。

二诊浮肿渐退，但血压仍高，水瘀未化，肝阳上亢，故加生石决明、珍珠母潜阳，杭甘菊补肾清肝明目，茺蔚子活血利水。四诊诸症稍瘥，浮肿未能尽退，血压有时较高，水瘀仍有交阻，肝木失养，体不足而用有余，予羚羊角粉平肝息风、散血解毒、清肝明目，天麻、钩藤平肝息风，白薇滋阴益精、清热通淋，益母草活血利水消肿。

验案二：何泽云医案

许某，男，64岁，2010年11月21日初诊。患者自述16年前无明显诱因出现口干、多饮、多尿，至当地医院测随机血糖为16 mmol/L，诊断为"2型糖尿病"。自服二甲双胍、格列齐特等降糖药控制血糖（具体用量不详），血糖控制欠佳。半年前无明显诱因出现双下肢水肿，查尿常规示蛋白质（+++），潜血（+）；24小时尿蛋白定量1200 mg；肾功能示血肌酐429 μmol/L，血尿素氮13.36 mmol/L，血尿酸321 mmol/L，诊断为"糖尿病肾病"。现症见双下肢中度水肿（早晨轻，下午重），小便短少，24小时尿量约400 mL，腰部酸胀，乏力，纳差，午后两颧潮红，舌体胖大，舌质微红，苔少，脉细数。尿常规：蛋白质（++）；肾功能：血肌酐430 μmol/L，血尿素氮13.2 mmol/L，血尿酸340 mmol/L。辨证：阴虚水热互结；治则：滋阴清热利水。方用猪苓汤加味：猪苓15 g，茯苓10 g，阿胶（烊化）10 g，滑石（包煎）10 g，白茅根30 g，熟地10 g，黄精15 g，山药30 g，莲子30 g。7剂，以冬瓜皮10 g，藕片10 g作药引。1剂/天，水煎，早晚温服。

2010年11月28日二诊：双下肢水肿较前减轻，小便量较前增多，24小时尿量约800 mL，纳食较前好转，感口干，舌质淡红，苔薄黄，脉弦细。尿常规：蛋白质（+）。嘱继服前方加麦冬10 g，天冬10 g，7剂。

2010年12月5日三诊：双下肢轻度水肿，小便量可，24小时尿量约1000 mL，口干较前好转，纳食好，舌质淡红，苔薄白，脉缓。尿常规示正常。嘱服二诊方，7剂。

其后患者连续8次复诊，均以上方加减化裁，共服药90余剂，双下肢无水肿，24小时尿量约1000 mL，无明显不适。随访1年，水肿无复发。

按：中医认为水肿是由于肺失通调、脾失转输、肾失开合、膀胱气化不利，导致体内水液潴留、泛滥肌肤，表现以头面、眼睑、四肢、腹背甚至全身浮肿为特征的一类病证。本案患者因肾阴不足，肾气不充，水气因而不行而发水肿。《金匮要略·水气病脉证并治》谓："诸有水者，腰以下肿，当利小便。"本方猪苓能渗上焦之湿，茯苓味甘、主中焦之湿，泽泻味咸、渗下焦之湿并泄热，滑石能泄湿中之热。四药皆渗利，又恐亡阴，故用阿胶为佐。在猪苓汤原方的基础上，重用白茅根滋阴利水，并以冬瓜皮、藕片为药引引邪下行。

【参考文献】

［1］陈修园.长沙方歌括［M］.北京：中国中医药出版社，2016：91.

［2］徐佩英，陆灏，陶枫，等.丁学屏运用经方辨治糖尿病经验撷英［J］.上海中医药杂志，2012，46（7）：1-4.

［3］符杨浠，何泽云.何泽云教授运用猪苓汤治疗肾系疾病经验举隅［J］.中医药导报，2012，18（5）：28-29.

五苓散

《伤寒论》

【方歌】

> 猪术茯苓十八铢，泽宜一两六铢符。
>
> 桂枝半两磨调服，暖水频吞汗出苏。

（陈修园《长沙方歌括》）

【组成】

猪苓（去皮）十八铢，泽泻一两六铢，茯苓十八铢，桂枝（去皮）半两，白术十八铢。

【功效主治】

温阳化气，利水渗湿。主治膀胱蓄水证。表现为小便不利、头痛微热、烦渴欲饮，甚则水入即吐；或脐下动悸，吐涎沫而头目眩晕；或短气而咳；或水肿、泄泻，舌苔白，脉浮或浮数。临床常用于治疗急慢性肾炎、水肿、尿潴留等属水湿内停者。

【加减运用】

水肿兼有表证者，可与越婢汤合用；水湿壅盛者，可与五皮散合用；泄泻偏于热者，须去桂枝，可加车前子、木通以利水清热。

【用法用量】

上五味，捣为散，以白饮和，服方寸匕，日三服，多饮暖水，汗出愈。如法将息。

【名家论方】

柯琴：凡中风、伤寒，结热在里，热伤气分，必烦渴饮水，治之有二法：表证已罢，而脉洪大，是热邪在阳明之半表里，用白虎加人参清火以益气；表证未罢，而脉仍浮数，是寒邪在太阳之半表里，用五苓散，饮暖水，利水而发汗。此因表邪不解，心下之水气亦不散，既不能为溺，更不能生津，故渴；及与之水，非上焦不受，即下焦不通，所以名为水逆。水者肾所司也，泽泻味咸入肾，而培水之本；猪苓黑色入肾，以利水之用；白术味甘归脾，制水之逆流；茯苓色白入肺，清水之源委，而水气顺矣。然表里之邪，谅不因水利而顿解，故必少加桂枝，多服暖水，使水津四布，上滋心肺，外达皮毛，溱溱汗出，表里之寒热两除也。白饮和服，亦啜稀粥之微义，又复方之轻剂矣。

【临证提要】

本方主治病证虽多，但其病机均为水湿内盛，膀胱气化不利。在《伤寒论》中原治蓄水证，乃由太阳表邪不解，循经传腑，导致膀胱气化不利，而成太阳经腑同病。太阳表邪未解，故头痛微热；膀胱气化失司，故小便不利；水蓄不化，郁遏阳气，气不化津，津液不得上承于口，故渴欲饮水；其人本有水蓄下焦，饮入之水不得输布而上逆，致水入即吐，故此又称"水逆证"；水湿内盛，泛溢肌肤，则为水肿；水湿之邪，下注大肠，则为泄泻；水湿稽留肠胃，升降失常，清浊相干，则为霍乱吐泻；水饮停于下焦，水气内动，则脐下动悸；水饮上犯，阻遏清阳，则吐涎沫而头眩；水饮凌肺，肺气不利，则短气而咳。治宜利水渗湿为主，兼以温阳化气之法。方中重用泽泻为君，以其甘淡，直达肾与膀胱，利水渗湿。臣以茯苓、猪苓之淡渗，增强其利水渗湿之力。白术、茯苓相须，佐以白术健脾以运化水湿。《素问·灵兰秘典论》谓："膀胱者，州都之官，津液藏焉，气化则能出矣。"膀胱的气化有赖于阳气的蒸腾，故方中又佐以桂枝温阳化气以助利水，解表散邪以祛表邪，《伤寒论》示人服后当饮暖水，以助发汗，使表邪从汗而解。

【验案赏析】

验案一：陈延江医案

患者，女，65岁，糖尿病10余年。口干口渴，饮水不多，四肢关节肿胀疼痛，下肢酸软无力。平素畏风寒，易感冒，外感后关节肿胀疼痛加重，甚则掣痛，不能屈伸，伴有低热，夜晚及清晨口干甚，口黏，渴而欲饮，但饮水不多，言语多时，口中干燥，舌欠灵活。刻诊：外感1周，发热恶寒，关节肿胀疼痛，口干口渴，舌淡胖大，苔白厚腻而干，脉沉弱两尺甚。空腹血糖10.7 mmol/L，尿糖（+）；餐后血糖14.2 mmol/L，尿糖（++）。类风湿因子阳性，红细胞沉降率20 mm/h，抗"O"600 U。西医诊断：糖尿病，类风湿性关节炎。中医诊断：消渴，痹证。辨证属阳虚外感，气滞津停。治宜温阳化气，健脾祛湿。方用五苓散加味：桂枝15 g，茯苓15 g，白术15 g，泽泻20 g，猪苓15 g，麻黄5 g，附子10 g，细辛5 g。3剂，水煎服，日1剂。

二诊：热退，口润，关节肿痛缓解。空腹血糖7.8 mmol/L，尿糖（-）。上方减麻黄、附子、细辛，加防己10 g，黄芪30 g。服药6剂，病情基本得到控制。上方2剂为末，每服6 g，日2次善后。

验案二：陈延江医案

患者，男，54岁。糖尿病5年，消瘦、乏力，时有腹泻，长期服用格列吡嗪、二甲双胍，病情时好时坏。近1周来，口干口渴，肢体酸乏，腹泻，日4~5次，时有水样便，舌胖大，淡嫩，苔白腻，脉滑。空腹血糖14.5 mmol/L，尿糖（++）。大便常规：白细胞1~3个/HP，红细胞阴性。西医诊断：糖尿病，肠炎。中医诊断：消渴，泄泻。辨证为阳气不足，水湿内停。治宜健脾温阳，除湿止泻。方用五苓散加味：桂枝15g，茯苓15g，白术20g，泽泻15g，猪苓15g，煨葛根20g，盐水炒车前子15g（单包）。3剂，水煎服，日1剂。西药停服二甲双胍，因其有粪便稀薄及泄泻等胃肠道不良反应，格列吡嗪20mg，日3次，餐前30分钟口服。

二诊：口干渴缓解，肢体渐觉轻快有力，大便每日2~3次，无水样便，舌胖大苔白，脉缓。血糖8.2 mmol/L。原方减车前子加干姜10g，白扁豆20g，又服5剂，病情基本缓解。为巩固治疗，二诊方加山药20g，2剂为末，每服6g，日2次。随访2年，腹泻未复发。

按：两例均以口干口渴为主症，验案一兼有关节肿胀疼痛，验案二兼有泄泻，但总以阳气不足、水湿停蓄为主要病机，均以五苓散为主方，温阳化气、健脾渗湿。所不同者，前者内有阳气不足，水湿内停，阻遏阳气，津不上承，外有新感寒邪，寒湿停滞，流注关节。故用五苓散与麻黄附子细辛汤合方，五苓散内利外输，内可健运脾阳以利湿，外可输布阳气以治痹，参以麻黄附子细辛汤温阳解表、发越水气，针对关节肿胀疼痛、低热而设。《伤寒论》曰："少阴病始得之，反发热，脉沉者，麻黄附子细辛汤主之。"两方合用，温阳化气，祛湿解表，表里兼顾，故效专而力宏。后者上有津不上承之口干口渴，下有水湿内停之泄泻，故用五苓散加葛根、车前子升阳利水止泻。葛根升发清阳，鼓舞脾胃之阳气，可引清气上朝于口，治疗口干口渴，又可发越水湿，治疗泄泻；车前子利水渗湿，分清浊而止泄泻，利小便以实大便。按阴阳升降相因理论，车前子利湿浊的同时应有促进清气上承的作用，两药合用，一升一降，一疏一利，相因相承，治疗糖尿病之口渴、泄泻效佳。五苓散功能利水渗湿、温阳化气，为利水之主方，治疗水湿内停诸症。水液能在体内正常地升降出入，有赖于肾阳的蒸化，脾气的转输，肺气的宣降。外感风寒，内停水湿，则头痛发热，渴欲饮水，水入即吐。脏腑功能失调，水湿内停，则水肿、身重、泄泻。亦有水湿停滞三焦，下见小便短少，脐下动悸，中见吐涎，上见眩晕。凡此种种，皆是水液失调之象，究其水液失调之机制，不外乎肾失气化，脾失健运，肺失宣降。肺脾肾功能失调，水湿为患，法当温肾阳以助气化，健脾运以助输津，宣肺气以达布散。故用辛热温散的桂枝，内而直达下焦，温命门之火，恢复肾的气化功能；外而温经通阳，发散表邪，促进气化，使津化为气。白术健脾输津，恢复脾胃运化功能，脾能输津是助脾气散精上归于肺，且白术得桂上升，气腾津化通阳之效甚捷。茯苓、猪苓、泽泻利水渗湿，是通调水道令水津下归膀胱。如此则水精四布，五经并行，诸症悉除。

【参考文献】

［1］陈修园.长沙方歌括［M］.北京：中国中医药出版社，2016：42.

［2］陈延江.五苓散治疗糖尿病二则［J］.山东中医杂志，2009，28（4）：271-272.

黄芪桂枝五物汤

《金匮要略》

【方歌】

> 血痹如风体不仁，桂枝三两芍芪均。
> 枣枚十二生姜六，须令阳通效自神。

（陈修园《金匮方歌括》）

【组成】

黄芪三两，芍药三两，桂枝三两，生姜六两，大枣十二枚。

【功效主治】

益气温经，和血通痹。主治血痹，表现为肌肤麻木不仁，脉微涩而紧。临床常用于治疗皮肤炎、末梢神经炎、中风后遗症等见有肢体麻木疼痛，属气虚血滞者。

【加减运用】

凡证属气虚血滞、营卫不和者，皆可选用。血痹病舌质紫黯、脉沉细涩者，可加当归、川芎、红花、鸡血藤。治疗产后身痛可重用黄芪、桂枝，下肢痛加独活、牛膝、木瓜，上肢痛加防风、秦艽、羌活，腰疼重加杜仲、川断、狗脊、肉桂等。

【用法用量】

上五味，以水六升，煮取二升，温服七合，日三服（一方有人参）。

【名家论方】

徐彬：此由全体风湿血相搏，痹其阳气，使之不仁。故以桂枝壮气行阳，芍药和阴，姜、枣以和上焦荣卫，协力祛风，则病原拔，而所入微邪亦为强弩之末矣。此即桂枝汤去草加芪也，立法之意，重在引阳，故嫌甘草之缓小。若黄芪之强有力耳。

【临证提要】

方中黄芪为君，甘温益气，补在表之卫气。桂枝散风寒而温经通痹，与黄芪配伍，益气温阳，和血通经。桂枝得黄芪益气而振奋卫阳；黄芪得桂枝，固表而不致留邪。芍药养血和营而通血痹，与桂枝合用，调营卫而和表里，两药为臣。生姜辛温，疏散风邪，以助桂枝之力；大枣甘温，养血益气，以资黄芪、芍药之功，与生姜为伍，又能和营卫、调诸药，以为佐使。

【验案赏析】

验案一：仝小林医案

安某，女，61岁。主诉：血糖升高14年，双下肢不适，抽搐不安1年余。14年前因消瘦、乏力至医院检查空腹血糖9.4 mmol/L，尿糖（++++），确诊为2型糖尿病。于6年前开始使用胰岛素治疗，现以诺和灵50R早10 IU、晚8 IU皮下注射以控制血糖。初诊症见双下肢不适感，抽搐，夜晚尤甚，天亮前腿部肌肉抽搐成团状，疼痛至哭，持续时间约30分钟，活动或按揉后减轻，四肢凉，此症状已持续1年余。双下肢发软，行动无力，头发易脱落。大便偏干，2~3天/次，小便可，夜尿1~2次，眠佳。脉偏沉细数，舌苔白厚腐底瘀。吸烟30年，不饮酒。查：空腹血糖9.9 mmol/L。西医诊断：糖尿病合并不安腿综合征。中医诊断为消渴病、痹证，辨证为血虚寒凝、经络痹阻。处方予以芍药甘草汤合黄芪桂枝五物汤、大乌头汤加减。白芍 30 g，炙甘草 15 g，制川乌、草乌各 15 g（先煎 4 小时），黄芪 30 g，川桂枝 30 g，鸡血藤 60 g，三七 9 g，酒大黄 9 g（单包）。

二诊：服药 1 个月后未再出现腿部肌肉抽搐，足趾可活动，四肢末端发凉明显改善，效不更方，继用芍药甘草汤合黄芪桂枝五物汤、大乌头汤加减。上方加黄连 30 g，干姜 6 g，三七 15 g，白芍、制川草乌、黄芪剂量调整为白芍 45 g，制川草乌各 30 g，黄芪 60 g。余药不变，守方继服 1 个月。随访 2 个月，未出现腿部肌肉抽搐症状，继服中药控制血糖。

按：多数学者将不安腿归属于中医"痹证"范畴，盖因精血不足、筋脉失养，或邪入经络、内侵筋脉而致。致病原因无疑为风、寒、痰、瘀、湿诸邪客于经脉，致隧道不利、气血运行不畅，肌肉筋脉失于濡养和温煦，以及阴阳失调而致病。其成因主要为肝肾虚衰、筋肉失养与脉络阻滞，不通则痛。肝有藏血的作用，人动则血行于诸经，睡眠时血归于肝，诸经孔穴空虚，风寒之邪乘虚入内，寒滞经脉，阳气受挫，而引起下肢厥冷、疼痛、活动不便等表现，故本病好发于休息和睡眠时。中老年患者以本虚为主，青年患者则以标实为主。患者年逾六旬加之久病，肝肾虚衰，气血不足，又逢风寒湿邪客于经脉，阻滞经络，阳气不得布达通行，筋肉失养，而见四肢凉、双下肢发软、乏力。寒主收引，寒邪侵犯筋肉则筋肉挛急、疼痛，活动后或按揉减轻。方用白芍甘、酸、微寒，具有养血敛阴、柔肝止痛的作用；甘草甘、平，具有缓急止痛、调和药性之功，二者配伍，酸甘化阴，敛阴血，缓急止痛；黄芪、川桂枝、鸡血藤、三七养血活血通络，为血痹虚劳之专方；黄芪益气健脾，川桂枝温阳通络，鸡血藤、三七既能养血，补血虚之弊，又有活血通络之功；制川草乌温经通络，治寒凝经络，为肢体疼痛之要药；酒大黄活血通便。诸药合用，共奏益气养血、温经通络之效。二诊，腿部肌肉抽搐消失，症状改善，效不更方，增加主药用量，并加黄连、干姜增强降糖之力。

验案二：仝小林医案

周某，女，54 岁，2008 年 5 月 22 日因右足趾及背部麻木、视物模糊就诊。患者血糖升高 7 年。患者 2001 年因欲行子宫摘除术做常规检查，发现空腹血糖 6.22 mmol/L，手术前及术中注射胰岛素，出院后即停用胰岛素，亦未服药，仅饮食控制。2007 年因手足麻木查餐后血糖 7.9 mmol/L，同时诊为"神经炎"，一直服用甲钴胺胶囊每次 1 粒，每日 3 次。2007 年 11 月 19 日查颈动脉超声示双侧颈动脉球部内膜增厚伴斑块形成（单发）。脑动脉超声未见明显异常。近几个月开始服用阿卡波糖每次 1 片，每日 2 次，配合饮食运动疗法，血糖控制较好。现症见右足趾及背部麻木，视物模糊，眠差易醒，夜尿 2～3 次，大便干，每日 1 次。查空腹血糖 5.1 mmol/L，餐后血糖 5.6 mmol/L，糖化血红蛋白 5.4%。高血压病史 1 个月，现用尼麦角林 1 片，每日 1 次口服，复方罗布麻 2 片，每日 2 次口服。舌暗红，边有齿痕，苔少，脉弦硬。西医诊断：糖尿病，颈动脉硬化斑块。中医诊断：糖尿病络病，血痹。中医辨证：血虚络瘀证。治以养血活血通络。给予黄芪桂枝五物汤加减。组方：黄芪 30 g，川桂枝 30 g，白芍 30 g，鸡血藤 30 g，首乌藤 30 g，当归 30 g，水蛭粉 12 g，莪术 9 g。嘱下次就诊前查下肢血管超声及肌电图。

2008 年 6 月 18 日二诊：服药 28 剂。右足趾及后背麻木减轻约 50%。现左手指麻木，左眼可见一结节。右下肢浮肿，夜尿 2～3 次。查双下肢动静脉 B 超未见异常，双侧胫腓神经传导速度稍减慢。当日血压 135/75 mmHg。复方罗布麻片减至 2 片，每日 1 次口服。上方加怀牛膝 30 g，生薏苡仁 30 g，水蛭粉增至 15 g。

2008 年 8 月 13 日三诊：服上方 45 剂。右足趾及后背麻木减轻 90%，右下肢浮肿减轻 60%，现双手指尖麻木。随机血糖 4.7 mmol/L，血压 110/70 mmHg。首方加海藻 30 g，怀牛膝 30 g。

2008 年 10 月 8 日四诊：服药 54 剂。足趾、背部及双手指尖麻木感完全消失，下肢浮肿基本消失，血糖控制较好，余无不适。

按：既往有手术史，血海已亏，加之瘀血斑块阻塞经脉，致络脉空虚，血行不畅，失于荣养，故见足趾及背部麻木。黄芪、桂枝、白芍益气养血和营；鸡血藤、首乌藤养血活血通络；当归养血活血；水蛭粉活血通络；莪术破血逐瘀，《药品化义》言其"主破积消坚，去积聚癥块"，是治疗癥积、斑块常用经验药。水蛭粉用量较大，亦是藉其灵动走窜、吮血之性以化瘀消斑。二诊，足趾及背部麻木好转，但出现左手指麻木及左眼结节，右下肢浮肿，此属血水不利所为，故加生薏苡仁利水渗湿，水蛭增量，加怀牛膝活血利水，同时补益肝肾。三诊，浮肿明显减轻，故去薏苡仁，指尖麻木恐仍与颈部动脉斑块有关，故加海藻 30 g，合莪术为临床治疗血管斑块之经验药对。四诊时，诸处麻木均消失，临床已然获效，可继服数剂以巩固疗效。

验案三：林兰医案

患者，男，61 岁，2010 年 11 月 16 日初诊。发现糖尿病 2 年，间断乏力，口干两年半，下肢麻木，偶有静息痛。症见倦怠乏力，口干多饮，纳差，尿频，手足麻木，偶有下肢静息痛、酸痛，舌暗红苔白腻，脉弦细。理化检查：空腹血糖 8.2 mmol/L，餐后血糖 11.8 mmol/L；总胆固醇 6.24 mmol/L，甘油三酯 3.81 mmol/L；高密度脂蛋白胆固醇 1.24 mmol/L，低密度脂蛋白胆固醇 4.01 mmol/L，极低密度脂蛋白胆固醇 1.73 mmol/L。西医诊断为 2 型糖尿病、高脂血症、双下肢动脉硬化症；中医诊断为消渴病，脉痹，气阴两虚，脾虚湿盛，痰瘀内阻。中医治则以益气养阴，活血化瘀，燥湿和中为主。以生脉散和桃红四物汤加减：太子参 15 g，麦冬 10 g，五味子 10 g，桃仁 10 g，红花 10 g，当归 15 g，川芎 10 g，生地 15 g，熟地 15 g，牛膝 12 g，桂枝 10 g，姜黄 15 g，皂角 10 g，丹参 15 g，砂仁 6 g，檀香 6 g，生黄芪 15 g，半夏 9 g，枳实 10 g，茯苓 15 g。14 剂。

2 周后复诊，乏力、口干多饮减轻，下肢静息痛、酸痛好转，仍然手足麻木，舌暗红苔白，脉弦细。平时血糖控制尚满意，予原方去半夏、枳实、茯苓，加山萸肉 12 g，土鳖虫 6 g 继续治疗。后间断性服用，已 4 周，无明显不适，舌暗红苔白，脉弦细。嘱继续巩固疗效，守上方服药。

按：林兰教授运用中医理论、博采众长，结合自己多年治疗糖尿病并发症的临床经验研制的"糖痛方"，由黄芪 30 g，桂枝 10 g，白芍 10 g，川芎 10 g，细辛 3 g，姜黄 15 g，土鳖虫 10 g 组成。本方在黄芪桂枝五物汤基础上加入细辛、川芎、姜黄等多味辛温通络药，可达到辛温通络、透邪外出的作用，使临床疗效更佳。方中生黄芪味甘，性温，入脾、肺经，为补气要药，有补中益气、升阳固表之功，在方中为君药。生黄芪补气力强，气行则血行，可治疗气血亏虚所致的瘀血阻滞证。桂枝味辛、甘，性温，归心、肺、膀胱经。该药辛甘温煦，能发汗解表，温通经脉，散寒止痛，方中与黄芪配伍，温经通络。白芍味苦、酸，性凉，归肝、脾经。本品酸敛肝阴，擅长养血柔肝缓急止痛，既可补血治本，又可缓急止痛，与桂枝同用还有调和营卫之效。川芎味辛、性温，归肝、胆、心包经。辛能温通，既能活血化瘀，又能行气止痛，方中本品配合黄芪起到补气活血之功。姜黄味苦、辛，性温，归脾、肝经。辛散苦泄温通，既入血分又入气分，能活血行气而止痛，方中配合川芎增强其活血化瘀之效。土鳖虫味咸，性寒，有毒，归肝经。本品咸寒入血，性善走窜，能破血逐瘀，消积通经，方中与川芎、姜黄合用，增强活血化瘀的功效。细辛味辛，性温，归肺、肾、膀胱经。本品辛香走窜，宣泄郁滞，善祛风散寒，且止痛之力颇强，既散少阴肾经在里之寒邪，又散骨间的风湿而止痛，本方中辅助桂枝温通经脉、散寒止痛。

此外，还可以配合中药外治法治疗，根据患肢局部的临床表现，在溃破之前，可以采用解毒通络、活血散寒法治疗；溃破之后，继而采用拔脓消肿、清热解毒、脱毒生肌法治疗。如见肢体麻木、发凉、疼痛较剧，选用解毒通络、活血散寒的外用药，如花椒、红花、制乳没各 10 g，加水煎汁200 ~ 300 mL，离子透入每日 1 次，每次 30 分钟。若患肢局部红、肿、热、痛，可以黄柏 10 g，金银花、紫花地丁、蒲公英各 12 g，红花 10 g，加水煎汁 500 ~ 800 mL，趁热熏洗，每日 1 ~ 3 次，每次 30 分钟。熏洗后局部可外敷如意金黄散（用香油调和）。若疮口大量流脓，气味恶臭，宜用大量清热解毒之品。可将黄连、黄柏、黄芩、大黄各 10 g 煎汁，清洗疮面后，用黄连膏纱布或紫草膏纱布外敷，每日换药 1 次。若脓流较多、疼痛剧烈，可用黄连、马钱子各 6 g，浸泡于 500 mL 75% 酒精中，1 周后，湿敷患处。蛋黄油纱条适用于新鲜疮面，有助于疮面收口；或用生肌玉红膏。

验案四：于世家医案

李某，男，56 岁，干部。患者于 2004 年 9 月 26 日初诊收入病房。患者糖尿病病史 10 余年，血糖控制不利，于 3 年前开始自觉双下肢沉重而凉，近 5 个月渐出现双下肢麻木疼痛、间歇性跛行，持续行走距离小于 100 m，夜不能寐，二便调，纳可，舌质暗、苔薄黄腻，脉沉细。理化检查空腹血糖 8.4 mmol/L，餐后 2 小时血糖 13.5 mmol/L，甘油三酯 5.75 mmol/L，总胆固醇 9.87 mmol/L，高密度脂蛋白胆固醇 1.47 mmol/L，低密度脂蛋白胆固醇 6.16 mmol/L，血压 175/95 mmHg，踝肱指数 0.48，体重指数 31.2 kg/m²。双下肢动脉彩超提示双下肢股动脉、腘动脉、胫前动脉、胫后动脉、足背动脉血管内膜明显增厚、不光滑，双侧股动脉内均可见斑块状强回声，彩色血流充盈缺损，左侧胫前动脉、双侧胫后动脉及足背动脉血管内径变细，内可见点状强回声，彩色血流不连续，左侧足背动脉未探及彩色血流信号，符合双下肢动脉硬化闭塞症诊断。西医诊断：2型糖尿病，高血压3级（极高危组），血脂异常症，糖尿病合并双下肢动脉硬化闭塞症。中医诊断：①消渴；辨证：气阴两虚兼血瘀；②脉痹；辨证：寒凝血瘀。治疗上予严格控制血糖、血脂、血压，同时以益气养阴、活血化瘀、温阳通络之方。组成：生黄芪30 g，当归12 g，桃仁12 g，红花9 g，赤芍25 g，白芍25 g，牛膝15 g，木瓜15 g，玄参25 g，丹参15 g，淫羊藿10 g，桂枝6 g，忍冬藤25 g，延胡索15 g，水蛭12 g，土鳖虫9 g，地龙15 g。2周后双下肢麻凉痛症状明显缓解，夜寐可，舌暗红苔薄白，脉沉细。效不更方，3周后间歇性跛行改善，持续行走距离大于500 m，复查彩超提示双下肢动脉血流情况改善。随访半年，已可正常行走。

【参考文献】

［1］陈修园.金匮方歌括［M］.北京：中国中医药出版社，2016：27.

［2］赵林华，刘文科，王强，等.仝小林辨治糖尿病合并不安腿综合征验案两则［J］.中国中医基础医学杂志，2010，16（4）：340-341.

［3］仝小林.黄芪桂枝五物汤治疗糖尿病周围神经病变［J］.中国乡村医药，2011，18（1）：10-11.

［4］李准洙.林兰教授辨治糖尿病合并血脂异常的经验［J］.中国现代医药杂志，2011，（5）：105-106.

［5］郝宏铮.于世家教授治疗糖尿病合并双下肢动脉硬化症经验总结［D］.沈阳：辽宁中医药大学，2006.

玉屏风散

《丹溪心法》

【方歌】

玉屏组合少而精，芪术防风鼎足形。

表虚汗多易感冒，固卫敛汗效特灵。

（邓中甲《方剂学》）

【组成】

防风（去芦）一两，黄芪（去芦，炙）、白术各二两。

【功效主治】

益气固表止汗。主治表虚自汗证，汗出恶风，面色㿠白，舌淡苔薄白，脉浮虚。亦治虚人腠理不固，易感风邪。临床常用于治疗过敏性鼻炎、上呼吸道感染属表虚不固而外感风邪者，以及肾小球肾炎易于伤风感冒而致病情反复者。

【用法用量】

上㕮咀，每服三钱重，水一盏，枣一枚，煎至七分，去滓热服，食后。

【名家论方】

吴昆：卫气一亏，则不足以固津液，而自渗泄矣，此自汗之由也。白术、黄芪所以益气，然甘者性缓，不能速达于表，故佐之以防风。东垣有言，黄芪得防风而功愈大，乃相畏相使者也。是自汗也，与伤风自汗不同，伤风自汗责之邪气实；杂证自汗责之正气虚，虚实不同，攻补亦异。

罗美：防风遍行周身，称治风之仙药，上清头面七窍，内除骨节疼痹、四肢挛急，为风药中之润剂，治风独取此味，任重功专矣。然卫气者，所以温分肉而充皮肤，肥腠理而司开阖。惟黄芪能补三焦而实卫，为玄府御风之关键，且无汗能发，有汗能止，功同桂枝，故又能治头目风热、大风癞疾、肠风下血、妇人子脏风，是补剂中之风药也。所以防风得黄芪，其功愈大耳。白术健脾胃，温分肉，培土即以宁风也。夫以防风之善祛风，得黄芪以固表，则外有所卫，得白术以固里，则内有所据，风邪去而不复来，当倚如屏，珍如玉也。

张秉成：大凡表虚不能卫外者，皆当先建立中气，故以白术之补脾建中者为君，以脾旺则四脏之气皆得受荫，表自固而邪不干；而复以黄芪固表益卫，得防风之善行善走者，相畏相使，其功益彰，则黄芪自不虑其固邪，防风亦不虑其散表，此散中寓补，补内兼疏，顾名思义之妙，实后学所不及耳。

【临证提要】

本证多由卫虚腠理不密，感受风邪所致。表虚失固，营阴不能内守，津液外泄，则常自汗；面色㿠白，舌淡苔薄白，脉浮虚皆为气虚之象。方中黄芪甘温，内补脾肺之气，外可固表止汗，为君药；白术健脾益气，助黄芪以加强益气固表之功，为臣药；佐以防风走表而散风邪，合黄芪、白术以益气祛邪。且黄芪得防风，固表而不致留邪；防风得黄芪，祛邪而不伤正，有补中寓疏、散中寓补之意。

【验案赏析】

验案一：首都医科大学附属北京世纪坛医院中医科医案

患者，男，51岁，主因"间断口干口渴8年，伴尿中泡沫2月余"于2018年10月16日初诊。患者8年前无明显诱因出现口干口渴，乏力，查空腹血糖12.3 mmol/L，诊断为"2型糖尿病"，口服二甲双胍、磷酸西格列汀治疗，血糖控制尚可。2个月前患者发现尿中泡沫，夜尿2～3次，查：尿白蛋白/尿肌酐65.7 mg/g，血肌酐正常，尿蛋白（+），糖化血红蛋白6.5%。刻下症见口干口渴，夜尿3～4次，尿中有泡沫，畏寒，面色暗，乏力气短，善太息，双下肢轻度水肿，大便溏，舌淡暗，苔白腻，脉沉细。西医诊断：2型糖尿病；糖尿病肾病Ⅲ期。中医诊断：消渴病，尿浊。辨证：气虚湿阻、肾虚浊毒内蕴、肝郁气滞证。治以益气化湿、固肾解毒、疏肝行气。方用玉屏风散、水陆二仙丹、二陈汤、四逆散加减。处方：黄芪30 g，炒白术10 g，防风10 g，芡实20 g，金樱子20 g，益智仁20 g，黄连10 g，陈皮10 g，法半夏

9 g，茯苓 30 g，葛根 30 g，山豆根 9 g，柴胡 10 g，白芍 10 g，枳壳 10 g，牛膝 30 g，炒薏苡仁 30 g，车前子 30 g，砂仁 10 g。7 剂，水煎服，1 剂/天，早晚温服。

2018 年 10 月 30 日二诊：患者服药 14 剂（自行抄方 7 剂），口干、口渴、善太息均较前好转，但尿中仍有泡沫，夜尿 2～3 次，畏寒，双下肢轻度水肿，舌淡暗，苔白腻，脉沉细。前方去柴胡、白芍、枳壳，加荔枝核 30 g，乌药 20 g，萆薢 15 g。7 剂，1 剂/天，煎服法同前。

2018 年 11 月 20 日三诊：患者服二诊方 21 剂（自行抄方 14 剂），乏力较前好转，口干、口渴基本消失，尿中泡沫较前减少，面色较前有光泽，夜尿 2 次，但仍有畏寒，腰膝酸软，轻微水肿，查尿蛋白（±），舌淡，苔白，脉沉。去萆薢、葛根、山豆根、法半夏、陈皮，加附子 10 g，杜仲 20 g，续断 30 g。7 剂，1 剂/天，煎服法同前。

2018 年 12 月 4 日四诊：患者服三诊方 14 剂（自行抄方 7 剂），尿中泡沫、畏寒、腰膝酸软症状较前好转，双下肢水肿已消，但仍有轻微畏寒，近日眠差，睡中易醒，舌淡，苔薄黄，脉沉。去附子，加肉桂 6 g，远志 10 g，夜交藤 30 g。7 剂，1 剂/天，煎服法同前。

2018 年 12 月 18 日五诊：患者服四诊方 14 剂（自行抄方 7 剂），诸症均较前明显好转，查：尿白蛋白/尿肌酐 27.4 mg/g，糖化血红蛋白 6.1%，尿蛋白（-），舌淡，苔白，脉沉。效不更方，7 剂，1 剂/天，煎服法同前。随访至 2019 年 2 月未再出现尿中泡沫。

按：糖尿病肾病是糖尿病最常见的微血管并发症之一。冯兴中教授认为糖尿病肾病是糖尿病之坏证，糖尿病日久阴伤气耗，气血津液运行失常，变生湿、痰、瘀等病理产物，壅滞体内、郁积不解而成浊毒，毒邪流注肾脏，损伤肾络，其病位主要在肾，与脾、肝密切相关；病性为本虚标实，本虚以气虚、阴虚、阳虚为主，标实以湿、痰、瘀、热、毒、气滞为主；核心病机为"气虚生毒"。冯兴中教授在临床治疗上针对该核心病机，以"益气固肾解毒"为主要治疗原则，随症进行辨证治疗，加用滋阴、温阳、健脾化湿、祛痰、活血化瘀、清热、疏肝理气等药物，取得了很好的临床疗效。冯兴中教授临床上补气药善用黄芪，黄芪性温味甘，有益气、利尿之功，《本草纲目》谓其"为补药之长"，张锡纯亦言其"为补气之功最优"。现代研究也证明黄芪具有降低血糖，改善糖尿病肾病，延缓肾小球硬化，减轻水肿的作用。气虚或阳虚证，则配伍炒白术、防风，取玉屏风散之意以益气固表。冯兴中教授在治疗糖尿病肾病时强调固肾健脾，脾肾阴阳和，则水液代谢调。固肾常用杜仲、续断、桑寄生等补肾元；小便频则加芡实、金樱子，取水陆二仙丹之意，益肾收敛固涩；肾虚则加益智仁、乌药、山药，取缩泉丸补肾缩尿之功，常获良效。

验案二：首都医科大学附属北京世纪坛医院中医科医案

患者，男，32岁，主因"间断口干口渴10年，控制不佳伴咳嗽20天"于2022年1月1日初诊。患者10年前无明显诱因出现口干口渴，大便不成形，无腹痛，无恶心呕吐，肢冷，诊断为"2型糖尿病"，口服降糖药物治疗，血糖控制欠佳，多次住院治疗调整降糖方案，目前降糖方案为门冬胰岛素30早8 IU、午20 IU、晚8 IU。20天前外感风寒后出现咳嗽咳痰，色黄质黏，无明显发热，食欲减退，腹泻，怕冷。刻下症见口干口渴，畏寒肢冷，面色暗，乏力气短，善太息，双下肢轻度水肿，大便溏，舌淡暗，苔白腻，脉沉细。西医诊断：2型糖尿病。中医诊断：消渴病。辨证：气虚痰阻证。治以益气固表、解表化痰。方用玉屏风散、泻白散加减。处方：黄芪30 g，炒白术10 g，防风10 g，麦冬10 g，黄芩10 g，桑白皮30 g，地骨皮30 g，陈皮10 g，杏仁10 g，瓜蒌皮30 g，法半夏9 g，茯苓30 g，砂仁10 g，木香10 g，焦神曲20 g。7剂，水煎服，1剂/天，早晚温服。

2022年1月9日二诊：患者服药后口干较前好转，咳嗽咳痰减轻，但畏寒，双下肢轻度水肿，舌淡暗，苔白腻，脉沉细。前方加芦根30 g，桔梗6 g，炒薏苡仁30 g。7剂，1剂/天，煎服法同前。

2022年1月16日三诊：患者服药后咳嗽咳痰减轻，面色较前有光泽，纳眠可，但仍有畏寒，腰膝酸软，大便不成形，日2～5次，水样便或糊状，舌淡，苔白，脉沉。给予调理脾胃善后。处方：党参20 g，炒白术30 g，茯苓60 g，白扁豆60 g，莲子30 g，芡实30 g，鸡内金30 g，车前子30 g，焦神曲30 g，焦麦芽30 g，焦山楂30 g，肉豆蔻15 g，诃子肉15 g，地龙10 g，陈皮9 g，炙甘草6 g，7剂，1剂/天，煎服法同前。

按：本患者为青年男性，先天禀赋不足，脾肾亏虚，加之平素嗜食肥甘厚味，酿生痰湿，日久损伤脾胃，脾胃腐熟运化不利，滋补之品转而化热伤阴，邪热炽盛，耗伤阴津，又进一步损伤脾胃，运化无力，水谷精微不能上乘，一身生化乏源，失于濡养，故见精神差、口干口苦、多饮；脾失健运，水湿不化，久湿化热，痰热蕴肺，故见咳嗽、咳痰；脾主四肢肌肉，脾气虚肢体失养，故肢酸乏力。冯兴中教授临床上善用玉屏风散益气固表，黄芪性温味甘，有益气、利尿之功，《本草纲目》谓其"为补药之长"，张锡纯亦言"为补气之功最优"，炒白术健脾止泻，防风祛风除湿。泻白散具有清脏腑热、清泄肺热、止咳平喘之功效，用于肺气失宣的喘咳；肺合皮毛，肺热外蒸于皮毛，故皮肤蒸热，方中桑白皮甘寒性降，专入肺经，清泻肺热，止咳平喘，地骨皮甘寒，清降肺中伏火，粳米、炙甘草养胃和中。配合二陈汤，标本兼顾，燥湿理气，祛已生之痰；健脾渗湿，杜生痰之源，共奏燥湿化痰、理气和中之功。二诊患者仍有腹泻，给予炒薏苡仁，健脾燥湿止泻。三诊无咳嗽咳痰，仍有大便不成形，胃寒肢冷，给予参苓白术散善后，常获良效。

【参考文献】

邓中甲.方剂学［M］.北京：中国中医药出版社，2017：345.

八珍汤

《丹溪心法》

【方歌】

四物归地芍川芎，血症诸方括此中。

若与四君诸品合，双疗气血八珍崇。

（陈修园《时方歌括》）

【组成】

人参、白术、茯苓、甘草（炙）、熟地、当归、白芍各一钱，川芎五分。

【功效主治】

益气补血。主治气血两虚证。主要表现为面色苍白或萎黄，头晕目眩，四肢倦怠，气短懒言，心悸怔忡，饮食减少，舌淡苔薄白，脉细弱或虚大无力。临床常用于治疗病后虚弱、各种慢性病，以及妇女月经不调等属气血两虚者。

【加减运用】

本方加黄芪、肉桂，名十全大补汤。加丹皮、黑山栀、柴胡，名加味八珍汤。

【用法用量】

枣二枚，水煎服。

【名家论方】

吴昆：血气俱虚者，此方主之。人之身，气血而已。气者百骸之父，血者百骸之母，不可使其失养者也。是方也，人参、白术、茯苓、甘草，甘温之品也，所以补气。当归、川芎、芍药、地黄，质润之品也，所以补血。气旺则百骸资之以生，血旺则百骸资之以养。形体既充，则百邪不入，故人乐有药饵焉。

【临证提要】

本方所治气血两虚证多由久病失治、病后失调或失血过多而致，病在心、脾、肝三脏。心主血，肝藏血，心肝血虚，故见面色苍白、头晕目眩、心悸怔忡、舌淡脉细；脾主运化而化生气血，脾气虚，故面黄肢倦、气短懒言、饮食减少、脉虚无力。治宜益气与养血并重。方中人参与熟地相配，益气养血，共为君药。白术、茯苓健脾渗湿，助人参益气补脾；当归、白芍养血和营，助熟地滋养心肝，均为臣药。川芎为佐，活血行气，使地、归、芍补而不滞。炙甘草为使，益气和中，调和诸药。

【验案赏析】

验案一：首都医科大学附属北京世纪坛医院中医科医案

患者，男，74岁，主因"口干多饮，伴双下肢麻木刺痛，下肢皮肤破溃"于2022年11月14日初诊。患者15年前出现间断口干伴多饮（3 L）、多尿、体重下降表现，就诊于当地医院，诊断为2型糖尿病，给予盐酸二甲双胍餐前口服，未规律监测血糖及控制饮食。6年前就诊于当地医院，开始胰岛素治疗。5年前自行停用降糖药物及胰岛素治疗，自述血糖空腹波动在9～11 mmol/L，后一直未规律服用药物及监测血糖。2个月前出现双下肢麻木，偶伴双下肢刺痛感。1周前双足烫伤后右足破溃，主要症状为左足底溃烂，流异臭脓水，足部轻痛。检查：左足底中央见破溃面约4.5 cm×5 cm，目前痛觉不明显；足背动脉搏动减弱，舌红苔少，脉弦略数。西医诊断：2型糖尿病。中医诊断：消渴病，脉痹；辨证：气阴两虚、热毒炽盛证；治以益气养阴、清热解毒、活血化瘀之法，内外合治，并配合西药扩张血管及抗感染等药物，口服与静脉输液并举，中药内服方以八珍汤化裁。方药组成：生黄芪30 g，云苓10 g，白术10 g，天花粉10 g，生地15 g，山药10 g，陈皮10 g，归尾10 g，山茱萸15 g，甲珠10 g，金银花20 g，紫花地丁20 g，甘草6 g。7剂，水煎服，1剂/天，早晚温服。

按：八珍汤有益气补血之功效。主治气血两虚证，气旺则百骸资之以生，血旺则百骸资之以养，气血充形体才能充。本方中黄芪、云苓、白术益气健脾，天花粉、生地、山药养阴清热，归尾、甲珠活血逐瘀，金银花、紫花地丁清热解毒，甘草调和诸药。现代药理学表明黄芪与山药、天花粉、归尾还有降血糖之作用，临床配合消渴丸以降血糖；局部治疗先以蚕食法，逐日清创，剪除腐烂之组织，但坏死组织即剪即生，难以除去；以1%苯扎溴铵冲洗数遍，又以生理盐水冲洗，再以浓煎猪蹄汤擦洗数遍，最后束以（或塞入）拔毒生肌青纱条。经此法治疗近3个月，腐烂组织渐减，新生肉芽组织鲜活，内皮缓慢生长并向中央形行，使疮面最终愈合。

验案二：首都医科大学附属北京世纪坛医院中医科医案

黄某，男，52岁，2009年4月初诊。患者主因"糖尿病20年，疲乏无力3个月"来诊，20年前因口干多饮多尿，就诊于当地医院，诊断为2型糖尿病，给予口服降糖药物治疗，患者未规律服药及饮食控制。3个月前出现乏力气短遂就诊。既往多发腔隙性脑梗死，有高血压病史。查肌酐362 μmmol/L，尿酸416 mmol/L，尿素氮16.1 mmol/L。血常规示RBC：3.99×10¹²/L，Hb：125 g/L。尿常规示潜血（++），蛋白（+）。症见疲乏无力，肩部酸痛，腿软，纳眠可，服通便药后大便稀溏，日二行，舌暗红，苔薄黄，脉沉细数。中医诊断：慢关格，气血阴阳俱虚，浊毒内留。西医诊断：慢性肾功能不全，高血压。中医治法：调补和降通络。方以八珍汤加减。处方：生黄芪30g，当归10g，党参10g，生白术10g，茯苓10g，醋柴胡10g，枳实10g，枳壳10g，赤芍30g，白芍30g，丹参30g，桃仁10g，红花10g，水红花子10g，川芎15g，生地30g，川断10g，川牛膝30g，熟大黄15g，生姜黄10g，丹皮30g，土茯苓30g，茵陈30g，山栀10g，生甘草10g。7剂，每日1剂，水煎服。

服药后患者症状好转，仍有疲乏无力，肩部酸胀，舌暗红，苔薄黄，脉沉细数。治法不变，以上方加减：生黄芪30g，生地10g，当归10g，党参10g，生白术10g，丹参30g，川芎15g，红花10g，桃仁10g，郁金10g，土茯苓30g，泽兰30g，熟大黄15g，丹皮20g，赤芍20g，生甘草10g。14剂，每日1剂，水煎服。

2009年4月27日再诊，诉疲乏无力减轻，时有腰膝酸软，大便日一行，舌暗红，苔薄黄，脉细数。复查肌酐297μmmol/L，尿素氮12.4mmol/L。上方加川牛膝30g补肝肾强腰膝。14剂，每日1剂，水煎服。

2009年5月25日查肌酐242μmmol/L，尿酸426mmol/L，尿素氮10.9mmol/L。效不更方，继续上方加减。14剂，早晚分服，以巩固疗效。

按：慢性肾功能不全是由慢性肾病及多种慢性疾病发展到晚期损害肾脏，肾元虚衰，肾用失司，水湿浊毒内停，累及五脏，耗伤气血所致的一系列综合症候，晚期脾肾衰惫，气虚则化生血的功能亦弱，导致血虚。冯兴中教授根据慢性肾衰竭虚中有实、本虚标实的病机特点，以及肾脏的解剖和生理特点，辨证为气血阴阳俱虚、浊毒内留、血脉瘀滞等型，治疗以调补气血阴阳、和降浊毒、活血化瘀等为法。而补益气血是扶助正气最有效的方法，八珍汤是其代表方之一。《医宗必读》："夫人之虚，不属于气，即属于血，五脏六腑，莫能外焉。"冯兴中教授认为气血是人身之根本，本方补而不滞、温而不燥，与活血化瘀、健脾利湿、滋补肝肾、泻下逐瘀等药配伍，均能增强其驱邪之力，或防止损伤正气，且黄芪具有升提、固表、摄精、益气、托毒、利尿的作用，若运用恰当，能起到"大气一转，其气乃散"之效，从而使正复邪去。当归补血生血，活血通脉。黄芪配当归能使气血互生、促进气血的流通，从而加强肾络的修复。配合党参、生白术补益脾胃，使气血生化有源。川芎、赤芍、桃仁、红花、水红花子、丹参、川牛膝即为常用的活血化瘀范例。慢性肾衰竭病久气机不利，升降失常，必见血瘀；兼之脾肾亏虚，无力推动血行，瘀滞之证缠绵难愈。瘀由虚生，虚因瘀甚。大黄"下瘀血，血闭，寒热，破癥瘕积聚，留饮宿食，荡涤肠胃，推陈致新，通利水谷，调中化食，安和五脏"。冯兴中教授用大黄泄下浊毒、活血化瘀，与枳实、枳壳配伍取承气汤之意通便泄浊毒，即所谓"泄浊毒保肾元"，故获良效。

【参考文献】

陈修园.时方歌括［M］.福州：福建科学技术出版社，2019：8.

半夏泻心汤

《金匮要略》

【方歌】

三两姜参炙草芩，一连痞证呕多寻。
半升半夏枣十二，去滓重煎守古箴。

（陈修园《长沙方歌括》）

【组成】

半夏（洗）半升，黄芩三两，干姜三两，人参三两，黄连一两，大枣十二枚，炙甘草三两。

【功效主治】

调和肝脾，寒热平调，消痞散结。主治寒热错杂之痞证。心下痞，但满而不痛，或呕吐，肠鸣下利，舌苔腻而微黄。临床常用于治疗急慢性胃肠炎、慢性结肠炎、慢性肝炎、早期肝硬化等属中气虚弱、寒热错杂者。

【加减运用】

湿热蕴结中焦，呕甚而痞，中气不虚，或舌苔厚腻者，可去人参、甘草、大枣、干姜，加枳实、生姜以下气消痞止呕。

【用法用量】

上七味，以水一斗，煮取六升，去滓，再煮取三升，温服一升，日三服。

【名家论方】

吴昆：伤寒下之早，胸满而不痛者为痞，此方主之。伤寒自表入里……若不治其表，而用承气汤下之，则伤中气，而阴经之邪乘之矣。以既伤之中气而邪乘之，则不能升清降浊，痞塞于中，如天地不变而成否，故曰痞。泻心者，泻心下之邪也。姜、夏之辛，所以散痞气；芩、连之苦，所以泻痞热；已下之后，脾气必虚，人参、甘草、大枣所以补脾之虚。

【临证提要】

此方所治之痞，是小柴胡汤误下，损伤中阳，少阳邪热乘虚内陷所致。治疗以寒热平调，消痞散结为主。心下即是胃脘，属脾胃病变。脾胃居中焦，为阴阳升降之枢纽，中气虚弱，寒热错杂，故为痞证。脾气主升，胃气主降，升降失常，故见呕吐、肠鸣下利。方中半夏散结消痞、降逆止呕，故为君药；干姜温中散邪，黄芩、黄连苦寒、泄热消痞，故为臣药；人参、大枣甘温益气、补脾气，为佐药；甘草调和诸药，为使药。

【验案赏析】

验案一：倪青医案

患者，女，72 岁，2016 年 4 月 6 日初诊。患者于 2004 年经体检发现空腹血糖 9.8 mmol/L、餐后 2 小时血糖 17.8 mmol/L，经进一步胰岛功能检查诊断为 2 型糖尿病，曾服用二甲双胍等口服降糖药控制血糖，血糖控制良好。2007 年 11 月因血糖控制不佳，降糖方案调整为优泌林 70/30 皮下注射，现优泌林 70/30 早 16 IU、晚 12 IU，空腹血糖 6.0 ~ 7.9 mmol/L，餐后 2 小时血糖 10.0 mmol/L。近 2 周以来，患者倦怠乏力、烧心、胃痛、腹胀痛、腹泻加重，伴食少纳呆、失眠，欲求中医药治疗前来就诊。刻下症见面色黄暗无光泽，倦怠乏力，头晕，口干不欲饮，胃中嘈杂，反酸烧心，腹部痞塞胀满，畏寒肢冷，食欲减退，易饥不欲食，入睡困难，寐后易醒，大便溏泄，每日5次或6次，排便不净感，尿黄，舌质暗红，舌体胖大边有齿痕，舌苔黄腻，脉弦滑。近3个月体重下降3kg。既往高血压病3年，现服用厄贝沙坦片150mg/d，血压控制良好；非增殖性糖尿病视网膜病变1年；脂肪肝、反流性食管炎9年；大肠多发息肉钳除术后3个月。其兄为2型糖尿病患者。辅助检查：2016年4月2日尿常规示pH 5.0，尿比重1.025，尿糖（－），尿酮体（－），尿蛋白（－），白细胞（＋）；肝功能未见异常；糖化血红蛋白10.6%。中医诊断：消渴病，痞满。辨证为脾虚胃热，气机升降失调，夹瘀夹湿。西医诊断：2型糖尿病，非增殖性糖尿病视网膜病变，高血压，脂肪肝，反流性食管炎，失眠。治法：辛开苦降，攻补兼施，佐以活血、祛湿。方药：半夏泻心汤加减。药物：党参10g，法半夏9g，黄连6g，黄芩15g，干姜10g，大枣6枚，丹参30g，葛根30g，虎杖10g，三七粉4g（冲服），金钱草15g，石韦10g。28剂，水煎服，每日1剂。胰岛素方案不变；厄贝沙坦片继续服用。患者服药4周后乏力疲倦减轻，腹胀、反酸、烧心、胃脘部嘈杂基本消失，纳眠改善，大小便调。自测空腹血糖6.0～7.4mmol/L，餐后2小时血糖7.0～8.0mmol/L，血压120～130/80mmHg。继续以该方调理4周，诸症消除，血糖基本正常，糖化血红蛋白6.7%。后胰岛素逐渐减停，改用瑞格列奈片0.5mg口服，每日3次，配合补脾益肠丸善后。随访至今，病情平稳。

　　按：糖尿病属中医学消渴病范畴，传统观点认为其主要病机为阴虚燥热，治疗上以清热润燥、养阴生津分上、中、下三消辨治。随着消渴病认识的深入和降糖药物的应用，糖尿病的自然病程发生了很大改变，传统三消辨证已不能满足本病现代病机本质的变化。许多医家结合临床实践，认为脾胃功能失调是消渴病发病的重要病理机制，程益春教授更是明确指出脾虚致消、理脾愈消。我们认为，糖尿病发病与脾胃功能失调、气机升降失常、脾虚胃热密切相关。半夏泻心汤升降同施、寒温并用、虚实共调、润燥兼顾，为调理脾胃有效方剂，因而临床常用半夏泻心汤辛开苦降调理脾胃治疗本病。本案患者就诊时乏力疲倦、头晕、腹胀下利、畏寒肢冷、食欲减退、体重下降，提示年迈体虚，病程日久脾阳虚损，健运失司，脾气不升，气机升降失调；口干不欲饮、大便排不净感，提示中焦虚弱、痰湿内生；胃中嘈杂、反酸、烧心、口干、易饥，提示胃热；入睡困难，寐后易醒，"胃不和则卧不安"，不寐与脾胃功能失调有关；舌暗红胖大边有齿痕，舌苔黄腻，脉弦滑，结合其他表现，病机为脾胃功能失调，脾虚胃热，气机升降失调，同时兼夹血瘀为患，遂以半夏泻心汤加减调理脾胃治疗。患者小便黄、尿常规显示有白细胞，提示脾虚失运，湿邪内生，郁而化热，膀胱气化失司，故而加用金钱草、石韦清热利湿通淋。气为血帅，脾胃不足，气血生化无源，气虚血瘀，加之脾失健运，痰湿内生，阻碍气机升降，均可导致血瘀，血瘀证为糖尿病并发症的重要病理机制，常贯穿糖尿病的始终。患者舌象暗红，且已存在糖尿病视网膜病，均提示血瘀为患，故而加用丹参、葛根、三七粉、虎杖活血化瘀、祛痰湿。药后患者诸症减轻，胰岛素减停，提示方证对应，切合病机要害。

验案二：李显筑医案

陈某，女，46岁，2011年6月14日初诊。糖尿病病史15年，3年前出现恶心呕吐症状，经治好转，此后反复发作。2个月前无明显诱因出现进食后脘腹胀满，胃痛，恶心，呕吐，不能进食。现主症：神疲乏力，胃痛，恶心，呕吐，不能进食，头眩心悸，身重肢倦，尿频，大便干，夜寐差，舌质暗红，苔白腻，脉细。空腹血糖8.3 mmol/L，电子胃镜示浅表性胃炎。中医诊断：消渴，胃脘痛。西医诊断：2型糖尿病胃轻瘫。治以除湿化痰，和中降逆。方药如下：半夏15 g，干姜15 g，黄连15 g，黄芩15 g，党参15 g，炙甘草20 g，茯苓20 g，白芍50 g，延胡40 g，厚朴12 g，白通草10 g，白蔻仁10 g，竹茹15 g，火麻仁20 g，郁李仁20 g，肉苁蓉30 g。嘱服7剂，每日1剂，水煎分2次服。

2011年6月21日二诊：患者精神状态较前好转，乏力、胃痛、呕吐减轻，可少量进食流食和半流食，大便干，舌质暗，苔薄白微腻，脉细。药用：半夏15 g，干姜15 g，吴茱萸15 g，黄连20 g，黄芩15 g，炙甘草20 g，茯苓25 g，白芍50 g，元胡45 g，厚朴12 g，代赭石15 g，白蔻仁10 g，竹茹15 g，火麻仁20 g，郁李仁20 g，肉苁蓉30 g，大黄12 g（后下），枳实15 g，乳香10 g。续服7剂，每日1剂，水煎分2次服。

2011年6月27日三诊：患者精神状态转佳，乏力、胃痛、呕吐明显减轻，大便干，舌质暗，苔薄白微腻，脉弦细。上方大黄增至15 g，元胡增至50 g，干姜增至25 g，续服14剂，每日1剂，水煎分2次服。

2011年7月11日四诊：患者乏力、胃痛明显减轻，无恶心、呕吐，自觉四肢发凉，大便稍干，舌质暗，苔白滑，脉弦。药用：元胡50 g，吴茱萸20 g，半夏15 g，黄连12 g，厚朴12 g，党参20 g，炙甘草15 g，火麻仁20 g，郁李仁20 g，白芍15 g，肉苁蓉25 g，生地15 g，炮附子10 g（先煎），白术15 g，干姜15 g。续服1周以巩固疗效，1周后随访痊愈。

按：患者初期症状以脾虚、痰湿中阻为主，故以二陈汤合半夏泻心汤加减治疗。早在《和剂局方》之前，《金匮要略》已有橘皮汤、小半夏汤和小半夏加茯苓汤；《千金要方》中有温胆汤，可以说二陈汤正是在上述方剂的基础上，进一步精简而成，健脾燥湿，顺气和中化痰，是治疗痰饮的通用方剂。半夏泻心汤源自《伤寒杂病论》，其辛开苦降、攻补兼施、寒热并举、升降两调。方中姜、夏辛开，配以芩、连苦降，升散之中寓通泄，通泄之中亦寄升散。诸药合用，共同恢复脾胃对气机升降的斡旋之力，使清升浊降，如此则痞结自开，呕利可止。《伤寒贯珠集》云："半夏、干姜之辛，能散其结，黄连、黄芩之苦，能泄其满，而其所以泄与散者，虽药之能，而实胃气之使也。用参、草、枣者，以下后中虚，故以之益气，而助其药之能也。"半夏虽性降而味辛，辛者能升、能散，实是降中寓升，《神农本草经》谓其有"主寒热心下坚，下气……肠鸣，止汗"的功效。其可调中焦气机，消心下痞满，降逆气上泛，使脾升胃降的生理功能恢复而病除。患者胃痛明显，加元胡行气止痛；大便干，加火麻仁、郁李仁、肉苁蓉润肠通便。治疗后期，患者脾胃虚寒，脾寒胃弱，胃失和降，中州不运，脘腹冷痛，四肢欠温，为脾气不升、中阳不足之证，故治以附子理中丸合半夏泻心汤加减。附子理中丸出自宋代《阎氏小儿方论》，方由制附子、党参、干姜、炙甘草组成。附子理中丸奠安中焦，温补脾阳，中州清升浊降，乃一身之气枢利，脾胃健运。方中加吴茱萸以温中补虚，降逆和胃。吴茱萸始载于《神农本草经》："主温中下气，止痛……"《别录谓》："主痰冷，腹内绞痛，诸冷实不消，中恶，心腹痛，逆气，利五脏。"诸药合用，标本同治，共收温中散寒、和胃止痛之功。

【参考文献】

[1]陈修园.长沙方歌括［M］.北京：中国中医药出版社，2016：70.

［2］史丽伟，杜立娟，倪青．半夏泻心汤治疗糖尿病的理论探讨与临床应用［J］．中医杂志，2018，59（3）：246-250．

［3］常健菲，郭力，冯丽君，等．李显筑教授治疗糖尿病胃轻瘫经验［C］/国家中医药管理局，中华中医医学会．第五届国际中医糖尿病大会暨国家中医药糖尿病临床研究联盟成立大会论文集．［出版者不详］2011：162-163．

乌梅丸

《金匮要略》

【方歌】

乌梅丸用细辛桂，人参附子椒姜继。

黄连黄柏及当归，温藏安蛔寒厥剂。

（汪昂《汤头歌诀》）

【组成】

乌梅三百枚，细辛六两，干姜十两，黄连一斤，当归四两，附子（炮）六两，川椒（去汗）四两，桂枝六两，人参六两，黄柏六两。

【功效主治】

缓肝调中，清上温下之功效。用于治疗蛔厥、久痢、厥阴头痛，症见腹痛下痢、颠顶头痛、时发时止、躁烦呕吐、手足厥冷。

【用法用量】

上十味，异捣筛，合治之，以苦酒渍乌梅一宿，去核，蒸之五升米下，饭熟捣成泥，和药令相得，内臼中，与蜜杵二千下，丸如梧子大，先食饮服十丸，三服，稍加至二十丸。禁生冷滑物臭食等。

【名家论方】

吴昆：乌梅味酸，蛔得之而软；连、柏味苦，蛔得之而伏；椒、细味辛，蛔得之而死；干姜、附、桂，温脏寒也；人参、当归，补胃虚也。

程郊倩：乌梅丸于辛酸入肝药中，微加苦寒，纳上逆之阳邪而顺之使下也，名曰安蛔，实是安胃。故并主久痢，见阴阳不相顺接而下利之证，皆可以此方括之也。

汪昂：此足阴明、厥阴药也。蛔得酸则伏，故以乌梅之酸伏之；蛔得苦则安，故以连、柏之苦安之；蛔因寒而动，故以桂、附、姜、椒温其中脏，而以细辛、当归润其肾肝，人参用以助脾，乌梅兼以敛肺。

【临证提要】

方中乌梅酸温安蛔、涩肠止痢，为君药。花椒、细辛性味辛温，辛可伏蛔，温能驱寒并用，共为臣药。附子、干姜、桂枝温脏祛寒，人参、当归养气血，共为佐药。全方共奏缓肝调中，清上温下之功。

【验案赏析】

验案一：金广辉医案

姜某，女，63岁，2015年11月9日初诊。2型糖尿病病史10年，长期口服盐酸二甲双胍、格列齐特，空腹血糖波动在6～12 mmol/L，糖化血红蛋白8%。因近2个月来双下肢麻木发凉，活动后疼痛，夜间腓肠肌痉挛，经多处诊治无效来诊。患者现失眠，头昏，心烦，面部烧热感，乏力，颜面及下肢水肿，纳可，二便调。查血压145/85 mmHg，舌淡红，苔白水滑，脉沉涩，双侧跌阳脉弱，左侧甚于右侧，下肢肤温减低，痛、温觉减弱，腿反射减低，皮肤干燥无破溃。患者拒绝进一步行下肢血管超声及血管造影检查。中医诊断：消渴病（肝肾亏虚、瘀血阻络证）。西医诊断：2型糖尿病、糖尿病周围神经病、糖尿病血管病、原发性高血压。因患者拒绝胰岛素治疗，故口服药不变。中药处方如下：乌梅15 g，肉桂10 g，细辛3 g，人参10 g，制附子15 g（先煎），干姜10 g，黄连10 g，当归10 g，川芎15 g，丹参20 g，黄芪50 g，桂枝30 g，白芍50 g，麻黄6 g，赤芍15 g，葛根40 g，龙骨、牡蛎各20 g。共7剂，代煎，日1剂，每服200 mL，日3服。

2015年11月25日二诊：自述药后腓肠肌痉挛明显减轻，患者初诊见效，但病久药轻。嘱坚持用药。守方加茯苓30 g，白术20 g，天麻10 g，香附15 g，7剂，服法不变。

2015年12月10日三诊：患者左下肢麻木疼痛好转，仍发凉，颜面及下肢水肿消退，乏力感消失，腓肠肌痉挛时有发作，双侧跌阳脉较前有力，守上方减黄芪，继服7剂。

2015年12月21日四诊：患者腰腿痛好转，活动后疼痛减轻，夜眠可，无头晕及面烧感，仍时有腓肠肌痉挛，查血糖6.0 mmol/L，舌淡红苔白，脉沉涩。调整处方如下：乌梅15 g，肉桂10 g，细辛3 g，人参10 g，制附子15 g（先煎），干姜10 g，黄连10 g，当归10 g，川芎15 g，丹参20 g，桂枝20 g，白芍20 g，麻黄8 g，防己15 g，茯苓15 g。共5剂，煎服法同前。

2016年1月5日五诊：患者左下肢疼痛感消失，双下肢仍发凉，偶有夜间左侧腓肠肌痉挛，近日大便干，口干口苦，查血压110/70 mmHg，舌红苔白腻，脉沉。守上方改桂枝6 g，白芍40 g，加大黄10 g，火麻仁10 g，继服5剂。

2016年1月21日六诊：患者时有失眠，大便干，双下肢凉麻疼痛基本消失，活动后无不适，下肢肌痉挛基本未发作，查血糖6.6 mmol/L，双侧跌阳脉较前有力。处方如下：乌梅15 g，肉桂10 g，细辛6 g，人参6 g，制附子15 g（先煎），干姜10 g，黄连10 g，当归15 g，川芎15 g，丹参15 g，桂枝10 g，白芍40 g，麻黄12 g，防己10 g，茯苓20 g，川续断15 g，生甘草20 g，大黄6 g，桃仁15 g。共7剂，煎服法同前。

2016年3月6日七诊：患者下肢麻木疼痛及肌痉挛未再发作，守方不变继服7剂，以巩固疗效。

按： 此患者因长期血糖控制不良，合并有周围神经及血管病变，其主要表现为下肢大血管病变继发缺血的症状，腿足发凉、乏力、行走后酸痛，小腿腓肠肌痉挛性疼痛。患者尚属病变早期，如果不及时治疗，随病变进展，可出现静息痛，严重时，出现持续疼痛，下肢动脉搏动消失，合并溃疡、坏死，最终需截肢治疗。此患者常规治疗无明显效果，金师以乌梅丸为主方合黄芪桂枝五物汤加减治疗，症状很快控制，下肢缺血症状逆转，且疗效持久。金广辉常说，治病要守病机抓主症，用药要有方有法。在糖尿病的并发症治疗上，要守主方，以乌梅丸为基础，而扶正化瘀要贯穿始终，根据病情变化，参其脉证，随证治之。仅举此一例，可观金师临床用药精当之理。

验案二：雷国奇医案

周某，女，25岁，2009年4月8日初诊。患者平素怕冷，时腹胀，近几个月来食欲旺盛，吃到饱胀欲吐才罢。在北京、武汉两地查空腹血糖均超过6.1 mmol/L，考虑2型糖尿病。患者已婚未孕，知道西医治疗此病需终身服药，拒绝服用西药。诊见面色淡白，手足不温，食欲旺，腹胀，大小便正常，睡眠可，舌质偏红，苔薄，脉沉微。证属上热下寒。方用乌梅丸原方：乌梅30 g，细辛5 g，桂枝15 g，黄连12 g，黄柏10 g，当归15 g，人参10 g，花椒5 g，干姜20 g，黑附片50 g（另包先煎2小时）。5剂，水煎服。服完药后，患者电话反馈，食欲恢复正常，复查血糖，空腹4.8 mmol/L。后回北京复查多次均正常，随访至今未发。

按：患者完全符合厥阴病之病机。仅5剂药，患者症状就改善，血糖恢复正常，出笔者意料。后来思索血糖高可能与胃热消谷、增加了血糖来路有关，用乌梅丸之黄连、黄柏清上热（胃热），使食欲正常，故血糖亦降至正常。

【参考文献】

［1］汪昂.汤头歌诀［M］.北京：中国中医药出版社，2007：107.

［2］孙晓明，金广辉.金广辉老师运用乌梅丸法治疗糖尿病经验［J］.内蒙古中医药，2016（12）：178-179.

［3］雷国奇，李家庚.乌梅丸临床应用体会［J］.光明中医，2010，25（5）：854.

柴胡疏肝散

《景岳全书》

【方歌】

柴胡疏肝芍川芎，枳壳陈皮草香附。

疏肝行气兼活血，胁肋疼痛皆能除。

（李冀《方剂学》）

【组成】

陈皮（醋炒）二钱，柴胡二钱，川芎一钱半，枳壳（麸炒）一钱半，芍药一钱半，甘草（炙）五分，香附一钱半。

【功效主治】

理气剂，具有疏肝理气、活血止痛之功效。主治肝气郁滞证。胁肋疼痛，胸闷善太息，情志抑郁易怒，或嗳气，脘腹胀满，脉弦。临床常用于治疗慢性肝炎、慢性胃炎、肋间神经痛等属肝郁气滞者。

【用法用量】

水一盅半，煎八分，食前服。

【名家论方】

秦伯未：本方即四逆散加川芎、香附和血理气，治疗胁痛，寒热往来，专以疏肝为目的。用柴胡、枳壳、香附理气为主，白芍、川芎和血为佐，再用甘草以缓之。系疏肝的正法，可谓善于运用古方。

【临证提要】

肝主疏泄，性喜条达，其经脉布胁肋循少腹。若情志不遂，木失条达，则致肝气郁结，经气不利，故见胁肋疼痛、胸闷、脘腹胀满；肝失疏泄，则情志抑郁易怒、善太息；脉弦为肝郁不舒之征。遵《内经》"木郁达之"之旨，治宜疏肝理气之法。方中以柴胡功善疏肝解郁，用以为君。香附理气疏肝而止痛，川芎活血行气以止痛，二药相合，助柴胡以解肝经之郁滞，并增行气活血止痛之效，共为臣药。陈皮、枳壳理气行滞，芍药、甘草养血柔肝、缓急止痛，均为佐药。甘草调和诸药，为使药。诸药相合，共奏疏肝行气、活血止痛之功。

【验案赏析】

验案一：首都医科大学附属北京世纪坛医院中医科医案

患者，女，46岁。就诊时间2015年1月13日。患者3年前出现口干舌燥、多食易饥、小便量多等症状，到附近医院就诊后诊断为糖尿病，未予以重视，除饮食控制外，未进行其他干预措施。1个月前，患者感到情绪低落，口干口渴加重，时常胸闷胸痛气短，腹胀，胃部不适伴呃逆，四肢肘膝关节以下麻木感伴有夜间刺痛，平素嗜食肥甘，体型肥胖，每日晨起后咳黏痰，大便黏腻，舌暗红有瘀斑，苔少津，舌下脉络迂曲，脉弦细数。查空腹血糖11.3 mmol/L，测餐后2小时血糖13.5 mmol/L，糖化血红蛋白8.9%。西医诊断：糖尿病；中医诊断：消渴病。辨证为肝郁气滞，气阴两虚。治以益气养阴，疏肝解郁。方用柴胡疏肝散合生脉饮加减。处方：太子参30 g，麦冬30 g，五味子6 g，柴胡10 g，炒枳实10 g，白芍30 g，黄连10 g，陈皮10 g，法半夏10 g，茯苓30 g，竹茹10 g，木香10 g，砂仁（后下）10 g，炙青皮20 g，薤白30 g，炙吴茱萸6 g，大腹皮30 g，川芎30 g。7剂，水煎服，每日1剂。

2015年1月20日二诊：患者口干口渴减轻，情绪较前好转，腹胀、胃痛、呃逆症状消失，仍有胸闷、胸痛等症状。胃之气机已顺，加大活血力度。上方去吴茱萸、大腹皮，加三棱10 g，莪术10 g。7剂，水煎服，每日1剂。

2015年1月27日三诊：患者晨起咳痰量较前明显减少，舌上瘀斑基本消失，诸症较前均好转。继续在上方的基础上加减用药，患者继续服用中药2周，诸症基本消失，血糖控制在正常范围，出院后继续服中药1个月，复查血糖控制良好。

按：患者口渴多饮、多食、多尿等符合消渴病的诊断。患者情绪低落，肝失疏泄，肝郁化火，火盛伤阴，出现口干口渴加重、舌苔少津、脉细数等阴虚之征象；阴虚加之肝郁化火，使燥热更甚，胃中燥热则多食易饥，热邪扰动相火，加之肾阴受损，封藏失职，出现小便量多等症；此外，肝气郁滞，气滞则血瘀，出现四肢肘膝关节以下麻木感伴有夜间刺痛等瘀血内阻的症状；气滞则水停，加之患者平素嗜食肥甘，体型肥胖，故有痰湿内停等兼夹症状的出现，如每日晨起后有咳黏痰、大便黏腻；肝郁气滞，全身气机失调，出现腹胀、呃逆、胸闷等症状。总体辨证为肝郁气滞、气阴两虚证，治疗上在疏肝解郁、益气养阴的基础上合用温胆汤和活血化瘀的药物，证药相符，患者病情好转。

验案二：谭华儒医案

患者，男，57岁，职员。确诊2型糖尿病15年，上腹部胀闷不适半年余。2014年5月21日于我科初诊。主症：上腹部胀满不适，严重时伴恶心、呕吐，早饱，胸闷嗳气，嗳气后痛减，大便时干时稀，腹泻与便秘交替，舌红苔薄黄，脉沉弦。平素使用预混胰岛素控制血糖，未正规监测血糖，糖化血红蛋白8.7%；我院多次消化道钡餐提示胃肠蠕动收缩力减弱，胃排空延迟。中医辨证属脾虚，胃失和降。治宜疏肝健脾，和胃降逆。治以柴胡疏肝散加减：柴胡、白芍、陈皮、枳实、香附各10g，炒谷芽、炒麦芽各20g，白术18g，百合9g，乌药、甘草各6g。每日1剂，水煎服。嘱适度运动，继续服用降糖药物。服药4剂，矢气频作，无恶心、呕吐，胀满、胸闷症状大减。加党参、大枣各10g，再10余剂，诸症悉除。

按： 中医认为糖尿病属"消渴"范畴，消渴日久，饮食不节或长期药物损伤，致脾胃失养，加之久病及社会精神压力，致肝气郁结；健运失职，气机不和，致饮食、水谷滞于胃脘；土虚木旺，肝气横逆反胃，肝脾失调，气机郁滞，引起各种症状，治疗选用柴胡疏肝散，佐以健脾、消食、开郁化滞。诸药合用，健脾和胃，行气开郁，上下分消，诸症悉除。

验案三：吕仁和医案

患者，女，63岁，2003年11月2日初诊。主因发现血糖升高10年，胸脘痞闷反复发作5年就诊。患者1993年发现血糖升高，空腹血糖14mmol/L，诊断为2型糖尿病，近年来体重逐渐减轻，服用降糖药血糖控制良好。1998年无明显诱因出现胸脘痞闷，反复发作，每于情绪急躁时症状加重。刻下症：胸脘痞闷，颜面及下肢浮肿，舌暗苔黄，脉弦滑。中医诊断为消渴病痞满，辨证为肝气郁滞、痰湿内停。西医诊断为 2 型糖尿病，糖尿病胃轻瘫。治以疏肝行气，化痰利湿。处方：柴胡疏肝散加味，药用柴胡 10 g，赤芍 10 g，白芍 10 g，枳实 10 g，枳壳 10 g，紫苏梗 20 g，香橼 10 g，佛手 10 g，丹参 15 g，牡丹皮 15 g，桑白皮 20 g，车前子（包煎）30 g，青皮 10 g，陈皮 10 g，半夏 10 g，香附 10 g，乌药 10 g，炙甘草 6 g。14 剂，水煎服。嘱患者严格控制饮食，适量运动，舒畅情志，配合按摩治疗。

2003 年 12 月 1 日复诊：患者诉诸症减轻，继用前方加强化湿利水、调理脾胃之功。

按：本患者糖尿病病史 10 年，以胸脘痞闷为主症，西医诊断为糖尿病胃轻瘫。肝主情志、主疏泄，脾主运化。患者平素情志不遂，气机阻滞，肝气乘脾，脾运受损，则出现胸脘痞闷；气机阻滞，水湿不运，聚湿生痰，痰湿内停，溢于肌肤，则出现颜面下肢水肿；舌暗苔黄、脉弦滑提示气机阻滞，有化热、血瘀趋势。吕仁和教授诊治本患者时运用了"六对论治"中对症辨病与辨证论治相结合的辨证思路。患者以胸脘痞满为主症，辨病属于中医"消渴病痞满"范畴，体现对症辨病论治思路。患者辨证属于肝气郁滞、痰饮内停证，故治疗时选用柴胡疏肝散为主方以疏肝行气，用枳实、枳壳行气消痞除满，紫苏梗、香橼、佛手理中焦气机，桑白皮、车前子利水，香附、乌药、青皮疏肝理气，陈皮、半夏化痰，血瘀证贯穿糖尿病及其并发症的始终，且本患者有化热的趋势，故加用丹参、牡丹皮清热活血，均体现对症辨证论治思路。因吕仁和教授临床灵活运用"六对论治"辨证思路，辨证准确，用药灵活，药后患者诸症缓解。

【参考文献】

［1］李冀.方剂学［M］.北京：中国中医药出版社，2012：179.

［2］高慧娟，冯兴中.冯兴中"从肝论治"糖尿病经验总结［J］.中华中医药杂志，2016，31（10）：4066-4068.

［3］詹红霞，谭华儒.谭华儒运用柴胡疏肝散经验［J］.湖南中医杂志，2016，38（4）：18-19.

［4］吴文静，赵进喜，王世东，等.吕仁和"六对论治"治疗糖尿病性胃轻瘫经验［J］.中华中医药杂志，2015，30（12）：4340-4342.

四磨汤

《严氏济生方》

【方歌】

四磨汤治七情侵，参领槟乌及黑沉。

磨汁微煎调逆气，虚中实症此方寻。

（陈修园《时方歌括》）

【组成】

人参、槟榔、沉香、台乌。

【功效主治】

顺气降逆，消积止痛。用于婴幼儿乳食内滞证，症见腹胀、腹痛、啼哭不安、厌食纳差、腹泻或便秘；中老年气滞、食积证，症见脘腹胀满、腹痛、便秘；以及腹部手术后促进肠胃功能的恢复，四磨汤加减治疗七情郁结、正虚邪实所致疾病，如糖尿病胃轻瘫、肺心病心力衰竭、膈肌痉挛、术后肠粘连等取得良好效果。

【用法用量】

上四味，各浓磨水取七分盏，煎三五沸，温服。

【名家论方】

汪昂：此手太阴药也，气上宜降之，故用槟榔、沉香，槟榔性如针石，沉香入水独沉，故皆能下气；气逆宜顺之，故用乌药；加人参者，降中有升，泻中带补，恐伤其气也。

吴谦：七情随所感皆能为病，然壮者气行而愈，弱者气著为病。愚者不察，一遇上气喘息，满闷不食，谓是实者宜泻，辄投破耗等药，得药非不暂快，初投之而应，投之久而不应矣。若正气既衰，即欲消坚破滞，则邪气难伏，法当用人参先补正气，沉香纳之于肾，而后以槟榔、乌药从而导之，所谓实必顾虚，泻必先补也。四品气味俱厚，磨则取其气味俱足，煎则取其气味纯和，气味齐到，效如桴鼓也。

张秉成：以槟榔、沉香之破气快膈峻利之品，可升可降者，以之为君；而以乌药之宣行十二经气分者助之；其所以致气之逆者，虚也。若元气充足，经脉流行，何有前证？故以人参辅其不逮，否则气暂降而郁暂开，不久又闭矣，是以古人每相需而行也。若纯实无虚者，即可去参加枳壳。

冉小峰：此方乃醒气、散气、降气、纳气，而又维护正气之方也。气喘分两大纲，一在上为实，乃肺气不通调；一在下为虚，乃肾气不归根。本方证治，兼而有之，盖七情感伤，郁滞菀结，气喘而急，上而不下，留滞膈间空膜之地，形成气膈。方制槟榔以开之，乌药以异之，沉香以降之纳之。又用人参之大有力者，主持其间，脾气有统摄，不致散漫耗蚀，上下循环，营周不休，以归复于生理正常。尤妙在四药皆磨，既取其气味之全，又取其缓缓斡旋，不过攻过补，致令转变气损气滞反应之嫌。一本磨上三药，倍人参煎汤，入盐调下，对于虚甚不能运药，义求人参补力之早达，未为不可。然煎则补住气痰，恐诸气药反难以奏功。观喻嘉言《寓意草》，治痰喘夹虚，用人参切则效，人参用煎则不效，其意殊耐深思。要之须恰符病窍病机，斯可耳。

【临证提要】

本方主治因伤于七情，肝气横逆而致气急而喘、胸闷不食之证。此病之本在于肝，而发病之标则在于肺与脾胃，故治宜降气调肝法。方中槟榔性多沉降，善于破滞下气，故为君药。沉香降气平喘，乌药调肝顺气，共为臣药。但降气行气诸药，每易耗损正气，故佐以人参益气护正，使降中有升，泻中带补。四药共用，以降气顺气治肝为本，本病去，则标病之胸闷不食等症亦自愈。方中四味药物使用磨服，则力专效速，故取曰为"四磨"。

【验案赏析】

验案一：吴深涛医案

刘某，女，68岁。糖尿病病史2年，血糖控制稳定。患者诉自2008年9月出现尿频，尿痛，排尿不畅，伴下腹部、会阴部及尿道口拘挛抽搐疼痛，并牵涉双下肢内侧肌肉抽搐疼痛，遇冷则剧，疼痛难忍，痛不欲生，用布桂嗪方能止痛。曾在天津市某医院就诊，膀胱镜、腰椎CT、盆腔CT均正常，泌尿B超正常，尿常规（−），初步诊断为"糖尿病自主神经病、神经源性膀胱"，给予营养神经等治疗均未见明显缓解。2009年3月11日因不慎着凉，疼痛难忍，故来我院就诊，由我院内分泌科以糖尿病合并自主神经病变收入院。入院时神清，精神可，口干，多饮，尿频，夜间排尿可达15～20次，尿急，尿痛有灼热感，少腹、尿道口、双下肢内侧肌肉拘挛抽搐疼痛，排尿不畅，尿不尽，遇寒疼痛加剧，烦躁不安，排气排尿或排便后疼痛减轻，舌淡红、苔白、脉弦。既往史：否认高血压病史及冠心病病史等，否认药物及食物过敏史。查体：体温36.1℃，血压130/80 mmHg，心率75次/分，神志清晰，精神反应可，营养良好，查体合作。心肺未见异常。双肾叩诊（−）。住院检查：尿常规（−），生化肌酐、尿素氮均在正常范围。根据患者尿痛有灼热感、双下肢内侧肌肉拘挛抽搐疼痛、遇寒疼痛加剧、烦躁不安、排气排尿或排便后疼痛减轻可知，患者虚实夹杂、寒热并存，治以疏肝理气、温阳化瘀兼清热之法。中药汤剂给予四磨汤合少腹逐瘀汤加减：乌药12g，沉香7g（后下），炒槟榔10g，陈皮10g，白芍30g，甘草10g，小茴香7g，肉桂5g，炮姜10g，赤芍25g，甘草20g，白花蛇舌草20g，重楼20g，竹叶10g，生薏苡仁20g。

服用4剂后，患者诉其尿道灼热痛好转，少腹、尿道口、双下肢内侧肌肉拘挛仍有抽搐疼痛，次数较前减少，发作时间较前缩短，夜尿次数8～10次。在上方基础上加白芍50g，甘草20g，知母20g，葛根15g。

服用5剂后，未诉尿痛灼热及双下肢内侧肌肉拘挛抽搐，偶有少腹、尿道口抽搐，夜尿次数为5～6次。效不更方。

再服药3剂后不慎着凉，病情再次加重，考虑患者湿热下注为标，寒凝气滞为本，上方减去白花蛇舌草20g，重楼20g，竹叶10g，生薏苡仁20g，加附子10g（先煎）。

服药7剂后，患者症状明显好转，未再出现少腹、尿道口抽搐疼痛，夜尿次数2～3次，偶有尿不尽。在上方基础上加王不留行25g，路路通10g，服药7剂后，不适症状已缓解，夜尿0～1次。为进一步巩固药效，再服14剂，未再复发。

按： 中医学认为糖尿病、神经源性膀胱，相当于"消渴"所继发的"淋证""癃闭"。其病因病机复杂，肾阴亏虚，虚火亢旺，或中气下陷，膀胱失约，或湿热蕴结，气化失司。而本患者病程日久，久病多虚多瘀，正气亏虚日久，阴虚津少，血滞不行，气虚阳弱而推动无力，阻于脉道，瘀血既成，则影响气之运行，气血瘀滞，其气血运行不畅，水道不利，故见排尿不畅、尿频、尿痛。《素问·举痛论》："寒气客则脉不通，脉不通则气因之。""寒气客于厥阴之脉，厥阴之脉者，络阴器系于肝，寒气客于脉中，则血泣脉急，故胁肋与少腹相引痛矣。厥气客于阴股，寒气上及少腹，血泣在下相引，故腹痛引阴股。"寒性收引，再加上肝主筋，肝气郁结不畅，气滞血瘀，筋脉失养，故见双下肢内侧肌肉拘挛抽搐疼痛，遇寒疼痛加剧。病久肝失于疏泄，气火郁于膀胱，湿热下注，故见烦躁不安，尿痛有灼热感。本病以肝郁气滞、寒凝血瘀为本，湿热为标。故要疏肝理气，温阳活血兼顾，寒热并用，以四磨汤合少腹逐瘀汤加减。四磨汤出自宋代严用和的《严氏济生方》，主治七情所伤、肝郁气滞，本病气行为之根本，肝气疏泄，气血运行方可条达。方中沉香、乌药、槟榔皆辛温之峻剂，通行三焦，可理气温阳、调中扶正、行水止痛。少腹逐瘀汤温阳以散寒邪，温通寒散以达气行血行，活血化瘀以通络；配合芍药甘草汤以达缓急止痛；加用白花蛇舌草、重楼、竹叶等苦寒之品，清热利湿而不伤正，以治其标。服用12剂后，症状好转，不慎遇寒使病情反复，此刻已无尿痛灼热感，而以寒象为突出，故去苦寒之品加用附子，加强温阳散寒之力，以达气血通畅之效。服用7剂后，症状明显好转，偶有尿不尽，加用王不留行、路路通，取用其活血利水之长。效不更方，加以巩固，以治愈。

验案二：首都医科大学附属北京世纪坛医院中医科医案

患者，女，58岁，发现血糖升高20年，伴便秘3个月，于2018年4月8日初诊。患者3年前无明显诱因出现口干口渴，消瘦，体重减轻4kg，就诊于当地医院，查空腹血糖9.2mmol/L，给予口服降糖药物治疗，血糖控制在5~9mmol/L。3个月前开始出现便秘，怕冷，无便血，无黑便，无恶心呕吐，遂就诊。刻下症：便秘，疲劳，腰膝酸软，小便清长，心悸，腹胀，嗳气，怕冷，纳可，眠差，小便调，舌暗淡，苔白，脉沉。西医诊断：糖尿病胃肠功能紊乱。中医诊断：消渴病合并便秘。治法：温肾益精，润肠通便。

中药汤剂给予四磨汤合济川煎加减。处方：乌药10g，沉香粉2g，焦槟榔10g，肉苁蓉30g，当归10g，牛膝15g，升麻6g，泽泻10g，炒枳实10g，熟大黄10g，女贞子15g，旱莲草15g，黄芪10g，茯苓15g，生白术15g，炙甘草6g，半夏9g，陈皮10g，砂仁10g（后下），木香10g，厚朴10g，苍术10g。7剂，水煎服，每日1剂，日2次。

2018年4月16日二诊：患者诉便秘减轻，心悸减轻，仍有疲劳、头晕，仍有腹胀嗳气，双下肢发凉，腰痛，纳可，夜尿2～3次，眠差，纳食可。治法：温肾益精，润肠通便。处方：乌药10g，沉香粉2g（后下），焦槟榔10g，肉苁蓉30g，当归10g，牛膝15g，升麻6g，泽泻10g，炒枳实10g，熟大黄10g，丹参30g，党参10g，茯苓10g，生甘草6g，生白术10g，酸枣仁30g，远志10g，川断10g，杜仲10g，桑寄生10g。7剂，水煎服，每日1剂，日2次。

2018年4月24日三诊：患者诉便秘减轻，腰痛减轻，无里急后重，仍有疲劳、头晕，仍有夜尿频多，每夜2～3次，纳食可。治法：温肾益精，润肠通便。处方：肉苁蓉30g，当归10g，牛膝15g，升麻6g，泽泻10g，炒枳实10g，熟大黄10g，乌药10g，益智仁10g，沉香粉2g，党参10g，焦槟榔10g，木香10g。7剂，水煎服，每日1剂，日2次。

按： 功能性便秘是由非器质性原因所引起的粪便干结、排便困难、排便不尽感、排便次数减少的一种比较常见的疾病。随着人们生活节奏的不断加快，加之人类饮食趋向精细化，又受到精神压力、工作压力等多方面的影响，功能性便秘已经逐渐成为影响现代人类生活质量的重要因素之一，其患病率呈上升趋势。一项多地区大样本的调查显示，功能性便秘患病率为6%，女性患病率为8%，明显高于男性。长期便秘可导致肛周疾病、结肠黑变病、结肠憩室、泻剂结肠等，且是心脑血管疾病比如心肌梗死、脑血管意外等疾病的常见诱因。且作为一线治疗药物的泻药包含多种缺陷，如长期应用蒽醌类刺激性泻药（大黄、番泻叶、芦荟等）可导致一种癌前病变——结肠黑变病。容积性泻药易导致胃肠胀气，盐类泻剂可导致体内电解质紊乱，润滑性泻剂需肛用而不方便，汤药治疗便秘有其优势。

中医对便秘的认识早在《黄帝内经》中就有记载，其称便秘为"后不利、大便难"；药王孙思邈的《千金要方》中也有关于"大便不通、大便难"的描述。功能性便秘的中医辨证多见热积秘、寒积秘、气滞秘、气虚秘、血虚秘、阴虚秘、阳虚秘七个证型，临床上亦可见各种兼夹证型。冯兴中教授认为大肠者，传导之官，变化出焉，便秘的形成主要与大肠传导功能失常有关，且与心、肝、脾、肾关系密切，老年人阳气衰弱，肾脏精气不足，阴寒之气积于肠道内，气虚无力致肠道蠕动减慢，从而引发便秘。本患者年过五旬，肾阳虚弱，肾虚开阖失司，气化无力，津液不布，则小便清长；精津不足，肠失濡润，传导不利，故大便不通；肾虚精亏，故腰膝酸软。四磨汤降气顺气通便之力尤甚，方中焦槟榔破滞行气，沉香降气平喘，乌药调肝顺气。济川煎出自明代张介宾的《景岳全书》，临床研究显示济川煎治疗老年性功能性便秘效果显著，明显优于常用西药。方中肉苁蓉味甘咸性温，功能温肾益精、暖腰润肠；当归补血润燥，润肠通便；牛膝补益肝肾，壮腰膝，性善下行；枳实下气宽肠而助通便；泽泻渗利小便而泄肾浊；升麻升清阳降浊阴，以助通便之效。诸药合用，既可温肾益精治其本，又能润肠通便以治其标。用药灵巧，补中有泻，降中有升，具有"寓通于补之中，寄降于升之内"的妙用。患者二诊诉便秘减轻，心悸减轻，出现腰痛、腹胀，故加大养心安神、补肾壮骨之力，加用川断、杜仲、桑寄生补肾壮骨，酸枣仁、远志养心安神、改善睡眠。患者三诊诉便秘减轻，腰痛减轻，无里急后重，以夜尿频多为主诉，遂增加缩泉丸，温肾驱寒、收涩小便，缩泉丸出自陈自明的《妇人大全良方》，方中益智仁温补脾肾、固精气、涩小便，乌药温膀胱气化。纵观全案，以温肾益精、润肠通便为治疗大法，通中有补，补中寓通，寓补于攻，扶正祛邪，有升有降，补而不滞，相辅相成，共奏温肾通便之功，故获良效。

【参考文献】

［1］陈修园.时方歌括［M］.福州：福建科学技术出版社，2019：23.

［2］杨杨.吴深涛主任医师辨治糖尿病神经源性膀胱1例［J］.光明中医，2011，26（2）：359-360.

秘元煎

《景岳全书》

【方歌】

秘元煎方益心脾，四君枣远药味齐。

金樱更正带久遗，如气大虚加黄芪。

（养生之家网）

【组成】

远志（炒）八分，山药（炒）二钱，芡实（炒）二钱，枣仁（炒，捣碎）二钱，白术（炒）半钱，茯苓半钱，炙甘草一钱，人参一、二钱，五味子（畏酸者去之）十四粒，金樱子（去核）二钱。

【功效主治】

益气养心，健脾固涩。主治肝肾亏虚，脾虚气陷，遗精滑精，小便频数，带浊漏下。

【加减运用】

如尚有火觉热，加苦参一二钱；如气大虚，加黄芪一钱至三钱。

【用法用量】

水二盅，煎七分，食远服。此治久遗无火，不痛而滑者，乃可用之。

【名家论方】

张景岳：方中枣仁、远志、五味子宁心安神，人参、白术、茯苓、甘草益气健脾，山药、芡实、金樱子补肾涩精。心、脾、肾三脏得补，则诸证可除。

【临证提要】

本方为主治心、脾、肾三脏不足，遗精滑泄，带下白浊之方。方中人参健脾益气，养心安神；芡实、金樱子健脾补肾、固精止遗，三药相配，上补心，中补脾，下固肾，为主药。白术、茯苓、山药、甘草助人参补气健脾，酸枣仁、远志助人参养心安神。五味子固肾涩精。诸药合用，共奏益气养心、健脾固肾之功。

【验案赏析】

验案一：毛东风医案

王某，女，55岁，2001年10月就诊。糖尿病病史5年，间断服药治疗，病情时轻时重，并有逐渐加重趋势。多饮多尿，尿液混浊似膏脂、有泡沫，食欲不振，倦怠乏力，头晕耳鸣，腰膝酸软，心悸失眠，健忘自汗，面色萎黄，形体消瘦，少气懒言，舌质淡、苔薄白，脉沉弱。空腹血糖14 mmol/L，尿糖（++++）。脾虚日久，气血乏源，心失所养，脾虚及肾，肾精不足。治以健脾益气，补肾固涩，宁心安神。方用秘元煎加味。五味子、人参、白术各10 g，茯苓、芡实、金樱子各15 g，炙甘草、远志各6 g，酸枣仁20 g，山药、黄芪各30 g。日1剂，水煎服，共服40剂，病情基本控制，诸症消失，身体逐渐康复，查血糖正常，随访半年未复发。

按：治疗糖尿病应从整体观念出发，因人而异，辨证求因，审因论治，不能盲目地乱投苦寒清热或甘寒养阴之品，以免耗伤正气，影响气化，加重病情。秘元煎培补脾肾，收敛固涩，故能收到满意效果。

验案二：首都医科大学附属北京世纪坛医院中医科医案

患者，男，56岁。发现血糖升高7年，伴小便泡沫1月余。患者于7年前体检时发现血糖升高，伴口干、口渴、小便增多，未予重视，未经系统治疗，于1个月前发现口干、口渴加重，小便次数增多，有泡沫，量多，为求进一步诊治，遂至门诊就诊。刻下症：口干，无口苦，怕热多汗，纳可，眠差，早醒，醒后可以入睡，无多梦，小便有泡沫，大便不成形，日2～3次，舌淡红，苔薄黄，脉滑。否认其余慢性病病史，否认药物、食物过敏史。辅助检查：尿常规示尿蛋白（++），糖化血红蛋白6.9%，空腹血糖8.9 mmol/L。西医诊断：2型糖尿病，糖尿病肾脏疾病。中医诊断为消渴病肾病，辨证为气阴两虚证，治法为益气养阴、固精缩尿。方以秘元煎合肾气丸加减。处方：党参10 g，五味子6 g，远志10 g，肉桂6 g，知母10 g，黄柏10 g，山药10 g，山萸肉10 g，地黄10 g，茯苓10 g，泽泻10 g，牡丹皮10 g，香附10 g，芡实10 g，金樱子10 g，附子10 g（先煎），白芍10 g，煅赭石10 g（先煎），鬼箭羽9 g，炒栀子10 g，葛根15 g，丹参10 g，生黄芪10 g。14剂，水煎服，日1剂，早晚分温再服。

患者服上方14日后复诊，诉口干减轻，仍有眠差，入睡困难，早醒，小便有泡沫，大便不成形，日2次，怕热多汗，舌淡红，苔薄黄，脉滑。宜益气养阴，固精缩尿。处方：党参10 g，五味子6 g，远志10 g，肉桂6 g，知母10 g，黄柏10 g，山药10 g，山萸肉10 g，地黄10 g，茯苓10 g，泽泻10 g，牡丹皮10 g，香附10 g，芡实10 g，金樱子10 g，附子10 g（先煎），鬼箭羽9 g，生黄芪10 g，土白术20 g，生甘草6 g，陈皮10 g，黄连10 g，麦冬10 g，浮小麦20 g，煅龙骨20 g（先煎），煅牡蛎20 g（先煎）。14剂，水煎服，日1剂，早晚分温再服。

患者服上方14日后复诊，诉小便泡沫减少，口干减轻，腰痛，仍有眠差，入睡困难，早醒，醒后可以入睡，大便不成形，日2次，怕热多汗，舌淡红，苔薄白，脉滑。实验室检查：尿常规示尿蛋白（+），空腹血糖5.5 mmol/L。处方：党参10 g，五味子6 g，远志10 g，肉桂6 g，知母10 g，黄柏10 g，山药10 g，山萸肉10 g，地黄10 g，茯苓10 g，泽泻10 g，牡丹皮10 g，香附10 g，芡实10 g，金樱子10 g，附子10 g（先煎），鬼箭羽9 g，苍术9 g，川牛膝10 g，炒薏苡仁10 g，生黄芪10 g，炒白术30 g，浮小麦30 g，麦冬10 g，淫羊藿10 g，葛根10 g，鸡血藤10 g。14剂，水煎服，日1剂，早晚分温再服。

按： 现代医学对于糖尿病肾病早期无特效药物治疗，中医药对于糖尿病肾病防治具有一定优势，故积极开展糖尿病肾病早期的中西医结合研究，有助于减缓临床早期糖尿病肾病（Ⅲ期）进展。糖尿病肾病属于中医"消渴病肾病"，是由于消渴病日久或失治、误治，耗气伤阴，五脏受损，升降失衡，水湿浊毒内停，瘀血阻络，终致肾之衰败所致。

本病病位在肾，与肝、脾、心有密切关系，病性为本虚标实。冯兴中教授总结脾肾亏虚、浊毒互结是糖尿病肾病普遍的病机，因此，应益气固肾治其本，化浊解毒治其标。在工作实践中，随证加减，因人而异，方可获得良好的疗效。秘元煎出自《景岳全书》，具有益气养心、健脾固涩之功效。其主治肝肾亏虚，脾虚气陷，遗精滑精，小便频数，带浊漏下。《金匮要略·消渴小便不利淋病脉证并治》："男子消渴，小便反多，以饮一斗，小便一斗，肾气丸主之。"腰为肾之府，肾阳虚衰，经脉失于温养，则腰脊膝胫酸痛乏力，身半以下常有冷感；肾阳不足，水液失于蒸化，津不上承，则口渴不已；若阳虚膀胱失约，则小便反多，夜尿尤频；肾气失固，精微物质外溢，则小便泡沫增多。肾阳不足，温煦无能，气化失司，水液代谢失常，治宜补肾助阳。本方少量温阳补火药与大队滋阴益精药为伍，旨在阴中求阳，且以补为主，佐用通散渗利，寓泻于补，使补而不滞。诸药同用，直达病所，配伍精当，方取得良好的临床疗效。

【参考文献】

[1] 养生之家.https：//www.ys991.com/zhongyi/cy/35480.html.

[2] 毛东风，卜庆金.秘元煎加减治疗糖尿病体会 [J].实用中医药杂志，2005，21（1）：42.

旋覆代赭汤

《伤寒论》

【方歌】

旋覆代赭用人参，半夏甘姜大枣临。
重以镇逆咸软痞，痞硬噫气力能禁。

（汪昂《汤头歌诀》）

【组成】

旋覆花三两，人参二两，生姜五两，代赭一两，甘草（炙）三两，半夏（洗）半升，大枣（擘）十二枚。

【功效主治】

降逆化痰，益气和胃。主治胃虚痰阻气逆证。胃脘痞闷或胀满，按之不痛，频频嗳气，或见纳差、呃逆、恶心，甚或呕吐，舌苔白腻，脉缓或滑。临床常用于治疗胃神经官能症、胃扩张、慢性胃炎、胃十二指肠溃疡、幽门不完全性梗阻、神经性呃逆、膈肌痉挛等属胃虚痰阻者。

【加减运用】

胃气不虚者，可去人参、大枣，加重代赭石用量，以增重镇降逆之效；痰多者，可加茯苓、陈皮助化痰和胃之力。

【用法用量】

上七味，以水一斗，煮取六升，去滓，再煎取三升，温服一升，日三服。

【名家论方】

许宏：汗吐下后，大邪虽解，胃气已弱而未和，虚气上逆，故心下痞硬，而噫气不除者。与旋覆花下气除痰为君，以代赭石为臣，而镇其虚气；以生姜、半夏之辛，而散逆气，除痞散硬为佐；人参、大枣、甘草之甘，而调缓其中，以补胃气而除噫也。

【临证提要】

本方证因胃气虚弱、痰浊内阻所致胃脘痞闷胀满、频频嗳气，甚或呕吐、呃逆等。原书用于"伤寒发汗，若吐若下，解后心下痞硬，噫气不除者"，此乃外邪虽经汗、吐、下而解，但治不如法，中气已伤，痰涎内生，胃失和降，痰气上逆之故。而胃虚当补、痰浊当化、气逆当降，所以拟化痰降逆、益气补虚之法。方中旋覆花性温而能下气消痰，降逆止嗳，是为君药。代赭石质重而沉降，善镇冲逆，但味苦气寒，故用量稍小，为臣药。生姜于本方用量独重，寓意有三：一为和胃降逆以增止呕之效；二为宣散水气以助祛痰之功；三可制约代赭石的寒凉之性，使其镇降气逆而不伐胃。半夏辛温，祛痰散结，降逆和胃，与生姜并为臣药。人参、炙甘草、大枣益脾胃，补气虚，扶助已伤之中气，为佐使之用。

【验案赏析】

验案一：李瑞玉医案

患者，女，67岁，农民，2019年6月28日就诊。主诉血糖升高8年，腹胀痞满1月余。12年前诊断为糖尿病，现应用口服降糖药物控制血糖，效果不佳，2年前应用生物合成人胰岛素8 IU三餐前皮下注射，血糖控制不佳。平素有抽烟，少量饮酒。近1个月来自觉腹胀不适，脘腹痞满，嗳气不止，恶心呕吐，身倦乏力，少气懒言，口干口苦，痰多，睡眠差，小便泡沫多，大便不调，舌质淡，苔白腻，脉沉滑。既往有高血压，应用硝苯地平控释片治疗，血压130/85 mmHg左右。实验室检查：尿常规示尿蛋白（+），空腹血糖7.9 mmol/L，血肌酐122 μmol/L。消化超声提示脂肪肝，余无异常。电子胃镜报告：浅表性胃炎，轻度反流性食管炎。证属痰浊内阻，气逆不降。治宜降逆化痰消痞。方选半夏泻心汤加减：清半夏15 g，黄芩12 g，黄连12 g，党参15 g，炒白术15 g，茯苓15 g，厚朴15 g，陈皮12 g，生姜5片，大枣3枚，炙甘草6 g。7剂，每日1剂，水煎分2次口服。

2019年7月5日二诊：自觉腹胀、脘腹痞满稍改善，仍有嗳气，食欲差，胃中饱胀感，身倦乏力，少气懒言，痰多，睡眠差，小便泡沫多，大便偏干，舌质淡，苔白腻，脉沉滑。治宜降逆消痞。方用旋覆代赭汤加减：旋覆花15 g（包），代赭石5 g，清半夏15 g，黄芩12 g，太子参15 g，炒苍术、白术各15 g，茯苓15 g，丁香8 g，厚朴15 g，陈皮12 g，炙甘草6 g，生姜5片，大枣3枚。14剂，每日1剂，水煎分2次口服。

2019年7月26日三诊：自觉腹胀、脘腹痞满大减，嗳气消失，食欲改善，胃中饱胀感，身倦乏力、少气懒言改善，睡眠可，二便调，舌质淡，苔白腻，脉沉滑。自述应用中药后空腹血糖控制在6.4 mmol/L。继续原方14剂，2个月后复诊未再复发。

按：糖尿病胃痞满，《伤寒论》曰"心下痞，按之濡，其脉关上浮者，大黄黄连泻心汤主之。""伤寒发汗，若吐若下，解后心下痞硬，嗳气不除者，旋覆代赭汤主之。"《医学传心录》说："痞满者，非痞块之痞，乃胸中痞闷而不舒畅也，因脾倦不能运化水谷，以致积湿成痰，留于中脘，而感痞闷也。"本病例表现为胃痞满，结合病史，符合糖尿病胃轻瘫诊断，是由糖尿病引起胃排空延缓而导致。《伤寒论》首提"痞"的概念，并结合正虚邪陷、升降失调，制定寒温并用、辛开苦降的治疗大法。此患者属本虚标实，根据仲景的治疗大法，重在降逆化痰、调节升降，在旋覆代赭汤的基础上与半夏泻心汤合方加减的思路，体现理论与实践灵活结合的具体应用。旋覆花、代赭石配合，苦辛通降，寒温并用，而理气降逆；半夏、生姜涤痰消痞；人参、甘草益气补中；黄芩清热。现代研究显示，黄芩有抗感染、抗变态反应及缓解肠管痉挛作用。临床体会重视先天脾胃功能，重剂量的代赭石有碍脾胃运化，不易使痰气消除，小剂量赭石符合经方原意，日后临床再进一步体会。

验案二：彭万年医案

刘某，女，36 岁，2001 年 4 月 2 日首诊。患 2 型糖尿病 3 年余，曾用消渴丸、二甲双胍等药，近期血糖波动在 9.8 ~ 12.6 mmol/L。口渴、易饥、尿多等症时好时坏。近几个月由于工作紧张，服药、饮食均无规律，血糖控制欠佳。最近 1 个月血糖多在 12 ~ 14 mmol/L，口渴纳呆，胃脘部闷胀不适，嗳气频发，时有呕吐，在当地医院久治不愈。其后发展至饮食入胃，日久不化，朝食暮吐，暮食朝吐，面色苍白无华，消瘦，精神不振，四肢乏力。遂到某医院诊治。X 线示胃扩张，胃脘内有液平；胃肠蠕动及排空迟缓。临床检查：腹部有振水音。诊为"糖尿病胃轻瘫，胃扩张潴留"。用西沙必利、多潘立酮等药治疗。起初胃胀症状有所缓解，其后无效，再用时觉胃脘部胀痛。

来诊时患者神疲乏力，面色无华，消瘦，眼窝深陷，胃脘胀满时痛，嗳气频频，时有呕吐，常吐出隔宿食物，舌淡苔白腻，脉弦略迟。诊为消渴病胃胀、胃反证。伤寒六经辨证属太阳病变证，脾虚痰阻，胃气上逆。治以旋覆代赭汤合大半夏汤加减：旋覆花 12 g，代赭石 15 g，党参 15 g，法半夏 12 g，大枣 12 g，生姜 12 g，沉香 9 g（后下），广木香 6 g（后下），炙甘草 6 g。4 剂，水煎服。

复诊时患者嗳气、呕吐等症明显好转，胃脘部满闷、胀痛等症减轻，精神稍好，舌质仍淡腻，苔始化，脉略弦。守前方去广木香加白术 12 g，茯苓 18 g，春砂仁 6 g（后下），4 剂。

三诊时，患者已无嗳气、呕吐等症，胃脘部满闷、胀痛等症大减，纳食有所增加，精神明显好转，舌质淡红，腻苔已化，脉转平缓。即以参苓白术散加减，调理月余。复查 X 线示胃无扩张，无液平。

按：消渴患者，常见胃气虚弱，痰浊内阻，肝气犯胃，胃虚失和，出现心下胃脘痞硬，按之不痛；胃虚肝气逆于胃，而出现脘闷、嗳气频发，甚或呕吐，或噎膈反胃，此为另一证型的糖尿病胃轻瘫。主要责之于胃虚痰阻，虚气上逆，故用旋覆花、生姜、半夏，重在温化痰饮，和降胃气；代赭石镇肝降逆；人参、大枣、炙甘草补益胃气。诸药合用，可使脾胃健运、肝胃和降，痰浊消，嗳气除，则上述诸症可去。若患者兼有胃虚胆热、呕吐泛酸频繁，则可上方合用温胆汤，疗效益佳。

验案三：高天舒医案

李某，女，45岁，职员，2007年4月10日初诊。糖尿病病史8年，1年前出现恶心呕吐症状，经治好转，此后反复发作，1年内体重下降约25 kg。1个月前无明显诱因出现进食后脘闷腹胀不适，恶心呕吐，不能进食。现症：口渴多饮，乏力，恶心，呕吐痰涎，不能进食，尿频量多，夜寐差。查体：腹软，无压痛、反跳痛及肌紧张，双足背动脉搏动尚可，舌质暗，苔腻，脉沉细。电子胃镜示浅表性胃炎。理化检查：血钾3.12 mmol/L，血钠132.10 mmol/L，空腹血糖7.3 mmol/L。中医诊断：消渴，痞证（痰气痞）。西医诊断：2型糖尿病胃轻瘫；电解质紊乱（低钾、低钠血症）。西医治疗：予胰岛素诺和锐30R5IU每晚餐时皮下注射以控制血糖；0.9%氯化钠注射液500 mL，红霉素注射液0.9 g，每日1次静脉滴注，并配以多潘立酮片10 mg，每日3次口服；予0.9%氯化钠注射液100 mL，奥美拉唑40 mg，每日1次静脉滴注以抑酸、保护胃黏膜；予静脉补钾每日4.5 g以纠正离子紊乱；患者不能进食，给予脂肪乳注射液100 mL，每日1次静脉滴注以营养支持治疗。经治2日后患者血钾、血钠均恢复正常，空腹血糖控制在6~8 mmol/L，餐后2小时血糖7~10 mmol/L。中医治疗：予旋覆代赭汤加减。药物组成：旋覆花20 g，代赭石20 g，太子参15 g，制半夏10 g，生姜50 g，炙甘草15 g，大枣20 g，玄参15 g，桔梗20 g。每日1剂，水煎分3次饭前温服。并配以针刺治疗，取中脘、内关、足三里，用1.5寸毫针快速进针，深0.5~1寸，待有酸麻胀感后留针15分钟，留针期间，每隔5分钟行针1次，至局部出现酸麻胀感为止。金津、玉液点刺放血以止呕。

7日后，脘闷、腹胀有所减轻，恶心呕吐好转，但患者口干，胃脘部灼热，无腹痛、腹泻，可少量进食流食和半流食，舌红，少苔，脉沉细。中药调整为健脾化痰、滋阴降逆之法，予半夏泻心汤合旋覆代赭汤加减治疗。药物组成：半夏 10 g，黄芩 10 g，黄连 10 g，太子参 35 g，甘草 10 g，大枣 10 g，生姜 25 g，旋覆花 20 g，代赭石 20 g，神曲 15 g，麦芽 15 g，熟地黄 15 g，麦冬 15 g，知母 15 g。每日 1 剂，水煎分 3 次米粥送服。并针刺中脘、足三里、三阴交以加强治疗。

连服 7 剂后，患者恶心呕吐明显减轻，脘闷、腹胀好转，无明显口干多饮症状，胃脘部灼热感消失，舌红，苔薄白，脉沉细。再服 1 周以巩固疗效，1 周后随访痊愈。

按：高教授指出患者初期症状以"痰气痞"为主，予旋覆代赭汤治疗。旋覆代赭汤出自《伤寒论》："伤寒发汗，若吐若下，解后心下痞硬，噫气不除者，旋覆代赭汤主之。"《伤寒贯珠集》言其"旋覆花咸温，行水下气；代赭石味苦质重，能坠痰降气；半夏、生姜辛温，人参、大枣、甘草甘温，合而用之，所以和胃而止虚逆也。"由于病变在脾胃，故重用生姜以辛散，佐以半夏和胃降逆化痰。用少量代赭石降逆镇肝，作用在于中焦，而不大量使用，以免直达下焦。针刺中脘、内关、足三里作用机制：中脘为胃之募穴，胃经精气所汇聚之处，可健脾胃、助运化、调升降，有升清降浊之功；内关是手厥阴心包经的"络"穴，与其相表里的手少阳三焦经相联系，三焦功于全身气化，内关又是八脉交会穴之一，通于阴维脉。阴维脉的功能是"维络诸阴"，循行上胸膈，遍历胃心胸之间，故内关穴有调理气机、理气和胃的作用；足三里为胃气之大会，补之能健脾胃、升阳举陷，泻之能引胃气下行、助水谷之运化。足三阴经通舌本，金津、玉液穴位于舌系带两旁静脉处，点刺此穴放血，可激发经气，加强气血的运行，疏散外邪，祛痰清热开窍，起到调气和中、抑肝和胃、降逆止呕的作用，使邪去正安。在治疗过程中患者病情出现变化，脾气不升则寒从内生，胃气不降则热从内起，而致脾胃阴虚，表现为"阴虚痞"，因此治法不能单纯治寒、治热、治虚、治实，只宜调和脾胃，协调中州阴阳。予上方合入半夏泻心汤，《伤寒论》谓："伤寒五六日，呕而发热者……但满而不痛者，此为痞，柴胡不中与之，宜半夏泻心汤"。《伤寒贯珠集》云："半夏、干姜之辛，能散其结，黄连、黄芩之苦，能泄其满，而其所以泄与散者，虽药之能，而实胃气之使也。用参、草、枣者，以下后中虚，故以之益气，而助其药之能也。"因干姜性热偏燥，恐其更伤脾胃之阴，故不用之。加入神曲、麦芽、熟地黄、麦冬、知母以滋阴健脾消食。

针刺三阴交，则可健脾益气、调补肝肾、调和气血，与足三里、中脘相伍，振奋中焦，使清升浊降，诸症自安。

【参考文献】

［1］汪昂．汤头歌诀［M］．北京：中国中医药出版社，2007：39.

［2］贾英民，高晓冉，苗伟，等．李瑞玉教授应用旋覆代赭汤临床经验［J］．现代中西医结合杂志，2021，30（15）：1689-1693.

［3］彭万年．经方治疗糖尿病胃轻瘫的体会［J］．广州中医药大学学报，2001（4）：318-320.

［4］俞秋华，高天舒．高天舒教授从瘀论治糖尿病胃轻瘫经验［J］．河北中医，2008（3）：234-235.

当归补血汤

《内外伤辨惑论》

【方歌】

> 当归补血君黄芪，芪归用量五比一。
> 补气生血代表剂，血虚发热此方宜。

（邓中甲《方剂学》）

【组成】

黄芪一两，当归（酒洗）二钱。

【功效主治】

补益气血。主治血虚阳浮发热证。肌热面红，烦渴欲饮，脉洪大而虚，重按无力。亦治妇人经期、产后血虚发热头痛；或疮疡溃后，久不愈合者。临床常用于治疗冠心病、心绞痛等心血瘀阻者；妇人经期、产后发热等血虚阳浮者；各种贫血、过敏性紫癜等血虚有热者。

【加减运用】

若妇女经期，或产后感冒发热头痛，加葱白、豆豉、生姜、大枣以疏风解表；若疮疡久溃不愈，气血两虚而又余毒未尽，可加金银花、甘草以清热解毒；若血虚气弱出血不止，可加煅龙骨、阿胶、山茱萸以固涩止血。

【用法用量】

上件㕮咀，都作一服，水二盏，煎至一盏，去渣，温服，空心食前。

【名家论方】

吴昆：血实则身凉，血虚则身热。或以饥困劳役，虚其阴血，则阳独治，故令肌热、目赤、面红、烦渴引饮。此证纯象伤寒白虎汤之证，但脉大而虚，非大而长，为可辨尔。《内经》所谓脉虚血虚是也。当归味厚，为阴中之阴，故能养血；而黄芪则味甘补气者也，今黄芪多于当归数倍，而曰补血汤者，有形之血不能自生，生于无形之气故也。《内经》曰阳生阴长，是之谓尔。

李东垣：治肌热，燥热，口渴引饮，目赤面红，昼夜不息，其脉洪大而虚，重按全无。《内经》曰脉虚血虚，又云血虚发热证象白虎，惟脉不长实有辨耳，误服白虎汤必死。此病得之于饥困劳役。

【临证提要】

本证多由劳倦内伤、血虚气弱、阳气浮越所致，治疗以补气生血为主。血虚气弱，阴不维阳，故肌热面赤、烦渴引饮，此种烦渴，常时烦时止，渴喜热饮；脉洪大而虚、重按无力，是血虚气弱、阳气浮越之象。方中重用黄芪，其用量五倍于当归，用意有二：一是滋阴补血固里不及，阳气外亡，故重用黄芪补气而专固肌表；二是有形之血生于无形之气，故用黄芪大补脾肺之气，以资化源，使气旺血生。配以少量当归养血和营，则浮阳秘敛，阳生阴长，气旺血生，虚热自退。至于妇人经期、产后血虚发热头痛，取其益气养血而退热。疮疡溃后，久不愈合，用本方补气养血、扶正托毒，有利于生肌收口。

【验案赏析】

验案一：杨叔禹医案

吴某，男，48岁，2018年3月15日初诊。主诉：双眼视物模糊2个月。患者2个月前无明显诱因出现双眼视物模糊，伴飞蚊症。眼科检查：右眼视力0.8，左眼视力0.5。双眼眼前节未见异常；右眼眼底散在少量微血管瘤、点片状出血及黄白色硬性渗出，左眼可见少量黄白色硬性渗出、点片状出血。荧光素眼底血管造影示视网膜、视盘循环基本正常，右眼视网膜少量微血管瘤样高荧光及点片状出血性荧光遮蔽灶，左眼视网膜少量点片状出血性荧光遮蔽灶，双眼可见小片状无灌注低荧光。刻下症：双眼视物模糊，眼干涩，偶有头晕，神疲乏力，纳眠可，二便调，舌质暗红，苔白腻，脉弦。既往2型糖尿病4年。西医诊断：双眼糖尿病视网膜病Ⅱ期；中医诊断：双眼消渴目病（气血亏虚、瘀血阻络证）。治法：益气养血通络。方用当归补血汤加味方Ⅱ号方（厦门大学附属第一医院院内制剂）：当归6 g，黄芪30 g，三七6 g。每次10 mL，每日3次，早中晚饭后温服，服药3个月。

2018年6月15日二诊患者视物模糊、头晕、乏力等症状好转。右眼视力0.9，左眼视力0.7。右眼底微血管瘤、点片状出血减少，左眼底渗出减少。继续给予当归补血汤加味方Ⅱ号方口服，服法同前。随诊3个月，病情稳定。

按：患者病程较短，眼底病变尚不严重，但消渴病耗伤气血，已经出现了头晕、乏力等本虚之症。气虚无力运血，以致瘀血内生，瘀停目络不去；"气伤则血无以存"，气虚摄血失司，血不循经，从而瘀滞目络。选用当归补血汤加味方Ⅱ号方，重用黄芪大补元气、益气生血，同时配伍当归、三七，使活血化瘀贯穿治疗始终，补而不滞，调达气血，方可获益。

验案二：杨叔禹医案

朱某，男，61岁，2018年6月18日初诊。主诉：双眼视物模糊6个月，加重2天。患者6个月前无明显诱因出现双眼视物模糊，2天前视物模糊加重，自觉眼前黑影。眼科检查：右眼视力0.2，左眼视力0.5。眼底照相示双眼可见新生血管形成，右眼散在黄白色渗出、棉絮斑，片状出血；左眼散在片状出血，可见微血管瘤、黄白色渗出。荧光素眼底血管造影示：双眼视网膜大量片状出血性荧光遮蔽灶、左眼微血管瘤样高荧光，双眼大片无灌注区、视网膜新生血管形成，黄斑区可见荧光渗漏。光学相干断层扫描血管成像：双眼黄斑弥漫水肿。刻下症：双眼视物模糊，面色晦暗，乏力，少气懒言，唇甲色淡，纳食欠佳，眠可，小便泡沫增多，大便干结；舌质淡暗，苔少，脉弦细。既往2型糖尿病8年。西医诊断：双眼糖尿病视网膜病Ⅳ期；中医诊断：双眼消渴目病（气血亏虚、瘀血阻络证）。治法：益气养血通络。予中药配合激光治疗。方用当归补血汤加味方Ⅰ号方（厦门大学附属第一医院院内制剂）：当归9 g，黄芪18 g，三七9 g。每次10 mL，每日3次，早中晚饭后温服，服药3个月。

2018年9月19日二诊：患者面色改善，视物模糊、乏力等症状好转，食欲增加。右眼视力0.3，左眼视力0.5。右眼眼底视网膜散在片状出血减轻，左眼渗出及出血减少，双眼黄斑水肿减轻。继续给予当归补血汤加味方Ⅰ号方口服，服法同前。随诊3个月，病情稳定。

按：患者眼底出血属于急性出血期，根据急则治标的原则，治疗当重用三七加强止血之力，防止大量出血严重影响视力、视野。此患者脉外之血虽是新鲜出血，但阻滞于目睛之已经形成瘀血，遮掩神光，治当祛瘀生新，又需要警惕过用活血破瘀之品，导致眼底微血管破裂而反复出血。故选方针对患者眼底病的分期，选择当归补血汤加味方Ⅰ号方治疗，一方面取三七止血活血，且不留瘀滞之效；另一方面由于有形之血不能速生，方中黄芪益气生血可以补充出血后目络血液亏空。且黄芪健脾益气，补土治水，当归、三七去菀陈莝，使黄斑水肿减轻。

验案三：吕仁和医案

患者，女，65岁，2017年3月26日初诊。主诉：口干、多饮10年余。患者10年前无明显诱因出现口干多饮，诊断为2型糖尿病。既往患高血压病、高脂血症5年余。平日自测空腹血糖8～9 mmol/L，餐后2小时血糖11～16 mmol/L。刻下症见胃脘痞闷胀满，烧心，反酸，嗳气，食欲旺盛，偶有胸闷，乏力，左臀及大腿酸痛，时有头晕、头痛，夜寐易醒，小便可，大便不成形，日一行，舌绛、苔黄中裂，脉弦。西医诊断：2型糖尿病；中医诊断：消渴病（气虚血瘀，肝胃气滞）。治法：益气活血，宽中理气，消食和胃。处方：黄芪30 g，当归10 g，太子参20 g，紫苏梗10 g，香橼10 g，佛手

10 g，猪苓 30 g，白芍 20 g，丹参 30 g，甘草 10 g，鸡内金 10 g，山楂 15 g。14 剂，每日 1 剂，水煎分早晚 2 次口服。嘱其清淡饮食，适当活动，保持良好心态。

2017 年 4 月 9 日二诊：腹胀、反酸、烧心等症状好转，食后偶有胸闷，左腿坐骨神经痛，偶左侧偏头痛，每日下午头晕、乏力，眠差，易醒，二便调，舌淡，苔黄，脉沉。处方：茵陈 30 g，炒栀子 10 g，丹参 30 g，川芎 10 g，紫苏梗 10 g，水红花子 10 g，香橼 10 g，佛手 10 g，白芍 30 g，甘草 10 g。14 剂，煎服法同前。

2017 年 4 月 23 日三诊：患者腹胀、反酸、烧心症状明显好转，近日头痛未作，乏力，易困倦，大便调，舌红苔薄，脉细弱。测空腹血糖 7 mmol/L 左右，餐后 2 小时血糖 9 mmol/L 左右。处方在二诊方基础上加灵芝 30 g，红景天 15 g，14 剂，煎服法同前。

2017 年 5 月 10 日四诊：乏力、困倦明显好转，血糖控制稳定，1 周前因双足疼痛多次按揉，后见双足肿痛，偶有口干，大便成形，日 1 ~ 2 次，小便有少量泡沫，舌紫黯，少苔，脉细。处方：黄芪 30 g，当归 10 g，川芎 15 g，猪苓 30 g，泽兰 15 g，鸡内金 10 g，红花 10 g，桃仁 10 g，甘草 10 g，水红花子 10 g。14 剂，煎服法同前。药后患者诸症缓解，未再出现胃脘胀满、烧心、反酸、嗳气等症状，之后在门诊以益气养阴、活血化瘀基本治疗思路中药调理 3 年，病情稳定。

按：本例患者食欲旺盛，喜食肥甘，日久糖脂代谢异常，甘气上溢，转为消渴。消渴病日久，耗气伤津，中气虚弱，且血糖控制不佳，加之饮食失节，脾运受伤，气机不畅，水湿不化，气滞、血瘀、湿热、食积互结，引起胃失和降，发展至消渴病消瘅期。肝胃气滞、湿浊内阻，则见胸闷脘痞、胃胀、反酸、烧心、嗳气；胃不和则卧不安，则失眠易醒；脾不升清则头晕、头痛；消渴病耗气伤阴，久病入络，气虚血瘀，经脉失养，则臀腿疼痛。患者证属本虚标实，故治疗以益气活血、宽中理气、消食和胃为主。方中药对香橼–佛手可理气、宽中、化痰，患者脾胃升降失司，气滞于中焦，湿浊食积于胃，则用香橼、佛手及紫苏梗理气和胃、行气开郁、豁痰祛恶。另以黄芪、太子参益气健脾养阴；当归、白芍、甘草补血活血，调肝理脾，缓急止痛；山楂、鸡内金消食健胃，行气散瘀；猪苓利水渗湿。二诊患者胃痛、烧心好转，又见胸闷、头痛、腿痛等症，以水红花子、茵陈、炒栀子活血止痛、利湿清热。用药后患者诸症好转，但仍觉疲劳、乏力，故加灵芝-红景天药对扶助正气、增强免疫力。四诊时患者因足痛处理不当出现足部瘀血肿痛，以桃仁—红花药对活血化瘀、消肿止痛。之后患者诸症好转，病情稳定，随诊3年病情稳定。

【参考文献】

［1］邓中甲.方剂学［M］.北京：中国中医药出版社，2017：345.

［2］刘颖，张玉娴，杨叔禹.杨叔禹运用当归补血汤加味方治疗糖尿病视网膜病变经验［J］.中国中医眼科杂志，2021，31（8）：570-574.

［3］孙瑞茜，肖永华，傅强，等.吕仁和分期治疗2型糖尿病药对应用经验［J］.中医杂志，2021，62（18）：1573-1577.

二至丸

《冯氏锦囊秘录》

【方歌】

> 二至女贞与旱莲，桑椹熬膏和成圆。
> 肝肾阴虚得培补，消除眩晕与失眠。

（张健《眼科汤头歌诀》）

【组成】

冬青子（即女贞实，冬至日采，不拘多少，阴干，蜜酒拌蒸，过一夜，粗袋擦去皮，晒干，为末，瓦瓶收贮，或先熬旱莲膏旋配用）、旱莲草（夏至日采，不拘多少，捣汁熬膏，和前药为丸）。

【功效主治】

补腰膝，壮精骨，强肾阴，乌鬓发。主治肝肾阴虚，口苦咽干，头昏眼花，失眠多梦，腰膝酸软，下肢痿软，遗精，早年发白等。

【加减运用】

应用中除一方加桑椹子，增益滋阴补血之功外，亦可加枸杞子等，仍不失平补之旨。

【用法用量】

一方加桑椹干为丸。或桑椹熬膏和入。临卧酒服。

【名家论方】

汪昂：此足少阴药也。女贞甘平，少阴之精，隆冬不凋，其色青黑，益肝补肾；旱莲甘寒汁黑，入肾补精，故能益下而荣上，强阴而黑发也。李时珍曰：女贞上品妙药，古方罕用何哉！

【临证提要】

方中女贞子甘苦而凉，善能滋补肝肾之阴；旱莲草甘酸而寒，补养肝肾之阴，又凉血止血。二药性皆平和，补养肝肾，而不滋腻，故成平补肝肾之剂。一方加桑椹干，则增益滋阴补血之力，合而用之，共成滋补肝肾、益阴止血之功。

【验案赏析】

验案一：许公平医案

罗某，女，45岁，发现糖尿病13年，视物模糊，口渴咽干，时有耳鸣，腰膝酸软，大便秘结，1～3日一行，舌红，苔少欠津，脉细数。眼底检查：糖尿病视网膜病变增殖期Ⅱ期伴出血。诊断：糖尿病视网膜病变。证属肝肾阴虚，治以补益肝肾、凉血和血为法。药用二至丸加味：女贞子、五味子、知母、桑叶、菊花、血余炭、地榆炭各10 g，旱莲草、麦冬、竹叶、夜明砂、大黄各6 g，龙胆草9 g，莱菔子30 g。12剂后患者诸症状好转，续服20剂后视物模糊症状逐渐改善。

按：肝肾阴虚不荣口咽，故咽干、口渴。"肝开窍于目"，肝肾阴虚，眼目失于滋养，故见视物模糊；耳失所养，故有耳鸣。虚火上扰，灼伤目络，故有眼底出血。舌红，苔少，脉细数亦为阴虚内热之象。方中旱莲草、女贞子合用同补肝肾之阴，麦冬润肺生津，配以五味子敛阴，桑叶、菊花、龙胆草、大黄清热泻火、通便明目，夜明砂活血明目，血余炭、地榆炭化瘀止血。诸药相合，滋补肺肾，清肝明目。

验案二：《中医药临床杂志》张兰医案

张某，男，67岁，2016年1月13日初诊。主诉：口渴多饮10余年伴双下肢麻木疼痛半年。应用诺和锐30R早24 IU、晚20 IU餐时皮下注射，平素血糖控制尚可。刻下症见口渴多饮，尿频量多，双下肢麻木偶有刺痛，胸背部灼热感，腰酸膝软，头晕，眼干眼涩，大便干硬，寐差，舌质暗红，边尖瘀点，脉细数。查体：血压145/85 mmHg；体重指数19.72 kg/m^2；空腹血糖7.4 mmol/L。肌电图示运动传导速度：双侧腓总神经、胫神经运动传导速度减慢；感觉传导速度：双侧腓浅神经、腓肠神经感觉传导速度减慢。中医诊断：消渴（肝肾亏虚兼血瘀）；西医诊断：2型糖尿病、糖尿病周围神经病。治以滋补肝肾，化瘀通络。方用一贯煎合二至丸加减。处方：当归20 g，麦冬15 g，沙参15 g，熟地15 g，枸杞子20 g，菊花15 g，川楝子10 g，女贞子15 g，旱莲草15 g，牛膝15 g，丹参15 g，鸡血藤15 g，天麻15 g，何首乌15 g，10剂，日2次，水煎服。

2016年1月28日二诊：服用10剂后双下肢仍时有刺痛，胸背部灼热感渐轻，大便渐通，睡眠好转，舌尖瘀点减少。上方加苏木15 g，三棱15 g，续服10剂。

2016年2月12日三诊：患者自述下肢麻木疼痛及余症状均有好转，嘱其控制血糖，适度运动，时常按摩下肢助气行血。上方去鸡血藤、三棱，续服14剂巩固治疗。后随访3个月诸症消失。

按：患者常表现为肢体拘挛疼痛，颤抖，筋惕肉瞤，腰膝酸软，关节活动不利，双目干涩，视物模糊，便少而干，舌体暗红，边有瘀斑、瘀点，脉细数。肝血不足生风，故肢颤；肾阴不足，则腰酸目干；肾水不能涵木，则筋脉拘急疼痛。故以滋补肝肾，化瘀通络为基本治则。方用一贯煎合二至丸加减。随证化裁：头晕目眩者加天麻、钩藤平肝潜阳；震颤，转筋者加白芍、木瓜柔肝缓急。

验案三：唐由之医案

高某，女，30岁，2007年10月15日初诊。主诉：双眼视物模糊2年余。病史：患者有1型糖尿病病史14年，2年前，无明显诱因出现双眼视物模糊，在外院诊断为糖尿病视网膜病。2006年曾行激光治疗（右眼2次，左眼4次），然仍有反复出血现象，慕名找唐教授诊治。诊见：双眼视物模糊。眼科检查：右眼视力0.1（矫正0.3），玻璃体混浊，下方大片积血，后极部眼底窥不清，周边眼底视网膜可见散在出血斑及微血管瘤，视网膜大片激光斑；左眼视力0.15（矫正0.6），视网膜可见较多出血斑及微血管瘤，大片激光斑，黄斑部中心凹反光不见。全身体征：面色少华，神疲乏力，少气懒言，咽干，五心烦热，纳食减少，夜寐尚安，大便干结，舌淡红、苔少，脉细虚无力。诊断：双眼糖尿病视网膜病（右V期，左Ⅲ期）。治法：补气养阴、止血活血、化瘀明目。处方：生蒲黄、姜黄、旱莲草、女贞子各20g，生黄芪、丹参各30g，枸杞子、山茱萸、菟丝子各15g，川牛膝、川芎各10g。20剂，每天1剂，水煎，分2次服。

2007年11月9日二诊：经上方治疗20天后，双眼视物稍清晰。眼科检查：右眼视力0.15（矫正0.4），玻璃体混浊较前减轻，下方大片积血吸收部分，后极部眼底清，周边眼底视网膜仍见散在出血斑及微血管瘤，视网膜大片激光斑；左眼视力0.3（矫正0.8），视网膜出血斑及微血管瘤有所减少。治初见效，守原方继用90剂。

2008年2月10日三诊：右眼视物又较前清晰，左眼同前。双眼视网膜出血基本吸收。眼科检查：右眼视力0.2（矫正0.4），玻璃体混浊又较前减轻，下方大片积血吸收大部分，后极部眼底清，周边眼底视网膜仍见散在出血斑及微血管瘤，但明显减少，视网膜大片激光斑；左眼视力0.3（矫正0.8），视网膜出血斑及微血管瘤明显减少。仍守原方，加生侧柏叶15g以凉血止血，浙贝母、半夏各15g以软坚散结。

2008年10月17日四诊：双眼视物较前清晰。眼科检查：右眼视力0.3（矫正0.5），玻璃体混浊又较前减轻，下方大片积血基本完全吸收，后极部眼底清，周边眼底视网膜未见出血斑及微血管瘤，视网膜大片激光斑；左眼视力0.4（矫正0.9），视网膜未见出血斑及微血管瘤。病情维持稳定。守前方加天花粉、党参、大蓟、小蓟各15g。

2010年3月5日五诊：双眼视物清晰。眼科检查：右眼视力0.4（矫正0.6），左眼视力0.5（矫正1.0），视网膜未见有明显出血斑及微血管瘤。病情仍维持比较稳定。

按：总结唐老治疗糖尿病视网膜病的经验方，发现多用生蒲黄汤合二至丸加减。基本处方：生蒲黄、姜黄、旱莲草、女贞子、丹参、枸杞子、生黄芪、牛膝、山茱萸、菟丝子、川芎。本方主要由两组药物组成：一组为益气养阴药，如黄芪、旱莲草、女贞子、枸杞子、菟丝子、山茱萸等；另一组为止血活血药，如生蒲黄、姜黄、丹参、牛膝、川芎等。玻璃体混浊、眼底纤维增殖明显者加浙贝母、法半夏；肝肾亏虚明显者加生地黄、熟地黄、金樱子、楮实子、五味子等；血虚明显者加当归。方中黄芪为补气要药，唐老治眼病喜欢重用黄芪，且为每方必用之药。在治疗本病中重用黄芪，能充分发挥其益气扶正的功效，还可起到调和诸药的作用。女贞子补肝益肾明目；旱莲草凉血止血，补肾益阴，两药合为二至丸，主要起养阴之功，兼有止血的作用。山茱萸补益肝肾；枸杞子滋补肝肾，益精明目；菟丝子补肾益精，养肝明目，上三药共奏补肝肾之功。蒲黄止血化瘀，生用行瘀血更佳；姜黄行气破瘀，通经止痛，二者合用，不但能止血，还能起到化瘀血、通目络的功用。此外，丹参破瘀血积聚；牛膝引血下行，兼能化瘀；川芎行气活血，配合运用，则可使瘀血更快地消散。

【参考文献】

［1］张健.眼科汤头歌诀［M］.太原：山西科学技术出版社，2009：167.

［2］邓德强.许公平老中医治疗糖尿病周围神经病变、视网膜病变临床经验浅析［J］.新疆中医药，2016，34（1）：35-37.

［3］张栏译，张兰.张兰运用脏腑辨证诊治糖尿病周围神经病变经验［J］.中医药临床杂志，2017，29（10）：1625-1627.

［4］钟舒阳，周尚昆.国医大师唐由之教授治疗糖尿病性视网膜病变经验简介［J］.新中医，2010，42（9）：130-131.

抵当汤

《伤寒论》

【方歌】

> 大黄三两抵当汤，里指任冲不指胱。
>
> 虻蛭桃仁各三十，攻其血下定其狂。
>
> （陈修园《长沙方歌括》）

【组成】

水蛭（熬）、虻虫（去翅足，熬）各三十个，桃仁（去皮尖）二十个，大黄（酒洗）三两。

【功效主治】

活血化瘀。主治内有瘀血之发狂，腹硬满，善忘，消谷善饥，小便自利，大便易，脉微而沉或脉数不解。

【用法用量】

上四味，以水五升，煮取三升，去滓，温服一升，不下，更服。

【名家论方】

张智龙：抵挡汤系《伤寒论》破血逐瘀之名方，本方集水、陆、空最善活血之药于一体，以善饮血之水蛭为君，而利于水；以善吮血之虻虫为臣，而利于陆，用以攻逐膀胱蓄血，使出于前阴；以善破诸经瘀血之桃仁为佐；以草木善行君令之将军大黄为使，破血逐瘀，荡涤邪热，推陈出新。

【临证提要】

抵当汤，每诊必用大黄，或生用或酒制，不仅取其通腑之力，更求其排毒泄浊之功，清除体内毒素。肾衰竭期最主要的病理改变是诸毒积蓄、损伤肾脏，因此，必以排毒泄浊为首务。尿毒症期均伴有高血压，多为肾性高血压。改善肾脏病理状态的同时必须注重控制血压，血压持续不降，肾脏损害将继续恶化，诸多治疗恐将事倍功半。

【验案赏析】

验案一：仝小林医案

苟某，男，60岁。血糖升高20年。患者1987年因出现多食、多饮、多尿至医院查空腹血糖11 mmol/L，诊断为2型糖尿病。曾口服格列本脲半年余，血糖控制较好，后疏于治疗，自行停药。5年后血糖再次升高，始服中药，空腹血糖控制于11～12 mmol/L，仅坚持服药3年再次中断治疗。现注射诺和灵R早15 IU，中8 IU，晚8 IU，睡前18 IU（诺和灵N），血糖控制尚可，空腹血糖5～6 mmol/L，餐后2小时血糖8～9 mmol/L。现症见大便干，排便困难，2～3日一行，每次需服通便药方能排便。下肢水肿，小便泡沫多，夜尿2次，纳眠可。既往糖尿病视网膜病3年，糖尿病肾病4年，高血压2年，血压最高可达180/90 mmHg，现服硝苯地平缓释片。2007年11月12日，生化检查示：BUN 11.42 mmol/L，SCr 218.6 μmol/L，Na$^+$ 133.2 mmol/L；尿常规：Pr 500 mg/dL，GLU 100 mg/dL，RBC 25个/μL。2007年11月15日查餐后2小时血糖10.6 mmol/L。当日血压160/80 mmHg。舌淡红、苔薄黄腻、舌底瘀，脉弦硬略数。诊断：糖尿病肾病，氮质血症，高血压。辨证：肾损络瘀，精微泄漏，血水不利。治法：补肾通络，活血利水。处方：抵当汤加减。生大黄15 g（后下），水蛭9 g，泽兰、泽泻各30 g，益母草30 g，蝉蜕9 g，僵蚕9 g，金樱子30 g，山茱萸30 g，生黄芪30 g，当归30 g。30剂。

2007年12月24日复诊：自述服药后大便通畅，每日2次。下肢水肿减轻40%。近期因出现低血糖，胰岛素减量。现诺和灵R早10 IU，中5～6 IU，晚5～6 IU，睡前诺和灵N 10 IU。2007年12月19日生化检查：BUN 10.33 mmol/L，SCr 168.9 μmol/L，空腹血糖9.2 mmol/L。HbA1c 5.8%。12月23日，空腹血糖4 mmol/L，餐后2小时血糖10 mmol/L。服药1个月，SCr、BUN等生化指标已有明显改善，可守方继服。后患者每月复诊1次，每次检查生化指标均有不同程度改善，多次就诊后双下肢仅轻微水肿，小便中少量泡沫。故换以参芪丹鸡地黄汤合抵当汤加减，长期服用，益肾活血通络。方药如下：生黄芪30 g，党参15 g，鸡血藤30 g，当归15 g，生大黄20 g

（另包），水蛭粉6g（分冲），金樱子30g，山茱萸30g，茺蔚子30g，泽兰、泽泻各15g。随时监测病情。

按：该患者为糖尿病肾病，表现为下肢浮肿、排便困难等。辨证为肾损络瘀，精微泄漏，血水不利。病久气虚，无力推动血液运行，致血行凝滞，脉道瘀阻，血不利则为水，故见下肢浮肿；脾气虚弱，推动无力故见大便困难；病久入肾，肾气虚弱，肾失开阖，不能固摄，故见夜尿频繁等。治法为补肾通络、活血利水，通便解毒。方中黄芪甘温，补中益气，升阳止渴；酒大黄通腑泄热祛瘀，不仅仅取其通腑之力，更求其排毒泄浊之功，清除体内毒素。《本草经别录》评大黄："荡涤肠胃，通利闭结，攻凿积聚"；水蛭粉可活血化瘀通络，推陈致新，血不利则为水，活血有助于利水；金樱子有健脾固涩，益肾封藏之作用，可固涩丢失的尿蛋白。泽兰配泽泻，两药相须为用，泽兰偏重于活血，泽泻偏重于利水，一寒一温，相互制约，相得益彰，纵观全方，攻补兼施，使便通毒祛，瘀消水泄。服此方后浮肿减轻，症状改善显著，生化指标明显改善，胰岛素用量也有所减少，继续予抵挡汤加减善后。

验案二：仝小林医案

患者，女，30岁，2010年8月30日初诊。患者发现血糖升高15年余。刻下症：下肢浮肿，痒甚，乏力，视物模糊，纳眠可，舌淡红，舌体细颤，苔薄白，舌底有瘀滞，脉沉滑数。实验室检查：HGB 84 g/L；TP 58 g/L，ALB 32.8 g/L；BUN 14.42 mmol/L，Cr 116 μmol/L。证属脾气虚弱，瘀血阻络。治以健脾益气，化瘀通络。投以抵当汤加减：黄芪45g，丹参30g，酒大黄6g，水蛭粉3g（分冲），茺蔚子30g，芡实30g。日1剂，水煎服。

2010年10月11日二诊：患者服上方1月余，乏力好转，仍浮肿，视物模糊，纳眠可，二便调，舌暗红，苔厚微黄，舌底滞，脉细弦偏数。实验室检查：BUN 12.06 mmol/L，Cr 99 μmol/L。处方：上方加茯苓60g，怀牛膝30g，增加黄芪的量为60g。

2010年11月20日三诊：患者服上方1月余，仍乏力，早晚明显，下肢仍浮肿，视物模糊，夜尿3～4次，纳眠可，二便调，舌红，苔厚腐腻，舌底瘀，脉小滑数。实验室检查：TP 59.8 g/L，ALB 34.0 g/L，BUN 9.93 mmol/L，Cr 98 μmol/L。处方：2010年8月30日方加山茱萸15g，肉桂15g，茯苓120g，减芡实、茺蔚子。

2011年1月10日四诊：患者服上方1月余，全身乏力减轻，下肢浮肿减轻，仍稍有浮肿，乏力好转，头稍胀，眠差，夜尿3~4次，白天尿量少，纳可，二便调，舌红，苔黄厚腻，舌底瘀，脉小滑数。检查：BUN 12.32 mmol/L，Cr 76 μmol/L。处方：2010年8月30日方加泽泻30 g，泽兰30 g，益母草45 g，减芡实、茺蔚子。患者服药后，乏力、浮肿症状均好转。

按： 该患者为糖尿病肾病，表现为下肢浮肿、乏力、视物模糊、夜尿多等。辨证为脾气虚弱，瘀血阻络。病久气虚，无力推动血液运行，致血行凝滞，脉道瘀阻，血不利则为水，故见下肢浮肿；脾气虚弱，四肢失养，故见乏力；脾气虚弱，清阳不上，双目失养，故见视物模糊；病久入肾，肾气虚弱，肾失开阖，不能固摄，故见夜尿频繁等。治法为健脾益气，化瘀通络。方中黄芪甘温，补中益气，升阳止渴；酒大黄通腑泄热祛瘀；水蛭粉、丹参、茺蔚子均可活血化瘀通络，推陈致新，血不利则为水，活血有助于利水；芡实有健脾固涩、益肾封藏之作用，可固涩丢失的尿蛋白，体现塞因塞用之法。复诊时上方加茯苓，加强健脾利水渗湿之作用，此案水瘀互结加重，用酒大黄、水蛭粉配合则瘀水并除，攻补兼施，使瘀消水泄。服此方后仍浮肿，症状改善不显著，故增加茯苓的量为120 g，再加山茱萸和肉桂，加强补肾阳之力，以温肾阳化气利水。正如《圣济总录》说："消渴病日久，肾气受伤，肾主水，肾气虚衰，气化失常，开阖不利，水液聚于体内出现水肿。"患者服此方后，浮肿减轻，乏力好转。

验案三：《山东中医药大学学报》仝小林医案

患者，男，56岁，2010年11月15日初诊。血糖高5年余。既往有脑梗死5年，脂肪肝2年。刻下症：右侧下肢麻木、发凉，夜间右侧肢体抽搐，乏力，晨起口干，纳眠可，小便偏黄，大便偏干，舌红，苔微黄厚，舌底瘀，脉偏沉滑硬。实验室检查：HbA1c 6%；24小时尿总量3000 mL，24小时尿总蛋白346.9 mg；BUN 7.29 mmol/L，Cr 90.3 μmol/L，UA 452.4 μmol/L。证属脾气虚弱，湿瘀阻络。治以益气祛湿、化瘀通络。投以抵当汤合补阳还五汤加减：酒大黄15 g（包），水蛭粉3 g（冲），黄芪45 g，川芎30 g，地龙30 g，防己30 g，威灵仙30 g，秦皮15 g。日1剂，水煎服。

2010年12月13日二诊：患者服上方1月余，乏力减轻，仍右下肢麻木、发凉，大便2天1次，偏干，纳眠可，舌红，苔微黄厚腻，舌底瘀，脉偏弦略滑。实验室检查：HbA1c 6%；24小时尿总量 2800 mL，24小时尿总蛋白 202.6 mg；BUN 6.01 mmol/L，Cr 96.2 μmol/L，UA 488.5 μmol/L。处方：上方加火麻仁 45 g，增加秦皮的量为 30 g。

2011年1月10日三诊：患者服上方1月余，右下肢麻木减轻，稍麻木、发凉，仍乏力，大便2天1次，偏稀，纳眠可，舌红，苔黄腻，舌底瘀，脉略弦滑。实验室检查：HbA1c 5.35%；24小时尿总蛋白 333.8 mg；Cr 110.6 μmol/L，UA 481 μmol/L。处方：2010年11月15日方加生大黄 9 g，赤芍 30 g，减酒大黄、川芎、秦皮。

按：该患者为糖尿病肾病，表现为肢体发凉、麻木、乏力、大便干等，辨证为脾气虚弱，湿瘀阻络。脾气虚弱为本，湿瘀为标，是虚实夹杂之证。湿瘀阻滞，血行凝滞，脉道瘀阻，故见右侧下肢麻木、发凉；脾气虚弱，脾失运化水谷，肾气虚弱，开阖失司，故见大量蛋白随尿丢失。治法为健脾益气、活血祛瘀通络。方中酒大黄和水蛭粉祛瘀活血通络；黄芪大补脾气，可补虚通络；川芎行气活血，祛风止痛；威灵仙祛风湿，通经止痛，性猛善走，可走十二经脉；汉防己与秦皮，可利水燥湿、消肿止痛。服此方后，下肢仍麻木、发凉，大便干，苔黄厚腻，故加火麻仁润肠通便，增加秦皮的量为 30 g，加强清热燥湿之作用。此后继续以抵当汤为基础方加减，随病情调方，最后诊右下肢麻木、发凉和乏力症状均好转。

【参考文献】

［1］陈修园.长沙方歌括［M］.北京：中国中医药出版社，2016：61.

［2］刘文科，周强，甄仲，等.糖尿病终末期肾病辨治经验举隅［J］.中医杂志，2010，51（8）：691-693.

［3］金末淑.全小林应用抵当汤加减治疗糖尿病肾病验案举隅［J］.山东中医药大学学报，2012，36（2）：130-131.

大黄附子汤

《金匮要略》

【方歌】

附子泻心用三黄，寒加热药以维阳。

痞乃热邪寒药治，恶寒加附治相当。

大黄附子汤同意，温药下之妙异常。

（汪昂《汤头歌诀》）

【组成】

大黄三两，附子（炮）三枚，细辛二两。

【功效主治】

温阳散寒，通便止痛。主治阳虚寒结，腹胁疼痛，大便秘结，发热，手足厥冷，舌苔白腻，脉弦紧。

【用法用量】

上三味，以水五升，煮取二升，分温三服。若强人煮取二升半，分温三服，服后如人行四五里，再进一服。

【名家论方】

丹波元简：按此条证，固属寒实，故大黄附子，相合成剂，性味融和，自为温利之用。如附子泻心汤，则其证表寒里热，故别煮附子，而功则各奏。故同是附子大黄并用，而立方之趣，迥乎不均。徐氏说未确切。盖温利之剂，实以桂枝加大黄汤及此汤为祖。而温脾等诸汤，皆莫不胚胎于此二方矣。

【临证提要】

本方所治，是里寒结滞之证，治当温阳散寒，泻下积滞，使阳气通畅。方中用辛热之附子，温阳散寒；细辛走窜发散，除寒散结；大黄得附子、细

189

辛之辛温，寒性得到抑制，专行荡涤肠胃，泻除寒积之滞。大便得解，腑气通畅，则寒积去，阳气行，诸证自可消除。

【验案赏析】

验案一：仝小林医案

王某，女，39岁，2008年1月21日初诊。发现血糖升高10年。患者10年前发现产后血糖升高，空腹血糖10 mmol/L左右，因症状表现不明显未予系统治疗，先后不规律服用二甲双胍、磺胺类降糖药。2007年初，至医院检查空腹血糖20 mmol/L左右，即住院治疗。2007年10月于北京某医院确诊为糖尿病肾病尿毒症期。现症见恶心，咽部不适，有异物感，四肢沉重，现服用利尿剂，无明显浮肿。头晕，腹胀，胃脘部振水声，气短，心下空虚感，视物模糊，怕冷明显，大便难，临厕努责。2007年12月20日，生化检查示SCr 460 μmol/L，UA 520 μmol/L。血常规示RBC 3.39×10^{12}/L，Hb 108 g/L。舌淡，苔中后部微腐，舌底瘀滞，脉弦细略滑。既往高血压五六年，现服硝苯地平控释片、盐酸特拉唑嗪片等，血压控制于150/80 mmHg。糖尿病视网膜病已进行3次激光手术。当日血压150/80 mmHg。诊断：糖尿病肾病尿毒症期，肾性贫血，肾性高血压。辨证：浊毒犯胃，脾肾阳衰。治法：和胃降逆，排毒通腑，温健脾肾。处方：大黄附子汤合小半夏加茯苓汤、四君子汤。药用：附子30 g（先煎8小时），酒大黄15 g（后下），清半夏15 g，干姜30 g，茯苓60 g，生白术、炒白术各30 g，白芍30 g，炙甘草9 g。患者服药7剂，自觉恶心基本消失，大便通畅。但觉胸部憋闷，四肢沉重乏力，不欲食，腹胀，头晕，夜寐不安。2008年1月25日查生化示空腹血糖7.39 mmol/L，SCr 434 μmol/L，UA 520 μmol/L，BUN 19.59 mmol/L。患者恶心消失，大便通畅，可见胃之逆气已平降，故可去清半夏。虚象愈显，胸中大气不足，运转无力，故觉胸部憋闷。加红参15 g益元气，加生黄芪补经络之气以利水，加水蛭9 g活血通络，合酒大黄为抵当汤。患者服药35剂，2008年3月3日复诊，自述胸部憋闷、气短明显好转，现仅偶发。四肢沉重明显好转，现仅略感发沉。面颊麻木，走路不稳，怕冷，易烦躁，二便调。2008年2月23日查血生化：SCr 329 μmol/L，UA 477 μmol/L，BUN 15.67 mmol/L，空腹血糖6.82 mmol/L。血常规：RBC 3.84×10^{12}/L，Hb 128 g/L。当日血压155/95 mmHg。舌根部腐腻苔，舌底络瘀，脉沉弦缓。加怀牛膝、茺蔚子，茺蔚子又可活血利水，血水同治。舌根部苔腐腻，故加苍术、佩兰化湿浊；胸部憋闷加丹参，并加蝉蜕、紫苏叶，一可预防外感，防肾病加剧；二可疏风化浊减轻蛋白渗漏。患者服药 28 剂，于 2008 年 3 月 31 日复诊。自述服药后颜面麻木好转，行走较前已稳，偶有胸闷气短，视物不清好转。2008 年 3 月 25 日查血生化：SCr 302 μmol／L，UA 433 μmol／L，BUN 14.85 mmol／L，空腹血糖 6.74 mmol／L。血常规：HCT 35.1，Hb 123 g／L。此后患者病情逐渐趋于稳定，SCr、BUN 等生化指标虽偶有反复，但总体趋势为平稳下降，患者本人亦觉自身较前轻快。

按：由于糖尿病肾病水肿的病机是精微渗漏、阴精耗损导致脾肾亏虚，水津不归正化，聚而为水为肿。因此，脾肾亏虚是根本，治当补益脾肾、固涩精微，并非见到水肿就通利，故曰"塞因塞用"。临床常用涩精秘气药如芡实、金樱子、白果、莲子、五味子、诃子、桑椹子、桑螵蛸等。血不利则为水，血行则水行，因此，应用固涩之法需要建立于活血化瘀基础之上，才能收到精微秘固和水肿消退的双重效果。需要注意的是，中药固涩之品具有固肾缩尿功用的同时大多兼有涩肠止泻之功，故易导致癃闭和便秘，引起郁热加重，内热伤阴，可致痰湿瘀血阻滞更甚。所以需同时与利湿（水）、通便剂配伍，仔细推敲二者的用药比例，达到既使尿之精微漏出减少，又使大小便保持通畅的目的。

验案二：首都医科大学附属北京世纪坛医院中医科医案

杨某，54 岁，男，2015 年 8 月 1 日初诊。主诉：泡沫尿、水肿反复发作 3 年余。患者于 10 年前已诊断为"2 型糖尿病"。3 年前发现小便中泡沫增多，经院外诊断为"糖尿病肾病"，目前服用缬沙坦降压、减少尿蛋白。刻下：乏力气短明显，眼睑及下肢浮肿，活动后加重，腰酸痛，双膝以下发凉；大便干，自述便秘多年，大便多 2 ~ 4 日一行；夜尿频多，小便中泡沫多；舌淡，苔白腻，舌下脉络曲张，脉细数。辅助检查：HbA1c 6.7%，UP 4.8 g/24h。肾功能：Cr 165 mmol／L，BUN 15.8 mmol／L，UA 497 mmol／L。西医诊断：2 型糖尿病，慢性肾衰竭。中医诊断：水肿。中医辨证：脾肾亏虚，浊毒血瘀。治以益气养阴，化瘀泄浊。处方以大黄附子汤合水陆二仙丹加减：酒大黄 15 g，炮附子 10 g，黄芪 30 g，丹参 15 g，丹皮 15 g，茯苓 20 g，泽泻 15 g，鬼箭羽 20 g，金樱子 15 g，炒芡实 15 g。水煎服，每日 1 剂。

2015年8月20日二诊：患者服上方2周，乏力、眼睑及下肢水肿明显好转，腰酸痛和小腿怕冷改善，大便每日1次，便质正常，小便泡沫明显减少。辅助检查：UP 3.2 g/24 h。肾功能：Cr 130 mmol/L，BUN 13.8 mmol/L，UA 402 mmol/L。舌淡红，苔白微腻，舌下脉络曲张，脉细数。处方：酒大黄10 g，炮附子10 g，黄芪50 g，丹参30 g，丹皮15 g，茯苓20 g，泽泻15 g，鬼箭羽30 g，金樱子15 g，炒芡实15 g。水煎服，每日1剂。

按：患者初诊以大量蛋白尿、肾功能损伤为主，为所有肾病的晚期表现，综合症状及舌脉辨证为脾肾亏虚、浊毒血瘀。治疗当以健脾补肾、温阳泄浊、活血化瘀为法。肾病晚期患者多呈脾肾阳虚或阴阳两虚的表现，本例患者乏力气短、腰膝发凉提示阳虚，故以大黄附子汤温阳泄浊，方中大黄排毒泄浊，附子、细辛温阳散寒，去大黄寒凉之性，取其泻下之用。针对患者大量蛋白尿，采用黄芪、金樱子、炒芡实以收涩蛋白。此外，患者舌下脉络明显，提示有瘀血之象，肾病后期患者兼有血瘀者居多，国医大师吕仁和教授提出"微型癥瘕"假说，并常采用丹参、丹皮、鬼箭羽等活血消癥之品，故方中加入丹参气血并调，丹皮凉血化瘀，鬼箭羽破血消癥。

【参考文献】

［1］汪昂.汤头歌诀［M］.北京：中国中医药出版社，2007.

［2］刘文科，周强，甄仲，等.糖尿病终末期肾病辨治经验举隅［J］.中医杂志，2010，51（8）：691–693.

当归四逆汤

《伤寒论》

【方歌】

三两辛归桂芍行，枣须廿五脉重生。

甘通二两能回厥，寒入吴萸姜酒烹。

（陈修园《长沙方歌括》）

【组成】

当归三两，桂枝（去皮）三两，芍药三两，细辛三两，甘草（炙）二两，通草二两，大枣（擘，一法十二枚）二十五枚。

【功效主治】

温经散寒，养血通脉。主治血虚寒厥证。手足厥寒，或腰、股、腿、足、肩臂疼痛，口不渴，舌淡苔白，脉沉细或细而欲绝。临床常用于治疗血栓闭塞性脉管炎、无脉症、雷诺病、小儿麻痹、冻疮、妇女痛经、肩周炎、风湿性关节炎等属血虚寒凝者。

【用法用量】

上七味，以水八升，煮取三升，去滓，温服一升，日三服。

【名家论方】

许宏：阴血内虚，则不能荣于脉；阳气外虚，则不能温于四末，故手足厥寒、脉细欲绝也。故用当归为君，以补血；以芍药为臣，辅之而养营气；以桂枝、细辛之苦，以散寒温气为佐；以大枣、甘草之甘为使，而益其中，补其不足；以通草之淡，而通行其脉道与厥也。

王子接：当归四逆不用姜、附者，阴血虚微，恐重劫其阴也，且四逆虽寒，而不至于冷，亦惟有调和厥阴，温经复营而已，故用酸甘以缓中，辛甘以温表，寓治肝四法，桂枝之辛以温肝阳，细辛之辛以通肝阴，当归之辛以补肝，甘、枣之甘以缓肝，白芍之酸以泻肝，复以通草利阴阳之气，开厥阴之络。

吴谦：此方取桂枝汤君以当归者，厥阴主肝为血室也；佐细辛味极辛，能达三阴，外温经而内温脏；通草其性极通，善开关节，内通窍而外通营；倍加大枣，即建中加饴用甘之法；减去生姜，恐辛过甚而迅散也。

【临证提要】

本方证多由营血虚弱、寒凝经脉、血行不利所致，治疗以温经散寒、养血通脉为主。素体血虚而又经脉受寒，寒邪凝滞，血行不利，阳气不能达于四肢末端，营血不能充盈血脉，遂呈手足厥寒、脉细欲绝。此手足厥寒只是指掌至腕、踝不温，与四肢厥逆有别。本方以桂枝汤去生姜，倍大枣，加当归、通草、细辛组成。方中当归甘温，养血和血；桂枝辛温，温经散寒，温通血脉，为君药。细辛温经散寒，助桂枝温通血脉；白芍养血和营，助当归补益营血，共为臣药。通草通经脉，以畅血行；大枣、甘草益气健脾养血，共为佐药。重用大枣，既合当归、白芍以补营血，又防桂枝、细辛燥烈大过，伤及阴血。甘草兼调药性而为使药。

【验案赏析】

验案一：首都医科大学附属北京世纪坛医院中医科医案

高某，男，60岁，2016年5月20日初诊。主因上肢末端麻木、怕冷半年余就诊。患者于13年前发现血糖升高，并诊断为2型糖尿病，目前降糖方案为口服二甲双胍、阿卡波糖片，同时皮下注射门冬胰岛素。空腹血糖控制在 $7.0 \sim 8.0$ mmol/L，餐后血糖控制在 $9.0 \sim 10.0$ mmol/L。患者近半年来自觉上肢末端麻木怕冷，偶有针刺样疼痛，近来逐渐出现双下肢麻木冷痛。刻下：双上肢末端麻木、怕冷，时有针刺样疼痛，双下肢麻木冷痛，关节酸痛，乏力，小便清长，大便调，舌淡苔薄白，脉沉细。辅助检查：双下肢神经电图示左腓浅神经、左腓肠神经感觉传导速度减慢。西医诊断：2型糖尿病周围神经病；中医诊断：痹证。中医辨证：血虚寒厥证。治以温经散寒，养血通脉，方以当归四逆汤加减。处方：当归15 g，桂枝15 g，芍药15 g，细辛3 g，通草10 g，大枣10 g，黄芪30 g，桑枝15 g，鸡血藤15 g，木瓜10 g，乌药 6 g，益智仁 10 g，甘草 9 g。14 剂，每日 1 剂，水煎分 2 次温服。二诊：服上方 14 剂后，患者乏力感减轻，上肢末端麻木、针刺样疼痛明显改善，关节酸痛、双下肢麻木冷痛较前缓解。效不更方，继服上方 14 剂。后随访半年，患者坚持服用 2 个月后，肢体冷痛症状基本已无，偶有肢端麻木感，乏力感较前显著改善。

按：2 型糖尿病周围神经病多由脾胃虚弱、营血不足而来，中焦脾胃虚弱，导致阳气虚弱，营血化生不足，寒邪侵入经脉导致血行不畅。同时阳气无力行血，温煦不足，血虚寒凝，经脉痹阻，肢体失于温养，故而出现冷、麻、痛、痹等症状。《伤寒论》第 351 条曰："手足厥寒，脉细欲绝者，当归四逆汤主之"，故当归四逆汤常用于治疗本病。《注解伤寒论》认为该方乃"助阳生阴也"，尤为适用于手足厥寒者。本患者处方中当归补血和血，桂枝温经通脉，二者补益阴血，黄芪补益元气，同时与当归合用取当归补血汤之意；芍药养血和营，助黄芪、当归补益营血；细辛、乌药宣发阳气，通达表里以散寒邪；通草、桑枝、鸡血藤、木瓜疏经通络、活血化瘀；甘草、大枣益气健脾，调和诸药。全方温而不燥，补而不滞，共奏温经通脉、补中养血之功，阳气振，阴血足，经脉通，故而手足温。

验案二：仝小林医案

患者，男，59 岁，2008 年 12 月 24 日初诊。现病史：2008 年 9 月因单位体检发现血糖升高，空腹血糖 8.5 mmol/L，于某三甲医院进行全面检查，诊断为"2 型糖尿病"，发现尿酮体（50 mg/dL），住院治疗，服用二甲双胍片 0.25 g，3 次/天；阿卡波糖 50 mg，3 次/天至今。血糖控制佳，空腹血糖 4.9 mmol/L，餐后 2 小时血糖 5.47 mmol/L，HbA1C 5.1%，血脂及肝肾功能检查并无异常；胰岛功能分泌延迟；颈动脉超声示右颈动脉窦部斑块形成；下肢动脉超声未见异常；腹部 B 超示脂肪肝；肌电图示上肢体感诱发电位正常，下肢体感诱发电位较为异常。刻下症：手凉，怕冷，口干，消瘦，发病至今瘦 13.5 kg，大便干，2~3 天/次，小便黄，眠安，苔厚腻腐，脉沉虚数。家族史：父亲、母亲、姐姐患有糖尿病。西医诊断：糖尿病合并周围神经病变；中医诊断：消渴；痹证；血虚寒厥证。处方以当归四逆汤加减。方药：当归 30 g，白芍 30 g，桂枝 30 g，制川草乌 15 g（先煎），酒大黄 6 g（单包），黄连 30 g，红参 6 g（单煎），生姜 5 大片（自备）。

2009年1月21日二诊：服上方21剂后，手凉、怕冷消失，大便正常，体重增加2 kg，余无明显不适。现服二甲双胍0.25 g，3次/天，阿卡波糖50 mg，3次/天，早空腹血糖5.5～6 mmol/L，餐后2小时血糖7～8.5 mmol/L，尺肤微潮，苔微黄厚底滞，脉偏沉。血压100/70 mmHg。方药：当归30 g，白芍30 g，制川草乌6 g（先煎4小时），肉桂30 g，鸡血藤30 g，葛根90 g，酒大黄6 g（单包），黄连30 g，红参6 g（单煎），生姜5大片（自备）。

2009年4月15日三诊：服上方3个月增加体重5 kg左右，全身发凉消失，无其他明显不适，现服用格列齐特1片，2次/天。HbA1C 5.5%，眼底检查：阴性。苔薄黄腻，舌底脉络曲张，脉偏沉细略弦。方药：干姜9 g，黄连15 g，黄芩30 g，红参6 g（单包），葛根30 g，鸡血藤30 g。

2009年5月13日四诊：服上方28剂，近1个月体重增加1 kg，无明显不适，眠可，二便可，苔黄厚，夜间口干，脉偏沉细弦。肌电图示尺神经肘下至腕，运动神经传导速度（MCV）58.7 m/s，波幅11 mv，有传导阻滞；胫神经，膝至内踝MCV 41.2 m/s，波幅7.6 mv，速度减慢；腓总神经系带上至足背运动潜伏期5.6 ms延长。空腹血糖5.5～6.5 mmol/L，餐后2小时血糖6.5～9 mmol/L。方药：干姜9 g，黄连15 g，黄芩30 g，红参6 g（单包），葛根30 g，鸡血藤60 g。

按：患者糖尿病4年，血糖控制可，亦不伴有血脂、肝肾功能异常，所以病情相对简单，其主观不适症状叙述较少。患者患糖尿病日久，久病必虚，气血阴阳皆不足，阴虚血弱则经络失于濡养，血脉流通不利，瘀血内生，阻滞脉络，导致肢体发凉、疼痛等；又2型糖尿病多为过食肥甘厚味而发，土壅木郁，郁而化热伤阴，故有口干、大便干结、2～3天大便1次、小便黄、舌苔厚腐腻、脉虚数等表现。仝教授在临证过程中，重视临床指标的判读，患者肌电图可反映出下肢肌电图传感电位异常。现代研究表明，糖尿病患者往往从疾病开始就伴有神经功能的受损改变，肌电图上可有反应，它先于患者主观上疼、麻、木、凉症状的出现，所以治疗上提早御敌，反而更容易起效，甚至可逆转病情。另外，早期神经病变往往是功能性病变，并不伴有血管的阻塞、瘀滞，所以治疗上一般以益气活血为主，运用活血化瘀的药物较少。根据症状，患者可辨证为血虚寒厥证、脾虚胃热证，仝教授临床上以当归四逆汤合大黄黄连泻心汤为主方治疗。成无己在《注解伤寒论》说："手足厥寒者，阳气外虚，不温四末，脉细欲绝者，阴血内弱，脉行不利，与当归四逆汤,助阳生阴也",指出当归四逆汤的两个治疗靶向,即养血和营与温通阳气。当归性味甘、辛、温,可养血和血通脉,现代药理学证实,当归可降低血液黏稠度,对改善微循环功能有一定作用。另外,古籍《本草备要》中记载,当归可"润燥滑肠",针对患者便干的症状,用此药至30 g还有润肠通便之意;当归与白芍配伍,可收敛肝阴以养血;桂枝性味辛、甘、温,可温经通脉,推动血液之运行,恐其力度不足,增加制川乌、制草乌各15 g以温阳散寒,此二味为剧毒之品,"药有峻性,必有奇效",全教授认为临床出现疼痛的症状,如属一派寒象,尤其病邪久羁,深入骨髓,为沉疴痼疾者,非川乌、草乌而不能治。现代药理学证实,当归四逆汤具有抗凝血、降低血液黏稠度和扩张末梢血管作用;另用大黄黄连泻心汤,大黄泄热通便,黄连清热燥湿,二者同为苦寒之品,相须为用,清泄胃肠实热之力增强;红参可大补气血,生津液,治诸病之虚,并可提高人体的免疫力。二诊时,将桂枝易为肉桂,增其补命门相火、散寒止痛之效;另外加葛根90 g,考虑患者停原来西药二甲双胍、阿卡波糖,更换为格列齐特,遂增加降糖之力,现代药理学证明,葛根中的有效成分葛根素可以调节血糖水平,改善胰岛素抵抗的作用。患者症状改善明显,体重也逐渐增加。三诊之后,将方剂改为干姜黄芩黄连人参汤,专功降糖及改善胰岛功能之用,收效颇佳。

【参考文献】

[1] 陈修园.长沙方歌括 [M].北京:中国中医药出版社,2016:117.

[2] 逄冰,赵锡艳,彭智平,等.全小林教授当归四逆汤在血管性疾病中的应用举隅 [J].浙江中医药大学学报,2013,37(4):395-397,400.

柴胡桂枝干姜汤

《伤寒论》

【方歌】

八柴二草蛎干姜，芩桂宜三瓜四尝。

不呕渴烦头汗出，少阳枢病要精详。

（陈修园《长沙方歌括》）

【组成】

柴胡半斤，桂枝（去皮）三两，干姜二两，瓜蒌根四两，黄芩三两，牡蛎（熬）二两，甘草（炙）二两。

【功效主治】

和解散寒，生津敛阴。用于往来寒热，胸胁满微结，但头汗出，小便不利，渴而不呕，心烦，或大便溏泄等症。

【用法用量】

上七味，以水一斗二升，煮取六升，去滓，再煎取三升，温服一升，日三服。初服微烦，复服，汗出便愈。

【名家论方】

刘渡舟：《伤寒论》中少阳为半表半里，是表里传变的枢机，少阳为枢，不仅是表证传里的枢机，也是三阳病传入三阴的枢机。所以少阳病多有兼见证，如少阳兼表的柴胡桂枝汤证，少阳兼里实的大柴胡汤、柴胡加芒硝汤证。而柴胡桂枝干姜汤正是与大柴胡汤证相对的方剂，是少阳兼里虚寒之证。如此，则兼表兼里，里实里虚俱备，少阳为枢之意义才完美。余在临床上用本方治疗慢性肝炎，症见胁痛、腹胀、便溏、泄泻、口干者，往往有效。若糖尿病见有少阳病证者，本方也极合拍。

【临证提要】

柴胡桂枝干姜汤对于调整全身气机和水液代谢至关重要。水液代谢失常表现为口渴不呕、心烦、小便不利，形成原因大多认为是津液耗伤。"渴而不呕""心烦""小便不利"是津液耗伤的表现。"渴而不呕"说明由于汗下伤其津液，并非水饮内结，天花粉清热生津，牡蛎清热除烦；若遇水饮内停小便不利、口渴皆用茯苓，惟柴胡桂枝干姜汤证中有小便不利、口渴但未加茯苓，很明显小便不利、口渴为津液缺少所致。病入少阳，少阳郁热，加上汗下后，津液耗伤，津伤损阳，气化失司，而发为小便不利。

【验案赏析】

验案一：刘渡舟医案

刘某，男，48岁，干部，北京市人，于1986年5月3日初诊。患者自述患糖尿病3年余，血糖380 mg/dL（约21 mmol/L），尿糖（++++）。有肝炎和胆囊炎病史。先后服用苯乙双胍等多种药物。近半年来，因心情不畅、劳累过度而诸症加重，经人介绍，前来诊治。刻诊：口渴咽燥，渴欲饮水，口苦，胸胁满而心烦，便溏，日行2～3次，不思饮食，食后腹胀，舌红苔薄白，脉弦而缓。证属胆热脾虚。处方以柴胡桂枝干姜汤加减：柴胡14 g，黄芩10 g，干姜10 g，桂枝10 g，天花粉15 g，牡蛎30 g，炙甘草10 g。7剂，水煎服用。药后1986年5月10日复诊，口渴大减，口苦消失，继用前方7剂后，诸症均减，唯自感乏力，上方加太子参15 g，服12剂，诸症愈。复查：血糖120 mg/dL（6.7 mmol/L），尿糖（－），随访2年未复发。

按：刘老认为柴胡桂枝干姜汤是为邪陷少阳、胆火内郁兼太阴虚寒之证而设，刘老认为"邪陷少阳，气郁不舒，故胸胁满微结；胆火上炎而灼津，故心烦口渴；热郁不得宣泄而上蒸，故头汗出；正邪纷争，故往来寒热；无关乎胃，故不呕；三焦气机阻，所以小便不利；内伤脾气，太阴虚寒，故见腹满或大便溏泄，此证为胆热脾寒，故治以清少阳之热，兼温太阴之寒"。刘老在临床上常应用本方治疗慢性肝炎，对症见胁痛、腹胀、便溏、泄泻、口干者，往往有效。若糖尿病见有少阳病证，本方也极合拍。本案患者有胸胁满之邪陷少阳表现，也有口苦、口渴、心烦之胆火上炎之象，同时又见大便溏稀，是为太阴虚寒之象，故以柴胡桂枝干姜汤治之有效。

验案二：刘渡舟医案

刘某，男，50岁，1999年5月19日初诊。糖尿病，红细胞沉降率快，口干渴，头晕，大便稀，晨起即泻稀便，舌胖大边有齿痕，苔白腻，脉弦。用柴胡桂枝干姜汤。处方：柴胡14g，黄芩3g，干姜10g，桂枝10g，天花粉12g，炙甘草10g，牡蛎30g（先煎），党参10g。7剂。1999年5月26日二诊：患者服药后大便转为正常，多食，有饥饿感，足凉，口渴，舌正红，苔白腻，脉沉。用补中益气汤合生脉散。处方：党参18g，麦冬30g，五味子6g，黄芪15g，白术10g，陈皮10g，升麻3g，柴胡6g，炙甘草8g，当归12g，生姜3g，大枣5枚。7剂。

按：刘老在《结合临床论柴胡桂枝干姜汤的应用》中分析柴胡桂枝干姜汤的方义，认为柴胡、黄芩清少阳之热，解郁利气；干姜、炙甘草温焙中焦，以暖太阴之寒；桂枝通阳气，以化津液；瓜蒌根、牡蛎生津软坚，以疗肝脾痞硬。刘老认为应用本方要抓住"阴证机转"的病机，即太阴脾寒所导致的下利与腹胀这一特点。刘老在临床上拓展了柴胡桂枝干姜汤的治疗范围，认为此方治疗糖尿病效果甚好，尤其是对慢性肝炎、迁延性肝炎继发的糖尿病。因此方治疗口渴，糖尿病多有口渴，服此方血糖或尿糖可显著降低。本案患者一诊抓主症头眩、口渴、大便溏稀辨为柴胡桂枝干姜汤证，故用此方。服药后大便溏愈，改用补中益气汤和生脉散调治。

【参考文献】

［1］陈修园.长沙方歌括［M］.北京：中国中医药出版社，2016：69.

［2］冯建春.刘渡舟教授运用柴胡桂枝干姜汤经验举隅［J］.山西中医，1989（3）：1-2.

［3］张文选，王建红.跟刘渡舟学用经方［M］.北京：中国医药科技出版社，2019：242.

麻黄连翘赤小豆汤

《伤寒论》

【方歌】

> 黄病姜翘二两麻，一升赤豆梓皮夸。
> 枣须十二能通窍，四十杏仁二草嘉。

（陈修园《长沙方歌括》）

【组成】

麻黄（去节）二两，连翘根二两，杏仁（去皮尖）四十个，赤小豆一升，大枣（擘）十二枚，生梓白皮（切）一升，生姜（切）二两，甘草（炙）二两。

【功效主治】

清热利湿解表，湿热蕴郁于内，外阻经络肌肤之病候。治以皮肤瘙痒、水疱、糜烂、渗出等为特征的皮肤科疾病，如荨麻疹、急性湿疹、红皮病、脂溢性皮炎、寻常性痤疮、水痘、玫瑰糠疹、病毒性疱疹、过敏性皮炎、汗腺闭塞症、皮肤瘙痒症、狐臭等。以发热、水肿为表现的泌尿系疾病，如急慢性肾小球肾炎、肾盂肾炎、尿毒症、非淋球菌性尿道炎、淋病、膀胱炎等。湿热黄疸、小便不利者，见急性传染性黄疸型肝炎、重型病毒性肝炎、肝硬化腹水、术后黄疸、胰头癌、妊娠期黄疸等。

【用法用量】

上八味，以潦水一斗，先煮麻黄再沸，去上沫，内诸药，煮取三升，去滓，分温三服，半日服尽。

【名家论方】

方有执：麻黄、甘草、杏仁，利气以散寒，麻黄汤中之选要也；连轺、小豆、梓白皮，行湿以退热，去瘀散黄之领袖也；姜、枣益土，为克制；潦水，无力不助湿。又曰：轺，《本草》作翘，翘本鸟尾，以草子析开，其间片片相比如翘得名。轺本使者小车乘马者，无义，疑误。

钱天来：麻黄汤，麻黄、桂枝、杏仁、甘草也，皆开鬼门而泄汗，汗泄则肌肉腠理之郁热湿邪皆去。减桂枝而不用者，恐助瘀热也……赤小豆，除湿散热，下水肿而利小便……梓白皮，性苦寒，能散湿热之邪，其治黄无所考据。连翘根，陶弘景云：方药不用，人无识者。王好古云：能下热气，故仲景治伤寒瘀热用之。

吴谦：湿热发黄无表里证，热盛者清之，小便不利者利之，里实者下之，表实者汗之，皆无非为病求去路也。用麻黄汤以开其表，使黄从外而散。去桂枝者，避其热也；佐姜枣者，和其营卫也；加连轺、梓白皮以泄其热，赤小豆以利其湿，共成治表实发黄之效也。连轺即连翘根。无梓白皮以茵陈代之。

许宏：伤寒瘀热在里，身必发黄，此盖其人素有湿热，就因伤寒汗不尽，阳明之经为瘀热所凝，则遍身必发黄，经云"湿热相交，民多病瘅"是也。此汤盖为发汗不尽，脉浮、身发黄者所设也。麻黄能散表邪，用之为君；杏仁、生姜能散气解表，用之为臣；连翘味苦性寒，生梓白皮性寒，能除湿热，赤小豆味甘平，能去脾胃之湿，用之为佐；甘草、大枣性甘，能入脾，益胃气，用之为使。以此八味之剂，专治表邪不尽，瘀热在里，遍身发黄者之用也。

【临证提要】

麻黄、杏仁、生姜意在辛温宣发，解表散邪；连翘、梓白皮、赤小豆旨在苦寒清热解毒；甘草、大枣甘平和中，其药物组成共奏辛温解表散邪、解热祛湿之效。阳黄为湿热侵袭机体，兼有外感证时应用麻黄连翘赤小豆汤既可散外邪又可内清湿热。

本方为麻黄汤去桂枝加味而成。用麻黄汤发汗解表，恐桂枝助热而去之，加连翘清热透表，赤小豆化瘀利湿，生梓白皮达皮而清湿热，姜、枣调营卫而补正。本方为表里双解之剂，适用于湿热发黄而又兼表证者。生梓白皮一般药房不备，可以桑白皮代之，或再加茵陈清热利湿以退黄。若表证除，则去麻黄、生姜等辛温之品，本方不宜久服。

【验案赏析】

验案一：首都医科大学附属北京世纪坛医院中医科医案

曹某，女，55岁，2015年3月10日初诊。主因双下肢浮肿伴皮肤瘙痒1个月就诊。患者有10余年糖尿病病史，目前使用胰岛素降糖治疗。1个月前无明显诱因出现双下肢浮肿，并伴双足胫外侧皮肤瘙痒，搔抓后现红色丘疹，局部灼热感、口干、手足心热，舌淡红，苔薄黄，脉浮数。辅助检查：空腹血糖9.0 mmol/L。西医诊断：2型糖尿病，皮肤瘙痒症；中医诊断：消渴病。中医辨证：气阴两虚，表邪湿热。治以益气滋阴、清热利湿，方以麻黄连翘赤小豆汤加减。处方：麻黄9 g，连翘12 g，赤小豆30 g，生地15 g，天花粉15 g，当归15 g，防风10 g，白芷10 g，紫草15 g，丹皮10 g。7剂，每日1剂，早晚1次。二诊：双下肢皮肤瘙痒、红疹、水肿明显好转，口干好转，继用上方7剂。三诊：双下肢浮肿、红疹全消，尚有下肢皮肤微痒，继用上方去防风、白芷，加黄芪30 g，巩固疗效。

按：本例患者以足胫外侧皮肤瘙痒为主症，皮肤病多应从表论治，皮肤瘙痒提示有风邪，脉浮亦提示有表证，皮肤红色丘疹提示有湿热，故处方以麻黄连翘赤小豆汤解表兼清热利湿为主，同时加入防风、白芷以增强解表之功。患者糖尿病病史多年，气阴亏虚，故见口干、手足心热，故加生地、天花粉以养阴生津。此外，糖尿病患者还应注意血瘀，血瘀阻滞经络，皮肤失养，亦可见皮肤瘙痒，因此于治痒名方"消风散"中加入养血活血之品，本例患者处方中加当归、紫草、丹皮共奏养血、活血和凉血之功。

验案二：《国医论坛》李明权医案

吴某，男，58岁，2017年1月10日初诊。患者自述患2型糖尿病10年余，2个月前开始出现全身皮肤瘙痒，呈阵发性，夜间为重，伴全身散在皮疹、抓痕、色素沉着，视物模糊，焦虑情绪明显，饮食可，小便赤涩，大便调，舌红苔黄，脉滑。经前医使用祛风活血滋阴中药汤剂治疗1个月症状无改善，故来求诊。处方如下：麻黄20 g，杏仁10 g，连翘20 g，赤小豆30 g，地肤子20 g，白鲜皮15 g，蝉蜕15 g，桑白皮20 g，地骨皮20 g。10剂，每日1剂，加水煎成600 mL，均分成3次温服。服药期间嘱清淡糖尿病饮食，勿食用姜、蒜等辛辣之品。2017年1月21日二诊：皮肤瘙痒较前减轻，夜间发作次数较前减少，散在的抓痕及皮疹消失，小便转为清利，舌淡红苔黄，脉细微滑。处方：上方麻黄减至 10 g，另加生黄芪 30 g，20 剂。煎服法同前。追访得知，患者皮肤瘙痒在服用二诊处方 15 剂后消失，余下 5 剂未服用。随访 5 个月皮肤瘙痒未复发。

按： 糖尿病皮肤瘙痒是糖尿病的常见慢性并发症，有研究显示其患病率为 37.7%，单纯西医治疗效果差，现代医家多从滋阴、活血、祛风、解毒立法治之。本案患者前医用祛风活血滋阴中药治疗无效，一诊时处方以麻黄连翘赤小豆汤合泻白散加地肤子、白鲜皮、蝉蜕，以祛风解表、利湿解毒，由于方证相应，故见效迅捷。二诊时患者瘙痒症状虽明显减轻，但脉见虚象，故减少麻黄用量而加黄芪益气祛邪。《伤寒论》第 262 条载："伤寒，瘀热在里，身必黄，麻黄连翘赤小豆汤主之。"仲景原用麻黄连翘赤小豆汤治疗湿热发黄兼表证，李教授通过大量临床实践认为该方是治疗各类皮肤瘙痒的有效方剂，凡患者无明显虚象、热象者均可加减应用，且麻黄用量宜保持在 10 ~ 25 g。本案患者就诊时因以湿热阻滞皮肤肌腠为主要表现，故前医囿于糖尿病病名从辨病角度出发或滋阴或活血治之而无效。李师认为患者的主要病机为湿热郁滞，而皮毛属肺，故治用麻黄连翘赤小豆汤以开宣肺气兼利湿解毒，肺气宣肃功能正常，可使体内蓄积的水湿从皮肤和小便而出，复配以祛风解表、清热利湿止痒等药，旨在加强治标之力。

【参考文献】

[1] 陈修园. 长沙方歌括 [M]. 北京：中国中医药出版社，2016：96.

[2] 马喜桃，王小兵，李明权. 李明权经方新用验案举隅 [J]. 国医论坛，2019，34（1）：9–10.

四物消风饮

《医宗金鉴》

【方歌】

四物消风饮调荣，血滋风减赤色平，

荆防鲜蝉兼独活，柴薄红枣水煎浓。

【组成】

生地黄9g，当归6g，荆芥、防风各4.5g，赤芍、川芎、白鲜皮、薄荷、蝉蜕各3g，柴胡、独活各2.1g。

【功效主治】

祛风养血止痒。治慢性湿疹。症见皮肤疹色淡红，肥厚呈苔藓样变，瘙痒，苔黄，脉浮数。

【加减运用】

加龙骨、牡蛎抑阴平肝、息风安神，土茯苓、黄柏除毒利湿，金银花、连翘、桑叶疏风败毒。

【用法用量】

水煎服。

【名家论方】

陈明达：四物消风饮出自《医宗金鉴》，具有消风调荣的功效，由荆芥、防风、生地、当归、白鲜皮、赤芍、蝉蜕、独活、柴胡等组成。该方以荆芥祛风解表透疹，以散风热、清头目；防风升发而能散，有祛风除湿解表之功。两者共同为君，除风以祛来乘之邪。生地、当归、赤芍为臣药。《本草新编》记载："生地，凉头面之火，清肺肝之热。"当归、赤芍行血活血，散肌肤瘀滞。三药合用，走血分以凉血活血。白鲜皮清热燥湿，祛风止痒，《本草

205

正义》说："白鲜乃苦寒胜湿之药，又能通行经隧脉络"，《本经》记载其"主头风者，风湿热之在上者也"。蝉蜕宣散风热，透疹止痒，《本草纲目》载："治头风眩晕，皮肤风热，痘疹作痒。"独活祛风除湿，《本草汇言》说："独活，善行血分，祛风行湿散寒之药。"柴胡解表解郁，为少阳、厥阴之引经药，《药品化义》说："柴胡，性轻清，主升散，味微苦，主疏肝。"以上四药为佐使药，疏风解表以散肌肤之蕴毒。

【临证提要】

方中当归、川芎、赤芍、生地黄养血活血；防风、荆芥穗祛风止痒；白鲜皮清热燥湿，祛风止痒；生薏苡仁清热健脾渗湿。诸药合用，共奏祛风养血止痒之功效。

【验案赏析】

验案:《山东中医杂志》杨传华医案

患者，男，79岁，因"口干、乏力20余年，全身皮肤瘙痒3年，加重2个月"于2009年2月25日入院。既往史：2型糖尿病20余年，糖尿病肾病10年，伴有皮肤瘙痒反复发作3年。入院症见全身皮肤瘙痒、干燥，于夜晚加重，肤色灰暗，伴全身乏力，双目视物模糊，肢体偶有麻木，纳眠可，二便调，舌暗苔厚，中有剥脱，脉沉细数。查：晨起空腹血糖8.9 mmol/L。血生化检查：葡萄糖12.63 mmol/L，尿素氮14.57 mmol/L，二氧化碳结合力16.8 mmol/L，肌酐190.6 μmol/L。尿常规检查：尿微量白蛋白48.48 mg/L，尿糖（+++）。凝血检查：纤维蛋白原4.84 g/L，糖化血红蛋白11.7%。双下肢动脉彩超：双下肢动脉硬化，双侧股动脉、腘动脉、足背动脉及左胫后动脉闭塞。西医诊断：糖尿病合并皮肤瘙痒；糖尿病肾病（Ⅳ期）；2型糖尿病；糖尿病周围神经病。中医诊断：消渴（气阴两虚，湿热内蕴）。治疗：患者入院后给予皮下注射胰岛素控制血糖，丹参粉针剂、疏血通注射液、前列地尔注射液改善微循环障碍，以炉甘石研末外洗患处，以甲钴胺注射液500 μg足三里穴位交替注射以营养神经；同时，给予四物消风散加减口服以祛风清热、活血解毒止痒。药物组成：荆芥9 g，防风9 g，蝉蜕9 g，牛蒡子9 g，苍术30 g，土茯苓15 g，赤芍15 g，牡丹皮20 g，生地黄15 g，川芎9 g，当归9 g，紫草9 g，徐长卿15 g，白鲜皮12 g，炙枇杷叶9 g，玄参9 g，麦冬

9 g。水煎服，日 1 剂。并予以清氮灌肠方灌肠。处方：制附子 15 g，生牡蛎 30 g，蒲公英 30 g，丹参 30 g，生大黄 15 g，六月雪 15 g，地肤子 30 g。水煎，日 1 剂。治疗 7 天后，患者皮肤瘙痒减轻，仍感周身乏力，舌暗苔厚，脉滑数。以玉屏风散加减疏风散邪，清热利湿。处方：生黄芪 30 g，白术 18 g，防风 9 g，赤芍 30 g，土茯苓 21 g，地肤子 30 g，白鲜皮 30 g，徐长卿 30 g，丹参 30 g，全蝎 9 g，蜈蚣 2 条，地龙 15 g，虎杖 12 g，红藤 15 g，滑石 30 g，生甘草 6 g。水煎服，日 1 剂。患者服用 20 剂后皮肤瘙痒明显减轻，调整方药，原方加沙参 30 g，桑白皮 30 g，连续服用 7 剂，症状基本消失，血糖平稳出院。

按：患者久病，阴血亏虚易生风化燥，风燥之邪客于肌肤皮肉之间，气血不和而作痒，用荆芥、防风、牛蒡子、蝉蜕辛散透达、疏风散邪，风去则痒止以治其标；苍术、土茯苓、白鲜皮祛风燥湿、解毒；紫草、徐长卿清热凉血、活血解毒；白鲜皮、炙枇杷叶以清肺润燥；玄参、麦冬养阴生津、润肺清心。整方取其疏风散邪、滋阴润燥之效，寓有"治风先治血，血行风自灭"之意。后用玉屏风散取其虚人易感风邪，以益气固表。因患者久病入络，以丹参、全蝎、蜈蚣、地龙活血祛瘀通络；赤芍、红藤、徐长卿、虎杖活血通络，祛风解毒；因肺主皮毛，用沙参以养肺阴，桑白皮以泄肺热，直达病所。肺卫健，则外邪不侵，皮肤荣润。

【参考文献】

杨洁，杨传华.糖尿病皮肤瘙痒症治验［J］.山东中医杂志.2010, 29（4）：276-277.

仙方活命饮

《校注妇人良方》

【方歌】

仙方活命君银花，归芍乳没陈皂甲。

防芷贝粉甘酒煎，阳证痈疡内消法。

（邓中甲《方剂学》）

【组成】

白芷、贝母、防风、赤芍、当归尾、甘草节、皂角刺（炒）、穿山甲（现停用）（炙）、天花粉、乳香、没药各一钱，金银花、陈皮各三钱。

【功效主治】

清热解毒，消肿散结，活血止痛。主治阳证痈疡肿毒初起。红肿焮痛，或身热凛寒，苔薄白或黄，脉数有力。临床常用于治疗蜂窝织炎、化脓性扁桃体炎、乳腺炎、脓疱疮等化脓性炎症。

【加减运用】

红肿痛甚，热毒重者，可加蒲公英、连翘、紫花地丁、野菊花等以加强清热解毒之力；便秘者，加大黄以泄热通便；血热盛者，加丹皮以凉血；气虚者，加黄芪以补气；不善饮酒者，可用酒水各半或用清水煎服。此外，还可以根据疮疡肿毒所在部位的不同，适当加入引经药，以使药力直达病所。本方除煎煮取汁内服外，其药渣可捣烂外敷。

【用法用量】

上用酒一大碗，煎五七沸服。

【名家论方】

唐宗海：此方纯用行血之药，加防风、白芷，使达肤表；加山甲（现停用）、皂刺，使透乎经脉。然血无气不行，故以陈皮、贝母散利其气，血因火结，故以银花、花粉清解其火，为疮证散肿之第一方。诚能窥及疮由血结之所以然，其真方也。第其方乃平剂，再视疮之阴阳，加寒热之品，无不应手取效。

【临证提要】

本证多由热毒壅聚、气滞血瘀痰结所致，治疗以清热解毒、消肿散结、活血止痛为主。热毒壅聚，营气郁滞，气滞血瘀，聚而成形，故见局部红肿热痛；邪正交争于表，故身热凛寒；正邪俱盛，相搏于经，则脉数有力。方中金银花性味甘寒，清热解毒疗疮，故重用为君。当归尾、赤芍、乳香、没药、陈皮行气活血通络，消肿止痛，共为臣药。疮疡初起，其邪多羁留于肌肤腠理之间，与白芷、防风相配，通滞散结，热毒外透；贝母、花粉清热化痰散结，消未成之脓；穿山甲（现停用）、皂角刺通行经络，透脓溃坚，可使脓成即溃，均为佐药。甘草清热解毒，并调和诸药；煎药加酒者，借其通瘀而行周身，助药力直达病所，共为使药。诸药合用，共奏清热解毒、消肿溃坚、活血止痛之功。

【验案赏析】

验案一：蒋健医案

患者，女，72岁，2009年7月7日就诊。主诉：肢体局部皮肤瘙痒难忍，不红不肿，辄以他人所授之秘方膏药贴之，2～3日后揭去，贴处皮肤红肿溃烂并化脓，自行挑破脓流出，渐结痂；继之在贴处再拔火罐以"拔毒"。一直按上法自行治疗，皮肤瘙痒—红肿—溃脓—结痂，此伏彼起，轮番发作，以致全身皮肤色素沉着，或留火罐痕迹，或有新发红肿溃破，几乎"体无完肤"，尤以前胸、后背为甚。此疾已有10余年，四季均发，尤以冬季及梅雨季节为多发。仔细询问，患者有糖尿病病史，皮肤瘙痒溃烂可能由糖尿病周围血管神经病变所致。嘱患者勿再用以上疗法。舌偏红，苔黄腻，脉细弦滑。西医诊断：糖尿病继发皮损。中医诊断：消渴、痛疡，热毒蕴结。处方：金银花30g，当归12g，防风9g，天花粉9g，白芷9g，浙贝母6g，七叶一枝花12g，蒲公英30g，连翘30g，紫花地丁12g，苦参15g，石菖蒲12g，何首乌12g，火麻仁12g，威灵仙12g，玄参15g，甘草12g。7剂。

2009年7月14日二诊：服药仅3剂即觉皮肤瘙痒明显减轻，皮肤无新发溃烂，诉下肢有牵紧感，夜间小腿抽筋。处方：防风9g，当归12g，天花粉9g，白芷9g，七叶一枝花12g，蒲公英30g，苦参15g，何首乌12g，火麻仁12g，玄参15g，威灵仙12g，甘草12g，石菖蒲12g，川牛膝30g，白芍30g，木瓜12g，薏苡仁15g。7剂。

2009年7月21日三诊：再无皮肤瘙痒与新发红肿溃破化脓，先前溃烂皮肤亦结痂基本痊愈。患者感觉皮肤"光滑顺溜"。小腿抽筋减而未尽，膝软无力。前方加杜仲30g，川断12g，14剂。嘱其继续服用。

按：仙方活命饮出自明代陈实功《校注妇人良方》，方中金银花清热解毒为君；当归尾、赤芍、乳香、没药、陈皮活血散瘀、消肿止痛为臣；白芷、防风透达营卫、散结消肿，穿山甲（现停用）、皂角刺溃坚决痛，天花粉、贝母清热化痰排脓，均为佐药；甘草调和诸药为使。清代吴谦将仙方活命饮尊奉为"疮疡之圣药，诚外科之首方也"。临床见皮肤肌表红肿、化脓、溃烂、疼痛，属热毒壅盛、痰结、血瘀者，本方用之有效。本案是由糖尿病周围血管病变引起的皮肤溃烂、红肿，舌偏红、苔黄腻、脉弦滑提示热毒内盛，因消渴病总属"阴虚内热"，故消渴病见内热郁久者不在少数，热毒蕴结或化风，或成瘀阻络，肌肤失养，故可见瘙痒、红肿，甚者溃烂，当以仙方活命饮治之。

验案二：马连珍医案

陈某，女，56岁，1998年3月10日初诊。患者主因口干口渴多饮加重1个月就诊。现症：口干口渴、多饮，胃纳可，易饥，腰酸乏力，大便干，舌紫暗，苔黄燥，脉弦尺沉。患者糖尿病病史2年，平时不规律服用阿卡波糖100mg，3次/天降糖，就诊时查空腹血糖为9.5mmol/L，尿糖（+++）。中医诊断为消渴病，证属胃热湿阻、肾气亏虚；西医诊断为2型糖尿病。治则：清热利湿，补肾培元，活血消瘀。以仙方活命饮加减。药用：金银花30g，防风10g，白芷10g，生甘草10g，穿山甲12g（现停用），皂角刺10g，煅乳香6g，煅没药6g，陈皮10g，川贝10g，天花粉15g，生石膏30g，三七（冲）1.5g，山萸肉10g，茯苓30g，泽泻10g，丹皮10g，菟丝子15g，枸杞子15g，知母10g，生黄芪30g，葛根24g，黄连10g。服药7剂，口干口渴多饮减轻，仍易饥，时有胃脘隐痛。二诊原方减生石膏、菟丝子、枸杞子，加白芍10 g，火麻仁10 g，海螵蛸20 g，缓急止痛。如此随证加减治疗1个月，诸症消失，降糖药阿卡波糖减为50 mg，2次/天，复查尿糖（－），空腹血糖6.8 mmol/L，嘱患者控制饮食，加强锻炼，随访半年未见复发。

按：糖尿病属于中医学"消渴"范畴，消渴分上、中、下三消，病位分别在肺、胃、肾，此案应该说三消兼备。前贤经验曰：治上消者宜润其肺，兼清其胃；治中消者宜清其胃，兼滋其肾；治下消者宜滋其肾，兼补其肺。但久病必瘀，虽无明显血瘀症状，但是舌紫暗已是明证，故马老以仙方活命饮清热养阴、活血消瘀，并加山萸肉、生黄芪、菟丝子、枸杞子补肾益气，加茯苓、泽泻利湿通淋，其中生石膏、金银花、川贝、知母、天花粉、黄连滋阴清热主走肺胃，菟丝子、枸杞子、山萸肉补肾，穿山甲（现停用）、皂角刺、煅乳香、煅没药活血通络，葛根兼升提阳气，三消同治，攻补兼施，使阴伤复、热邪退、阳气升、浊阴降，海螵蛸、陈皮、甘草兼顾护胃气。

【参考文献】

［1］邓中甲.方剂学［M］.北京：中国中医药出版社，2017：345.

［2］蒋健.仙方活命饮临床运用经验［J］.中华中医药杂志，2013，28（12）：3592－3594.

［3］张发艳，樊瑞红.马连珍应用仙方活命饮治疗内科疾病验案举隅［J］.辽宁中医杂志，2013，40（11）：2362－2363.

肾着汤

《金匮要略》

【方歌】

肾着汤内用干姜,茯苓甘草白术襄。

伤湿身痛与腰冷,亦名甘姜苓术汤。

黄芪防己除姜茯,术甘姜枣共煎尝。

此治风水与诸湿,身重汗出服之良。

(汪昂《汤头歌诀》)

【组成】

甘草二两,白术二两,干姜四两,茯苓四两。

【功效主治】

温阳利水。太阴虚寒兼有饮之证,临床常见小便急、频、痛等,或者腰部怕冷、胃脘怕冷等症状;大便情况可见先干后溏或者偏溏等。因为太阴虚寒,可以引起排便次数减少或者增多。

【用法用量】

上四味,以水五升,煮取三升,分温三服,腰中即温。

【名家论方】

喻嘉言曰:腰冷如坐水中,非肾之精气冷也,故饮食如故,便利不渴,且与肠胃之腑无预,况肾脏乎!故但用甘温从阳,淡渗行水之药足矣。

汪昂:肾主水,湿性下流,必舍于其所合而归于坎势也。腰为肾之府,冷湿之邪着而不移,故腰冷身痛,是着痹也。此由身劳汗出,衣里冷湿,久久得之。风寒湿邪,客于胞中,气不能化,故水道不通。足太阳经上络额脑,太阳经气不得下行,上入脑而流于鼻,则为清涕。此足少阴、太阳药也。

干姜辛热以燥湿，白术苦温以胜湿，茯苓甘淡以渗湿，甘草甘平和中而补土。此肾病而皆用脾药，益土正所以制水也。

【临证提要】

《金匮要略·五脏风寒积聚病脉证并治》:"肾着之病，其人身体重，腰中冷，如坐水中，形如水状，反不渴，小便自利，饮食如故，病属下焦，身劳汗出，衣里冷湿，久久得之，腰以下冷痛，腹重如带五千钱，甘姜苓术汤主之。"干姜辛热温中暖脾，白术甘温、健脾燥湿为主药，辅以淡渗利湿的茯苓，加甘草和脾胃、调诸药，适用于寒湿凝滞、经脉受阻的身重腰部冷痛。"腰为肾之府"，出现腰部冷痛的治疗思路往往是温肾助阳，但寒湿之邪留着肌肉，而脾主肌肉，所以通过健脾温中祛湿以治疗腰及腰以下冷痛等症，往往会收到意想不到的效果，这也是该方的最大特点。湿重者重用茯苓、白术；身重乏力者重用白术、甘草；寒重者重用干姜，或加附子、狗脊等。寒湿所致的腰肌劳损、腰椎间盘脱出、慢性风湿性关节炎等病的腰疼都可以加减使用该方。

【验案赏析】

验案一：祝谌予医案

患者，女，63岁。初诊日期1994年2月18日。主诉：确诊糖尿病10年，腹泻1周。现病史：患者于1984年诊断为糖尿病，经饮食控制，口服降糖西药及中药治疗，血、尿糖控制理想。1周前无诱因发生肠鸣腹泻，大便呈黏液状，2～3次/日，便前腹部隐痛，大便常规检查正常。自服小檗碱、诺氟沙星、参苓白术丸等治疗不效。近查空腹血糖7.27 mmol/L，口服格列本脲2.5 mg，3次/日。刻诊：大便溏泄，肠鸣，腹中隐痛，便后则痛止。腹部喜暖怕冷，乏力，心烦，汗出，腰痛膝软，舌红，苔白略腻，脉细弦。证候诊断：气阴两虚，肝脾不和，湿注大肠。治法：宜先予疏肝健脾、燥湿止泻，用痛泻要方合藿香正气散加减；继之益气养阴、清热补肾，用降糖对药方合葛根芩连汤加减。处方：苍、白术各10 g，炒白芍10 g，炒防风10 g，陈皮10 g，苏、藿梗各10 g，白芷10 g，生薏苡仁10 g，车前子10 g，茯苓15 g，肉豆蔻10 g，芡实米15 g。每日1剂，水煎服。

服药 7 剂，大便仍溏稀，但腹痛减轻，大便 1 次/日。续服降糖对药方加黄芩、黄连、沙参、麦冬、五味子、枸杞子、杜仲等，3 剂后大便又泻，每日达 3～4 次，伴腹痛、腹胀、肠鸣，腹部怕冷，食凉加重，上半身燥热汗出，舌苔白腻，脉沉细弦。3 月 25 日再诊时考虑患者为脾肾阳虚、寒湿内生、郁而化热之寒热错杂之证，治宜温补脾肾、清热止利、燥湿止泻。处方以肾着汤合葛根芩连汤、白头翁汤加减：苍、白术各 10 g，茯苓 15 g，干姜 10 g，葛根 15 g，黄芩 10 g，黄连 6 g，白头翁 30 g，秦皮 10 g，苏、藿梗各 10 g，生薏苡仁 30 g，白芷 10 g，芡实米 15 g，生黄芪 30 g，乌梅 10 g，炒神曲 15 g。

结果：服上方后腹泻明显改善。

按： 糖尿病患者由于内脏自主神经病变导致肠功能紊乱，发生间歇性或顽固性腹泻、吸收不良综合征等，称为糖尿病腹泻，尤其多见于老年患者。祝谌予教授认为，糖尿病初期病机是阴虚燥热或者气阴两伤，由于燥热伤津或津液本身匮乏，肠枯不润，故多见大便秘结，若病情发展，阴损及阳，脾肾阳虚则寒湿内生，下注大肠，开阖失司而泄泻不止。此外也有因治疗过程中过用苦寒降火或滋阴滑肠之药，或肝木克土，损伤脾胃，中焦不运，寒湿上注而引起。故糖尿病腹泻以脾肾阳虚、寒湿不化者多见，但亦有中上焦燥热未清、下焦寒湿又生的寒热错杂证。

祝谌予教授治疗轻证一般用降糖对药方去玄参、生地，加白术、紫苏梗、藿香梗、白芷、生薏苡仁、山药、芡实、诃子肉、肉豆蔻等；重证则用肾着汤合四神丸，再加上述药物；对寒热错杂之腹泻，常用肾着汤或四神丸与葛根芩连汤合方再加上述药物；兼肝郁者加痛泻要方。其中紫苏梗配藿香梗、白芷配生薏苡仁是祝谌予教授治疗寒湿泄泻的两组对药。紫苏梗辛香温通，长于行气宽中，温中止痛；藿香梗气味芳香，化湿止呕，醒脾理气。二药相伍，理气宽中、除湿止呕力量增强，祝谌予教授常用于治湿邪不化、气机不畅之胸膈脘闷、腹中肠鸣。白芷辛温，散风燥湿，芳香通窍，《本草正义》云其"燥湿升清，振动阳明之气，固治久泻之良剂"；生薏苡仁甘淡微寒，清利湿热，健脾补肺。二药相伍，一寒一热，辛散淡渗，燥湿健脾，治疗湿注大肠之肠鸣泄泻，其效益著。

验案二：首都医科大学附属北京世纪坛医院中医科医案

张某，女，65岁，2017年12月8日就诊。主诉：腹泻伴少腹冷痛3周。患者12年前确诊2型糖尿病，目前应用二甲双胍和胰岛素控制血糖，空腹血糖8.0 mmol/L，餐后血糖10.0 mmol/L。3周前无明显诱因出现腹泻，水样便，每日3～5次，并伴有小腹发凉、疼痛，口服蒙脱石散、小檗碱片，症状未见缓解，遂来就诊。刻下：腹泻，小腹发凉疼痛，水样便为主，自觉怕冷明显，腰部酸痛伴重坠感，舌淡苔白腻，脉沉细。辅助检查：血常规、便常规、离子未见明显异常。西医诊断：2型糖尿病性腹泻；中医诊断：消渴病，泄泻；中医辨证：脾肾阳虚，寒湿下注。治以温补肾阳、健脾除湿，方以肾着汤加减。处方：干姜9 g，炮附子10 g，茯苓15 g，炒白术15 g，炒苍术15 g，党参15 g，续断10 g，狗脊10 g，炙甘草6 g。3剂，水煎服，早晚分服。二诊：患者服上方3剂后，大便次数减少，1～2次/日，大便尚可成形，小腹冷痛症状明显改善，仍有腰部重坠感，酸痛已不显，上方继服3剂。

按：糖尿病腹泻是糖尿病常见的并发症之一，西医认为其主要发病机制为自主神经病变，导致内脏传入神经功能障碍，进而使交感神经、副交感神经活动明显增强，导致肠蠕动强烈加快，而出现腹泻。中医认为，消渴病日久气阴两虚可进一步演变为脾肾阳虚，阳虚不能温煦中焦，寒湿内生，下注大肠，则见泄泻。肾着汤出自《金匮要略·五脏风寒积聚病脉证并治》："肾着之病，其人身体重，腰中冷，如坐水中，形如水状，反不渴，小便自利，饮食如故，病属下焦，身劳汗出，衣里冷湿，久久得之，腰以下冷痛，腹重如带五千钱，甘姜苓术汤主之。"条文中虽未提及大便溏泄，但从身重腰冷、如坐水中、腰以下冷痛等症状可知寒湿内生，而究其原因，当主要责于脾肾阳虚，本患者舌淡、脉沉细亦为佐证。处方以肾着汤为主，加党参取附子理中丸之意，另加续断、狗脊强健腰肾。

【参考文献】

［1］汪昂.汤头歌诀［M］.北京：中国中医药出版社，2007：5-6.

［2］张竞之，柯宗贵.全国名中医医案集粹［M］.广州：中山大学出版社，2019：318.

附子理中汤

《三因极一病证方论》

【方歌】

理中汤主理中乡，甘草人参术黑姜，

呕利腹痛阴寒盛，或加附子总回阳。

（张健《眼科汤头歌诀》）

【组成】

大附子（炮，去皮、脐）、人参、干姜（炮）、甘草（炙）、白术各等份。

【功效主治】

补虚回阳，温中散寒。主治五脏中寒，口噤，四肢强直，失音不语。昔有武士守边，大雪，出帐外观瞻，忽然晕倒，时林继作随行医官，灌以此药两剂遂醒。

【加减运用】

脾主统血，非寒中太阴，其血必凝。王清任《医林改错》中，于方内加桃仁、红花，余遵其法，加光桃仁九粒，杜红花八分，又灸中脘、丹田，治之多效。惟汗出如油，气喘不休者，亦不及救。（俞根初《重门通俗伤寒论》）

【用法用量】

上为锉散。每服四大钱，水一盏半，煎七分，去滓，不以时服；口噤，则斡开灌之。

【名家论方】

俞根初：猝中阴寒，口食生冷，病发而暴，忽然吐泻腹痛，手足厥逆，冷汗自出，肉瞤筋惕，神气倦怯，转盼头项若冰，浑身青紫而死，惟陡进纯阳之药，迅扫浊阴，以回复脾肾元阳，乃得功收再造。故以附、姜辛热追阳为君，即臣以参、术培中益气，佐以炙草和药，使以姜汁去阴浊而通胃阳，妙在干姜温太阴之阴，即以生姜宣阳明之阳，使参、术、姜、附收功愈速。此为热壮脾肾，急救回阳之要方。

【临证提要】

小儿久泻不止，脾肾阳虚，不能温煦，故大便清稀，完谷不化。脾虚气陷则伴脱肛，睡时露睛。命门火衰，阳不温散，阴寒内生，故形寒肢冷，精神委顿。舌淡，苔白，脉沉细为脾肾阳虚之表现。理中汤温补脾胃之阳，加附子温补脾肾之阳，故附子理中汤为先后天并补之剂。方中以附子温补脾肾，人参补气益脾，白术健脾燥湿，甘草和中补土，干姜温胃散寒。郑钦安《医理真传》中云："非附子不能挽救欲绝之真阳，非姜术不能培中宫之土气。"人参微寒有刚柔相济之意，甘草调和上下最能缓中，五味药配合得当，治疗中下焦虚寒、火不生土诸证。

【验案赏析】

验案一：仝小林医案

高某，女，35岁。1型糖尿病20年，间断性恶心呕吐8年。患者1988年发生酮症酸中毒，在大庆某医院确诊为1型糖尿病，一直注射胰岛素治疗，血糖控制不理想。2000年8月因流产而出现恶心呕吐，持续半年余，确诊为"糖尿病胃轻瘫"，后在山西某医院服中药，病情好转；2005年流产，病情又有反复，发作持续1年半，辗转山西、北京各地，治疗效果不佳；2008年1月行胆囊息肉切除术，术后再次复发持续性恶心呕吐，于5月13日住本院治疗。就诊时症见面色无华，神疲倦怠，形寒肢冷，恶心呕吐繁作，呕吐物为胃内容物，食欲不振，胃脘部怕凉，自觉有凉感从心下上冲至咽喉，腹胀，矢气多，排气后腹胀缓解，腹泻，日3~4次，眠差，舌暗淡，苔白腻，脉沉细略弦。2008年5月16日眼底检查：双眼糖尿病视网膜病增殖期前期。四诊合参，证属中阳不振，胃气上逆。治以温中散寒、和胃降逆，方用附子理中汤合苏连饮加减。药用：黑附片30g（先煎8小时），干姜15g，红参6g，炒白术30g，黄连15g，苏梗6g，叶梗6g。

服药3剂，即觉睡眠改善，呕吐停止，胃纳增加，精神转好，手足温，腹胀减，大便已2日未解，矢气多，胃脘部怕凉，仍觉有凉感从心下上冲至咽喉。观其舌质暗，苔微腻，舌底络瘀。续以原方加肉苁蓉45g，锁阳30g，水蛭粉（包煎）9g。

2008年5月26日三诊。患者胃凉及周身怕冷症状明显改善，大便1日1次，略干，腹胀亦较前缓解。上方肉苁蓉加至60g，水蛭粉加至15g，加川桂枝30g以加强温阳通便、温经祛瘀之力。

按：本例患者恶心呕吐反复发作，且病时已久，脾胃运化功能已损伤殆尽，后天水谷精微来源匮乏，先天之精不得充养，以致身体日渐消瘦，食欲不振，肢冷乏力，胃凉，腹胀泄泻，此乃脾肾亏虚，一派阳气衰败之象。故以附子理中汤之附子、干姜温中焦而祛里寒；红参补益脾气；白术健脾燥湿以止泻；合苏连饮以下气降浊，且干姜与黄连相伍，辛开苦降，宣达结气，以消腹胀。需要注意的是，这样大剂量地使用黑附片远远超出了常规剂量，因为黑附片有一定的毒性，一般常用的剂量为3～15g。减轻毒性的方法就是先煎附片，并且煎煮的时间一定要长，要叮嘱患者先煎足够长的时间，口尝没有麻木感之后方可与他药同煎。黑附片30g一般要先煎8小时以上。长时间煎煮，使得药物的毒性被破坏，而它的温阳之性得以保留。此外配伍干姜、炙甘草、蜂蜜等均可以减轻黑附片的毒性。

验案二：首都医科大学附属北京世纪坛医院中医科医案

患者，男，60岁，2015年1月10日初诊。主诉：双下肢发凉2月余。确诊2型糖尿病8年，血糖控制不佳，空腹血糖8.0～9.0 mmol/L。刻下：双下肢发凉，偶有水肿，口干口苦，胃脘部时有憋闷堵塞感，食欲一般，大便不成形，小便调，脉沉略滑。西医诊断：2型糖尿病；中医诊断：消渴病；中医辨证：脾肾亏虚，寒热错杂。治以温补脾肾，平调寒热，方以半夏泻心汤合附子理中汤加减。处方：清半夏9g，黄芩10g，黄连10g，干姜10g，党参20g，炮附子15g，炒白术20g，炙甘草10g。7剂，日1剂，早晚分服。二诊：诉现口干口苦、胃脘憋闷较前明显好转，大便可成形，空腹血糖7.5 mmol/L左右，小腿发凉较前缓解。予中药清半夏9g，黄芩15g，黄连20g，干姜10g，党参20g，炮附子15g，炒白术20g，炙甘草10g，巴戟天10g，桂枝10g。7剂，日1剂，早晚分服。三诊：空腹血糖7.0 mmol/L，双下肢发凉较前明显改善，已无口干口苦，大便每日一行，质可。

按：经方治疗疾病的原则是辨六经、辨方证，依据患者症状表现分析，口干口苦、胃脘憋闷感（类似心下痞）考虑为有上热，大便溏稀、双下肢发凉、脉沉考虑为下寒，故综合辨为上热下寒之厥阴病，处方以半夏泻心汤平调寒热，同时本例患者下寒症状更为明显，故合附子理中汤温煦中焦。现代药理学研究表明，黄连还具有调节血糖的作用，但用量需大，首诊仅用10 g，考虑患者耐受后次诊加量至20 g，三诊空腹血糖则明显改善。方中有黄连、黄芩等苦寒之品，且用量较大，配合附子理中汤制约苦寒之性，增益人体阳气，现代研究表明该方还能促进细胞对糖的利用与转化。

【参考文献】

［1］张健.眼科汤头歌诀［M］.太原：山西科学技术出版社，2009：105.

［2］孙鑫，翟翌，仝小林.仝小林治疗糖尿病胃肠功能紊乱经验撷菁［J］.辽宁中医杂志，2011，38（4）：602-606.

痛泻要方

《医方集解》

【方歌】

痛泻要方用陈皮，术芍防风共成剂。

肠鸣泄泻腹又痛，治在泻肝又补脾。

（邓中甲《方剂学》）

【组成】

白术（土炒）三钱，白芍（炒）二两，陈皮（炒）两半，防风一两。

【功效主治】

调和肝脾，补脾柔肝，祛湿止泻。主治脾虚肝旺之泄泻。肠鸣腹痛，大便泄泻，泻必腹痛，泻后痛缓，舌苔薄白，脉两关不调，左弦而右缓。临床常用于治疗急性肠炎、慢性结肠炎、肠易激综合征等属于肝旺脾虚者。

【加减运用】

久泄者加升麻。

【用法用量】

或煎或丸。

【名家论方】

汪昂：此足太阴、厥阴药也。白术苦燥湿，甘补脾，温和中；芍药寒泻肝火，酸敛逆气，缓中止痛；防风辛能散肝，香能舒脾，风能胜湿，为理脾引经要药。陈皮辛能利气，炒香尤能燥湿醒脾，使气行则痛止。数者皆以泻木而益土也。

【临证提要】

本证多由土虚木乘，肝脾不和，脾失健运所致。治疗以补脾柔肝，祛湿止泻为主。《医方考》说："泻责之脾，痛责之肝；肝责之实，脾责之虚，脾虚肝实，故令痛泻。"其特点是泻必腹痛，方中白术苦温，补脾燥湿，为君药；白芍酸寒，柔肝缓急止痛，与白术配伍，为臣药；陈皮辛苦而温，理气燥湿，醒脾和胃，为佐药；防风燥湿以助止泻，为脾经引经药，故为佐使药。

【验案赏析】

验案一：首都医科大学附属北京世纪坛医院中医科医案

唐某，女，70岁，2018年6月16日初诊。主因间断腹泻2年，加重1个月就诊。患者有糖尿病病史10余年。2年前因饮食寒凉后出现腹泻，每日3～5次，每服用止泻药后病情好转，多次检查大便常规及培养均为阴性，肠镜亦未见明显异常，当地医院诊断为"肠易激综合征"。近2个月来自觉症状加重，腹泻之前有急迫感，并伴肠鸣腹痛，痛在脐下，便后痛减。刻下：患者精神可，平素情绪急躁，纳可，大便日行2～5次，排便量少，有时呈水样便，腹泻前脐下疼痛急迫，排便后痛减，纳一般，饮食后腹胀，眠差，舌淡苔薄白，脉弦数。西医诊断：2型糖尿病，腹泻；中医诊断：泄泻，消渴病；中医辨证：肝脾不和证。治以调和肝脾，方以痛泻要方加减。处方：陈皮 12 g，炒白术 20 g，白芍 20 g，防风 12 g，木瓜 15 g，合欢花 20 g，姜厚朴 10 g，焦山楂 10 g，焦神曲 10 g，焦麦芽 10 g，炙甘草 6 g。7 剂，水煎服，日 1 剂。二诊：患者药后大便次数减少，便质可，成形，腹泻时疼痛缓解。上方加炒苍术 15 g，茯苓 15 g 以健脾和胃利湿。上方继服 7 剂。规律复诊 3 个月，腹泻腹痛症状基本已无。

按：中医认为泄泻的发生与饮食不节和情志失调密切相关，正如《素问·六节藏象论》曰："脾胃大肠小肠三焦膀胱者……此至阴之类，通于土气。"脾胃为土，而肝木与土密切相关，木强横克脾土，土虚肝木易乘。情志不畅，肝疏泄失常，横逆而犯中焦；饮食不节损伤土气，导致肝木易乘，大怒则肝气升发过旺，横逆乘脾而生飧泄。本例患者为典型的木旺乘土，治以"抑木扶土"。痛泻要方出自《丹溪心法》，方中白术健脾以御木乘，燥湿以止泄泻，为君药。白芍养血柔肝、缓急止痛为臣药，君臣相配，可"土中泻木"。脾虚易生湿，故用陈皮理气燥湿、醒脾和胃，为佐药。配少量防风，一则辛散调肝，使肝气条达不再乘脾；二则舒脾升清，胜湿止泻；三则为脾经引经之药，兼为佐使。四药合用，能补脾胜湿而止泻，柔肝理气而止痛，使脾健肝和，痛泻自止。此外，加合欢花以疏肝解郁，还可安神助眠；焦三仙以健脾消食，以资中焦。

验案二：周富明医案

金某，男，58 岁。患糖尿病多年，叠服降血糖之中西药物，收效甚微，后控制饮食，并以豆类为主食，尿糖尚能控制。近半年起，腰肌酸痛，日益加剧，以至于转侧不便，为之苦不堪言，苔薄，舌边齿痕，脉弦涩。揆度脉证，谛审良久，诸证庞杂，素有消渴，已非快事；又现腰痛，忧心忡忡，新旧交作，必伤七情，肝郁失达，脾为肝木所乘，脾困不为肌肉，而腰肌酸痛作矣，故拟抑肝木、扶脾土、调气血。处方：杭白芍、宣木瓜各 15 g，炒白术、川断肉各 9 g，青防风、新会陈皮各 6 g，怀牛膝 12 g，紫丹参 18 g。每日 1 剂，连进 8 剂，腰痛若失。

按："腰为肾府"，诚然腰痛与肾有关，然以痛泻要方治之，何理之有？乃因本例患者病历经年，情不自悦，肝郁不疏，则脾肾功能乖乱，脾虚失职，不为肌肉，气血垂滞，不通则痛。《素问·太阴阳明论》云："今脾病不能为胃行其津液……气日以衰，脉道不利，筋骨肌肉，皆无气以生，故不用焉。"因此以痛泻要方加味，泻肝木、扶脾土、调气血，使肝疏条达，脾运复职，气血流畅，则诸恙罢悉。

【参考文献】

[1] 邓中甲.方剂学［M］.北京：中国中医药出版社，2017：350.

[2] 费德升，张忠贤.周富明医学经验辑要［M］.北京：中国中医药出版社，2017：71.

桃核承气汤

《伤寒论》

【方歌】

五十桃仁四两黄，桂硝二两草同行。

膀胱热结如狂证，外解方攻用此汤。

（陈修园《长沙方歌括》）

【组成】

桃仁（去皮尖）五十个，桂枝（去皮）二两，大黄四两，芒硝二两，甘草（炙）二两。

【功效主治】

逐瘀泄热。主治下焦蓄血证。少腹急结，小便自利，神志如狂，甚则烦躁谵语，至夜发热；以及血瘀经闭，痛经，脉沉实而涩。临床常用于治疗急性盆腔炎、胎盘滞留、输卵管卵巢炎、肠梗阻、子宫内膜异位症、急性脑出血等属瘀热互结下焦者。

【用法用量】

上五味，以水七升，煮取二升半，去滓，内芒硝，更上火，微沸下火，先食温服五合，日三服，当微利。

【名家论方】

柯琴：若太阳病不解，热结膀胱，乃太阳随经之阳热瘀于里，致气留不行，是气先病也。气者血之用，气行则血濡，气结则血蓄，气壅不濡，是血亦病矣。小腹者，膀胱所居也，外邻冲脉，内邻于肝。阳气结而不化，则阴血蓄而不行，故少腹急结；气血交并，则魂魄不藏，故其人如狂。治病必求其本，气留不行，故君大黄之走而不守者，以行其逆气；甘草之甘平者，以调和其正气；血结而不行，故用芒硝之咸以软之，桂枝之辛以散之，桃仁之苦以泄之。气行血濡，则小腹自舒，神气自安矣。此又承气之变剂也。此方治女子月事不调，先期作痛，与经闭不行者最佳。

【临证提要】

下瘀血汤、大黄䗪虫丸及桃核承气汤均以大黄、桃仁为主药，都有破血下瘀之功用，均治瘀血留滞的病证。但下瘀血汤主治产妇因"干血著于脐下"致腹痛拒按、按之有块，以及血瘀所致经水不利者，故配䗪虫，专以攻下血瘀为用；大黄䗪虫丸则主治五劳虚极、干血内停、形体羸瘦、肌肤甲错者，故又加水蛭、虻虫及地黄、芍药、甘草等，破瘀之力增，并微有补益之功；桃核承气汤适用于瘀热互结下焦所致之少腹急结、至夜发热、经闭等症，故复佐桂枝温通血脉，并使全方凉而不郁。证属瘀热互结下焦，治当因势利导、逐瘀泄热，以祛除下焦之蓄血。方中桃仁苦甘平，活血破瘀；大黄苦寒，下瘀泄热。二者合用，瘀热并治，共为君药。芒硝咸苦寒，泄热软坚，助大黄下瘀泄热；桂枝辛甘温，通行血脉，既助桃仁活血祛瘀，又防硝、黄寒凉凝血之弊，共为臣药。桂枝与硝、黄同用，相反相成，桂枝得硝、黄则温通而不助热；硝、黄得桂枝则寒下又不凉遏。炙甘草护胃安中，并缓诸药之峻烈，为佐使药。

【验案赏析】

验案一：黄文政医案

患者，男，55岁，2012年1月31日初诊。糖尿病病史10年余。1年前患者因尿中泡沫较多，于天津某三甲医院查空腹血糖8.12 mmol/L，尿蛋白（+++），糖化血红蛋白9.73%，B超示双肾、输尿管及膀胱结构未见明显异常，24小时尿蛋白定量1.39 g，诊断为2型糖尿病、2型糖尿病肾病，予降糖、改善肾循环及中药汤剂等治疗，病情好转后出院。3天前患者尿中泡沫增多，今求治于黄教授门诊。刻下症见口干咽燥，多饮，乏力，多尿，尿中泡沫，舌红苔薄黄，脉沉滑。查血糖9.99 mmol/L，尿素氮13.10 mmol/L，血肌酐125 μmol/L，24小时尿蛋白定量1.28 g，纤维蛋白原4.17 g/L。中医诊断：肾衰病，消渴，尿浊。辨证：气阴亏虚，瘀浊阻络。治宜益气养阴，泄浊通络，活血化瘀。方用参芪地黄汤合桃核承气汤加减。处方：生黄芪30 g，太子参30 g，生地黄30 g，山茱萸20 g，山药30 g，苍术30 g，玄参30 g，丹参30 g，葛根30 g，桃仁10 g，桂枝10 g，酒大黄10 g，黄连10 g，覆盆子30 g。7剂，水煎服，日1剂，早晚分服。

2012年2月7日二诊：口干多饮消失，乏力减轻，尿中泡沫减少，舌红苔薄黄，脉细弦。前方加土茯苓30 g，鬼箭羽20 g，土鳖虫10 g。14剂。

2012年2月21日三诊：乏力渐轻，足胫部阵发性刺痛，夜间尤甚，舌红苔黄，脉细弦。查血糖6.41 mmol/L，尿素氮9.34 mmol/L，血肌酐95 μmol/L（正常），24小时尿蛋白定量0.95 g。前方加水蛭10 g。14剂。后以上方加减续服半年余，诸症缓解，肾功能正常。

按：本例系消渴病久，阴损气耗，而致气阴两虚；久病入络，气血不畅，瘀浊阻络，形成以气阴两虚为本，瘀浊阻络为标的病机特点。参芪地黄汤合桃核承气汤加减以益气养阴、泄浊通络、活血化瘀，为黄教授治疗糖尿病肾病的常用方。方中生黄芪、太子参健脾益肾，生地黄、山茱萸、山药、玄参、葛根养阴生津，苍术健脾燥湿，丹参、桃仁、桂枝、酒大黄活血通络，黄连清热燥湿，覆盆子固精缩尿，全方标本兼顾，健脾益肾，除湿化瘀通络。生黄芪与山药、苍术与玄参、丹参与葛根为黄教授治疗糖尿病之常用对药。桃核承气汤去芒硝为黄教授经验用法，黄教授认为芒硝咸寒、润燥软坚，一般多用于燥屎内结，故弃用之。二诊、三诊加土鳖虫、水蛭等虫类药以化瘀通络。虫类药的应用，是黄教授治疗肾病的一大特色，黄教授认为糖尿病肾病出现大量尿蛋白及多种并发症时，为久病入络，邪结肾络隐曲之中，瘀血顽痰凝聚络脉，此时，非虫类药不能入络搜剔顽痰死血。

验案二：首都医科大学附属北京世纪坛医院中医科医案

患者，男，55岁，2018年6月8日初诊。自述糖尿病病史6年，未控制饮食及规律应用降糖药物、胰岛素治疗，现空腹血糖17.0 mmol/L左右，尿糖（++）。刻下：口干口渴，心烦，记忆力下降，饮食不佳，睡眠差，入睡困难，小便黄，大便干结，3～5日一行，舌暗苔黄，舌下脉络曲张，脉沉涩。西医诊断：2型糖尿病；中医诊断：消渴病；中医辨证：瘀热内结证。治以逐瘀泄热，方以桃核承气汤加减。处方：桃仁10 g，芒硝6 g（分冲），酒大黄15 g（后下），桂枝10 g，鬼箭羽20 g，黄连30 g，酸枣仁30 g，甘草6 g。7剂，水煎服，每日1剂，早、晚分服，并嘱其控制饮食。二诊：诸症均有明显改善，近日排便已正常，1～2日一行，便质较前改善。空腹血糖11.0～13.0 mmol/L，尿糖（+）。

按：糖尿病患者多因饮食失节，导致脾胃功能失常，痰湿内生，郁久化热，并且痰湿可以阻遏气机，影响血行，血行受阻而成瘀血。此外，工作和生活压力过大，情志失调，五志过极，郁而化火，火热伤阴导致血瘀。《黄帝内经》中还提到五劳所伤，"久视伤血，久卧伤气……"，缺乏运动或过劳也会导致气血运行不畅，引起血瘀。临床实践证明，血瘀是消渴病患者重要的病理因素，故治疗本病应当注重活血化瘀治法的运用，祝谌予教授善用活血化瘀治疗消渴病。本例患者口干渴、心烦、小便黄、大便干结如球、舌苔黄提示为里有郁热，舌质暗、脉沉涩为瘀血明证，可见本案符合郁热和瘀血的病机，故方用桃核承气汤以泄热、逐瘀。又因患者血糖偏高，所以另加黄连30 g以增强降糖效果，加酸枣仁30 g以改善睡眠。

【参考文献】

［1］陈修园.长沙方歌括［M］.北京：中国中医药出版社，2016：91.

［2］熊龙年，杨慧，王耀光.黄文政教授运用桃核承气汤治疗肾病经验［J］.中华中医药杂志，2015，30（8）：2811－2813.

益气聪明汤

《东垣试效方》

【方歌】

益气聪明汤蔓荆，升葛参芪黄柏并。

并加芍药炙甘草，耳聋目障服之清。

（汪昂《汤头歌诀》）

【组成】

黄芪、甘草、人参各半两，升麻、葛根各三钱，蔓荆子一钱半，芍药一钱，黄柏（酒制，锉，炒黄）一钱。

【功效主治】

益气升阳，聪耳明目。治饮食不节，劳役形体，脾胃不足，得内障耳鸣或多年目昏暗，视物不能。此药能令目广大，久服无内外障、耳鸣耳聋之患，又令精神过倍，元气自益，身轻体健，耳目聪明。

【加减运用】

如烦闷或有热，渐加黄柏，春、夏加之，盛暑夏月倍之，如脾胃虚去之。

【用法用量】

上药咬咀，每服秤三钱，水二盏，煎至一盏，去滓热服。临卧，近五更再煎服之。

【名家论方】

许浚：益气聪明汤，治老人劳伤虚损，耳鸣眼昏，久服无内障昏暗、耳鸣耳聋之证，又令精神爽快，饮食倍增，耳目聪明。甘草炙一钱二分，人参、黄芪各一钱，升麻、葛根各六分，蔓荆子三分，白芍药、黄柏酒炒各二分。上锉，作一贴，水煎朝夕服，得睡更妙。

张年顺：益气聪明汤，治饮食不节，劳役形体，脾胃不足，得内障耳鸣，或多年目昏暗，视物不能，此药能令目广大，久服无内外障、耳鸣耳聋之患，又令精神过倍，元气自益，身轻体健，耳目聪明。黄芪、甘草各半两，人参半两，升麻、葛根各三钱，蔓荆子一钱半，芍药一钱，黄柏（酒制，锉，炒黄）一钱。上㕮咀，每服秤三钱，水二盏，煎至一盏，去滓，热服，临卧，近五更再煎服之，得睡更妙。如烦闷或有热，渐加黄柏，春夏加之，盛暑夏月倍之。若此一味多，则不效。如脾胃虚去之，有热者少用之。如旧有热，麻木，或热上壅头目，三两服之后，其热皆除。治老人腰以下沉重疼痛如神。此药久服，令人上重，乃有精神，两足轻浮，不知高下。若如此，空腹服之，或少加黄柏，轻浮自减。若治倒睫，去黄柏、芍药及忌烟火酸物。

【临证提要】

人参、黄芪甘温以补脾胃；甘草甘缓以和脾胃；葛根、升麻、蔓荆子轻扬升发，能入阳明，鼓舞胃气，上行头目，中气既足，清阳上升，则九窍通利，耳聪而目明矣；白芍敛阴和血，黄柏补肾生水。盖目为肝窍，耳为肾窍，故又用二者平肝滋肾也。

【验案赏析】

验案一：詹文涛医案

丁某，男，71岁，于2001年4月3日首诊。患者患糖尿病3年余，半年前出现急性下壁心肌梗死，本次因头昏行头颅 CT 检查发现多发性腔腩性脑梗死而到詹老师门诊就诊。刻下患者诉头昏胸闷，间歇性心前区痛，四肢麻木，双下肢轻度浮肿，空腹血糖 11 mmol/L，餐后 2 小时血糖 17 mmol/L，现服用阿卡波糖2片，每日3次，舌质淡青、苔白腻，六脉弦滑。西医诊断：2型糖尿病合并大血管病变、冠心病心肌梗死、多发性腔腩性脑梗死。中医诊断：消渴、胸痹、风中经络。证属气虚痰浊、脉络瘀阻，施以益气豁痰、活血通脉之法。方用益气聪明汤合补阳还五汤加味：黄芪、太子参、粉葛根、天花粉各 30 g，炙升麻、炒黄柏、天麻、白术、红花各 10 g，杭白芍、蔓荆子、当归尾、地龙、川芎、制首乌各 15 g，甘草 3 g，桃红 12 g，泽泻 20 g。每日服1剂。

2001年4月17日二诊：患者诉头昏、胸闷、心前区痛、四肢麻木明显减轻，双下肢浮肿消退，但近日尿稍多，出汗多，双下肢无力，复查血糖空腹8.5 mmol/L，餐后2小时血糖15 mmol/L，舌质青紫、苔微黄稍腻、少津，脉弦、滑、微数。证属气阴两虚、痰热瘀阻，施益气养阴、清热豁痰之法。方用益气聪明汤合白虎汤加味：黄芪、太子参、粉葛根、淮山药、天花粉、生石膏各30 g，炙升麻、知母、炒黄柏各10 g，杭白芍、蔓荆子、生地、麦冬、丹参各15 g，炙甘草3 g，玄参20 g，苍术12 g。每日服1剂。

2001年6月1日三诊：患者诉尿量恢复正常，复查血糖空腹7.7 mol/L，餐后2小时血糖10.8 mol/L。前方去生石膏，加瓜蒌壳10 g，法半夏12 g，胡黄连3 g。日服1剂。2001年5月8日患者再次复诊诉前述症状完全消失，复查空腹血糖6.6 mmol/L，餐后2小时血糖8.1 mmol/L，患者自行将西药停服，原方续治，观察2个月血糖无反复。

按：詹教授认为糖尿病不论在哪一个阶段，均存在本虚标实的状况，本虚与标实均随着病情的进展发生着变化。就本虚而言，最早表现以阴虚为主，此乃本病的发病基础。第二个阶段由于病情的进展首先是阴不化气，同时久病耗气等逐渐出现气阴两虚。到第三个阶段由于阴阳同根，阴损达一定程度而及阳致阴阳俱衰。对糖尿病中晚期出现正衰邪变及正竭邪盛的患者则应强调标本兼治，治疗上除延续上一阶段的滋阴清热，还应加入滋肾阴、补肾阳、益气、调脾胃的药，并针对所出现的痰、瘀、风等标实情况分别采用豁痰、化瘀、息风的药物。如在本期常用自拟乌精地黄汤为基础合黄芪生脉饮或益气聪明汤，加玄参、苍术、白术、玉竹、杭白芍，重用淮山药、麦冬。本案罹患糖尿病3年，但已合并大血管病变，属于晚期阴阳俱损阶段，故治疗上重视标本兼治，方用益气聪明汤合补阳还五汤加减。

验案二：首都医科大学附属北京世纪坛医院中医科医案

患者，女，65岁，2013年8月17日就诊。主因双目视物模糊就诊。患者2型糖尿病病史10年，空腹血糖8.5 mmol/L左右，平素自觉疲倦乏力、口干多饮。1年前出现视物模糊，经眼科检查发现双侧眼底视网膜有出血点，可见微小血管瘤。刻下：双目视物不清，耳鸣，双下肢乏力，腰膝酸软，纳可，大便黏滞不爽，2~3日一行，舌淡胖，苔白，脉沉细。西医诊断：2型糖尿病，糖尿病视网膜病；中医诊断：消渴病；中医辨证：脾虚气陷。治以益气升阳，方以益气聪明汤加减。处方：生黄芪30g，黄柏10g，党参20g，葛根15g，升麻10g，蔓荆子10g，鬼箭羽15g，枸杞子15g，天花粉15g，炒苍术15g，生薏苡仁15g，炙甘草6g。7剂，每日1剂，水煎服。二诊：自述视物模糊好转，仍感双下肢乏力，疲倦，时有耳鸣，大便黏滞好转。处方：生黄芪30g，黄柏10g，党参20g，葛根15g，升麻10g，蔓荆子10g，磁石30g，丹参15g，鬼箭羽15g，枸杞子15g，天花粉15g，炒苍术15g，生薏苡仁15g，炙甘草6g。7剂，每日1剂，水煎服，早晚分服。三诊：视物模糊较前明显好转，乏力及下肢无力症状改善，大便正常，继用上方7剂。

按：糖尿病视网膜病主要病理改变为视网膜血管闭塞性循环障碍，可进行性严重损害视功能，临床表现轻者仅为视物模糊，重者可致盲。西医治疗早期主要是激光光凝，有一定改善视力的作用，但随着激光次数的增多，视力则逐渐减弱，到后期治疗效果愈来愈差。中医认为本病的发生与脾虚气弱、肝肾不足密切相关。脾虚气陷，不能载精上注于目窍，或气虚统摄无权，致血溢脉外，出现微血管瘤、视网膜出血等。因此，脾虚气弱、肝肾精亏、目失所养是本病的发病基础。患者糖尿病多年，专科检查提示视网膜有出血点并见微小血管瘤，微观辨证属血瘀。宏观来看，乏力、双下肢无力、大便黏滞不爽、舌淡胖均提示脾气不足，故治疗上应益气健脾、升阳明目，同时兼以活血化瘀，处方以益气聪明汤为主。《李东垣医学全书》："益气聪明汤，治饮食不节，劳役形体，脾胃不足，得内障耳鸣，或多年目昏暗，视物不能，此药能令目广大，久服无内外障、耳鸣耳聋之患，又令精神过倍，元气自益，身轻体健，耳目聪明。"

【参考文献】

[1]汪昂.汤头歌诀［M］.北京：中国中医药出版社，2007：39.

[2]琚坚，李青.詹文涛教授辨证治疗糖尿病经验的临床体会［J］.陕西中医，2002，23（4）：334-336.

虎潜丸

《丹溪心法》

【方歌】

> 虎潜足痿是神方，虎胫膝陈地锁阳。
> 龟板姜归知柏芍，再加羊肉捣丸尝。

（养生之家）

【组成】

黄柏（酒炒）半斤，龟板（酒炙）四两，知母（酒炒）二两，熟地、陈皮、白芍、牛膝各二两，当归、锁阳各一两半，虎骨（炙）一两，干姜半两。

【功效主治】

滋阴降火，强壮筋骨。主治肝肾阴虚，症见腰膝酸软、筋骨痿软、腿足萎弱、步履维艰、舌红少苔、脉细弱等。

【用法用量】

上为末，酒糊丸，或粥丸。

【名家论方】

王子接：虎，阴兽。潜，伏藏也。脏阴不藏，内热生痿者，就本脏分理以伏藏其阴也。故用龟板为君，专通任脉，使其肩任三阴，臣以虎骨熄肝风，丸以羊肉补精髓，三者皆有情之品，能恋失守之阴。佐以地黄味苦补肾，当归味辛补肝。使以牛膝行血，陈皮利气，芍药约阴下潜，知、柏苦以坚之，锁阳涩以固之，其阴气自然伏藏而内守矣。

【临证提要】

君——黄柏、熟地、知母、龟板、白芍滋阴降火治其本。臣——虎骨、锁阳强壮筋骨治其标，虎骨可用狗骨等替代。佐——干姜、陈皮温中健脾、理气和胃，兼制方中黄柏等主药之苦寒。使——牛膝引药下行，另用羊肉暖胃，有食疗之功。诸药合用，共奏滋阴降火、强壮筋骨之功。

【验案赏析】

验案:《内蒙古中医药》王思怡医案

张某，男，68岁，2011年12月初诊。口干、多饮、乏力15年，近半年来出现四肢懈怠无力，步履艰难，故来就诊。初诊症见口唇干燥，多饮，消瘦，四肢无力，臂腕腿股肌肉瘦瘪，步履艰难，手足麻木，腰部酸困，尿频，眠差，大便干，舌嫩红，少苔，有裂纹，舌下络脉瘀曲，脉细小而数。辅助检查：空腹血糖10.9 mmol/L，餐后2小时血糖17.9 mmol/L，HbA1c 8.5%。中医诊断：消渴病，湿热伤肾证。治法：清热利湿、补肾填髓。西医诊断：2型糖尿病（周围神经病）。处方：盐酸二甲双胍肠溶片0.5 g po tid，瑞格列奈1 mg po tid。中药以虎潜丸加减：龟板18 g，黄柏6 g，知母9 g，生地12 g，当归12 g，白芍15 g，怀牛膝12 g，狗骨12 g，菟丝子12 g，肉苁蓉9 g，萆薢12 g，茯苓12 g，狗脊12 g，杜仲12 g，枸杞30 g，陈皮9 g，火麻仁30 g，决明子30 g。15剂，水煎服，1剂/天。二诊：空腹血糖6.8 mmol/L，餐后2小时血糖14.6 mmol/L，服药后自觉乏力较前明显减轻，仍觉口干，无腰酸，手足麻木，二便调，眠差。上方去决明子，加鸡血藤30 g，苏木15 g，酸枣仁30 g，生地加量至30 g，7剂，水煎服，1剂/天。三诊症较前减轻，血糖水平正常平稳，上方继服，门诊随诊，定期复查。

按：本方以虎潜丸为基础方，方中龟板、枸杞、生地、当归滋养营阴、填补精血，为湿热化燥、精血虚耗而设；怀牛膝、杜仲、狗脊、菟丝子补肝肾而强筋骨；黄柏苦寒泻肾火、补水润燥，知母苦寒、助泻肾火，二者同用以滋肾阴降虚火；茯苓健脾渗湿，萆薢之用，《本草纲目》言之最确："厥阴主筋属风，阳明主肉属湿，萆薢之功长于祛风湿，所以能治缓弱顽痹"；芍药养肝阴而柔肝缓急，通络止痛。诸药合用，共奏滋阴降火、强壮筋骨之功。二诊患者仍有手足麻木，口干。故上方加鸡血藤、苏木活血通络，酸枣仁养心益肝而安神，生地加量以清热凉血、养阴生津，使津液得复，手足麻木、口干诸症自除。

【参考文献】

[1] 养生之家. https://www.ys991.com/zhongyi/cy/13318.html.

[2] 王思怡. 虎潜丸治疗消渴病后期肌肉萎软体会 [J]. 内蒙古中医药，2016（14）：67.

四妙勇安汤

《验方新编》

【方歌】

四妙勇安金银花，玄参当归甘草加。

清热解毒兼活血，热毒脱疽效堪夸。

【组成】

玄参、金银花各三两，当归二两，甘草一两。

【功效主治】

清热解毒，活血止痛。主治热毒炽盛之脱疽。患肢暗红微肿灼热，溃烂腐臭，疼痛剧烈，或见发热口渴，舌红脉数。临床常用于治疗血栓闭塞性脉管炎、静脉炎、下肢溃疡、坐骨神经痛、下肢深静脉栓塞等。

【用法用量】

水煎服。连服十剂。药味不可减少，减则不效。并忌抓擦为要。

【名家论方】

鲍相璈：清热解毒，活血止痛。治脱骨疽。症生手足各指，或生指头，或生指节指缝，初生或白色痛极，或如粟米起一黄疱，其皮或如煮熟红枣，黑色不退，久则溃烂，节节脱落，延至手足背腐烂黑陷，痛不可忍。

【临证提要】

仙方活命饮、五味消毒饮、四妙勇安汤均为阳证疮疡的常用方，均有清热解毒之功。三方的不同点在于：仙方活命饮为痈肿初起的要方，除清热解毒之外，还配伍疏风、活血、软坚、散结之品，功能清热解毒、消肿溃坚、活血止痛；五味消毒饮重在清热解毒，其清解之力较仙方活命饮为优，侧重消散疗毒；四妙勇安汤主治脱疽之热毒炽盛者，药少量大力专，且须连续服用。本证多由湿热之毒，瘀而化热，瘀阻营血，热腐肌肉所致，治疗以清热解毒、活血止痛为主。金银花甘寒入心，善于清热解毒，故重用为主药；当归活血散瘀，玄参泻火解毒，甘草清解百毒，配金银花以加强清热解毒之力，用量亦不轻，共为辅佐。四药合用，既能清热解毒，又能活血散瘀，是治疗脱疽的良方。

【验案赏析】

验案一：《第十八届国际络病学大会暨第九届中西医结合血管病学大会论文集》王秀娟医案

患者，男，67岁，主因左足红肿疼痛就诊。刻下症：患者左足红肿，灼热，皮温高，皮色潮红，口干、口渴，乏力，大便干，小便色黄。糖尿病病史20余年。舌质暗红，苔黄腻，脉弦滑。查体：足背动脉搏动减弱。方选生脉散合四妙勇安汤、桃红四物汤加减：金银花12g，玄参10g，当归12g，生甘草9g，丹参15g，桃仁10g，红花10g，生地15g，赤芍12g，麦冬10g，黄芪15g，虎杖10g，怀牛膝10g，板蓝根10g，连翘10g，元胡10g，乳香10g，没药10g，鸡血藤20g。7剂，并予复方黄柏液外敷患处。7天后患者红肿明显消退，仍觉麻木、疼痛，前方加透骨草15g，苍术10g。

按： 糖尿病高危足属于中医"坏疽""痹证"等范畴，是一种难治性疾病，多发生在糖尿病的中晚期，病位在肢体脉络，同时合并大血管、微血管病变，故发病特点与中医络病的形成转归有相似之处，符合"久病入络"的病理变化。该患者糖尿病20余年，阴血亏虚，故见口干、口渴；血为气之母，血虚则气亦虚，故见乏力；阴虚化热，热毒瘀滞阻络，络脉不通，不通则痛，故见左足红肿疼痛、大便干、小便黄，故予生脉散、四妙勇安汤合桃红四物汤加减，养阴清热、活血通络。方中金银花甘寒入心，清热解毒；玄参滋阴清热；当归养血活血；生甘草和中解毒；丹参清热凉血；板蓝根、连翘、虎杖清热解毒；黄芪排毒、补气；怀牛膝通经逐瘀；桃仁、红花活血散瘀；乳香、没药破血化瘀止痛；鸡血藤为引经药，使诸药直达病所。复方黄柏液可清热解毒，消肿祛腐。内治与外治结合，能够提高疗效，缩短病程。针灸可疏通经络、调和阴阳。

验案二：刘尚义医案

患者，男，49岁，2016年11月19日初诊。患者8年前无明显诱因出现口渴多饮，消谷善饥，尿频量多，体检时发现血糖增高。就诊于某医院，经检查诊断为2型糖尿病，予以阿卡波糖片、盐酸二甲双胍缓释片、甘精胰岛素等治疗后血糖高得到控制。后患者未正规检测血糖，亦未控制饮食，上病复发加重，予以上述降糖药治疗后未见明显好转。现在上病基础上出现足部溃烂、疼痛、行走困难、味臭，为求中西医结合系统治疗来诊。刻诊：诸症如前，舌红，苔黄，脉细数。诊断为"消渴，阴虚火旺证"，治以养阴清热，拟方四妙勇安汤加减。药物如下：葛根20g，金银花20g，当归10g，玄参20g，黄连10g，玉竹20g，石斛20g，黄精20g，肉苁蓉20g。15剂，每日1剂，水煎服。二诊，患者诉足部溃疡范围缩小，口渴多饮等症缓解，故继续予以上方治疗。三诊，患者诉诸症较前转佳。

按：《灵枢·痈疽》曰："发于足趾，名脱痈（即脱疽）。其状赤黑，死不治；不赤黑，不死。不衰，急斩之，不则死矣。"明代陈实功《外科正宗》曰："夫脱疽者，外腐而内坏也。"糖尿病足属于热毒炽盛之血管疾病，中医将糖尿病足归为脱疽范畴，症见患肢暗红微肿灼热、溃烂腐臭、疼痛剧烈，舌红脉数等。刘教授将以上诸症归结为肌肤微血管病变，故常用金银花、当归、玄参三味治疗，将体表皮肤病变转变为内脏病变，用疡科方法治疗黏膜病变，亦体现"从膜论治"的学术思想。

【参考文献】

[1] 徐利亚，蔡松，东方，等.王秀娟教授分期论治老年糖尿病高危足经验［C］.中华中医药学会，中国中西医结合学会，中国老年医学学会，世界中医药联合学会，中国农村卫生协会.第十八届国际络病学大会暨第九届中西医结合血管病学大会论文集.［出版者不详］2022：203－205.

［2］李娟，杨柱，陈杰，等．国医大师刘尚义巧用四妙勇安汤加减临证经验［J］．山东中医杂志，2018，37（9）：775-777.

地黄饮子

《医贯》

【方歌】

地黄饮萸麦味斛，苁戟附桂阴阳补。

化痰开窍菖远茯，加薄姜枣喑痱服。

（邓中甲《方剂学》）

【组成】

熟地、巴戟（去心）、山茱萸、肉苁蓉（酒浸）、附子、石斛、五味子、茯苓、石菖蒲、远志（去心）、官桂、麦冬（去心）。

【功效主治】

滋肾阴，补肾阳，开窍化痰。主治下元虚衰，痰浊上泛之喑痱证。舌强不能言，足废不能用，口干不欲饮，足冷面赤，脉沉细弱。临床常用于治疗晚期高血压病、脑动脉硬化、中风后遗症、脊髓炎等慢性疾病过程中出现的阴阳两虚者。

【加减运用】

属痱而无喑者，减去石菖蒲、远志等宣通开窍之品；喑痱以阴虚为主，痰火偏盛者，去附子、肉桂，酌加川贝母、竹沥、胆南星、天竺黄等以清化痰热；兼有气虚者，酌加黄芪、人参以益气。

【用法用量】

上各等份，每服五钱，入薄荷少许，姜、枣煎服。

【名家论方】

张秉成：夫中风一证，有真中，有类中。真中者，真为风邪所中也。类中者，不离阴虚、阳虚两条。如肾中真阳虚者，多痰多湿；真阴虚者，多火多热。阳虚者，多暴脱之证；阴虚者，多火盛之证。其神昏不语、击仆偏枯等证，与真中风似是而实非，学者不得不详审而施治也。此方所云少阴气厥不至，气者，阳也，其为肾脏阳虚无疑矣。故方中熟地、巴戟、山萸、苁蓉之类，大补肾脏之不足，而以桂、附之辛热，协四味以温养真阳；但真阳下虚，必有浮阳上僭，故以石斛、麦冬清之；火载痰升，故以茯苓渗之；然痰火上浮，必多堵塞窍道，菖蒲、远志能交通上下而宣窍辟邪；五味以收其耗散之气，使正有所归；薄荷以搜其不尽之邪，使风无留着；用姜、枣者，和其营卫，匡正除邪耳。

【临证提要】

"喑痱"是由于下元虚衰，阴阳两亏，虚阳上浮，痰浊随之上泛，堵塞窍道所致。"喑"是指舌强不能言语，"痱"是指足废不能行走。肾藏精主骨，下元虚衰，包括肾之阴阳两虚，致使筋骨失养，故见筋骨痿软无力，甚则足废不能用；足少阴肾脉夹舌本，肾虚则精气不能上承，痰浊随虚阳上泛堵塞窍道，故舌强而不能言；阴虚内热，故口干不欲饮；虚阳上浮，故面赤；肾阳亏虚，不能温煦于下，故足冷；脉沉细数是阴阳两虚之象。此类病证常见于年老及重病之后，治宜补养下元为主，摄纳浮阳，佐以开窍化痰。方用熟地黄、山茱萸滋补肾阴，肉苁蓉、巴戟天温壮肾阳，四味共为君药。配伍附子、肉桂之辛热，以助温养下元，摄纳浮阳，引火归原；石斛、麦冬、五味子滋养肺肾，金水相生，壮水以济火，均为臣药。石菖蒲与远志、茯苓合用，是开窍化痰、交通心肾的常用组合，是为佐药。姜、枣和中调药，功兼佐使。

【验案赏析】

验案一：崔延昌医案

王某，男，64岁。2型糖尿病并发脑梗死6年，空腹血糖控制在5.4 mmol/L以下。2个月前因理疗不慎烫伤踝部，外出锻炼被迫中断，现肌肉痿软无力、足不任地、行走晃动。诊见面部苍白、浮肿，腹部膨隆，动作迟缓，肢端欠温，舌淡胖有齿痕、苔薄白而润，脉沉。证属下焦虚衰，肝肾不足，心脾两虚，肺失通调。治宜上下并治，标本兼顾，方用地黄饮子加减。熟地黄、山茱萸、石斛、麦冬、五味子、石菖蒲、远志、茯苓、肉苁蓉、肉桂（后下）、附片（先煎）、巴戟天各10 g，大枣1枚，生姜、薄荷（后下）各30 g。水煎服，1日1剂。服20剂后，症状大减，基本恢复正常。

按：地黄饮子功在滋肾阴、壮肾阳，开窍化痰，方中重用薄荷、生姜旨在调畅气机、开发郁结，驱邪外出，引经报使。糖尿病患者足部萎软无力，既要考虑脑血管病原因，多对应于中医之痰瘀内停，又要考虑糖尿病下肢血管、神经病变导致的肌肉萎缩，多对应于中医之阴阳气血亏虚。地黄饮子着眼于肾之阴阳俱补，切合糖尿病日久肾阴肾阳亏虚之基本病机，同时又用化痰药开窍醒神，符合脑血管病治疗的原则，故属于攻痰浊、补阴阳之良方。临床实用再酌情加入活血化瘀药，如地龙、土鳖虫、鸡血藤则效果更佳。

验案二：吴深涛教授应用地黄饮子临床验案

刘某，男，61岁，2015年6月11日初诊。刻下症：言语謇涩，且语速减慢，不断加重；气短，少气懒言，无饮水呛咳，无头晕头痛，阵发性发作唇周麻木，四肢活动尚可，纳可，夜寐尚可，二便调，舌淡暗苔薄白，脉弦细。血糖血压控制良好。既往脑梗死病史，曾于我院针灸科住院治疗。辨为中风病，肾阴阳两虚、痰浊上泛证。处方：熟地30 g，山萸肉20 g，石斛20 g，麦冬20 g，石菖蒲15 g，五味子12 g，远志10 g，茯苓30 g，酒苁蓉20 g，肉桂6 g，巴戟天20 g，山药20 g，川芎15 g，白附子9 g，大枣3枚，生姜2片。7剂，水煎服。二诊，患者诉服药后气短懒言好转，唇周麻木感消失，眠改善，言语仍欠流利，余症同前。嘱继服前方14剂。三诊，言语謇涩明显好转，愿意主动与他人交流，舌红苔薄白。前方减川芎10 g，五味子6 g，去白附子，继服14剂。后随访患者，诉言语謇涩明显改善，基本可以正常交流。

按：临床中糖尿病并发脑血管病者，根据病变范围大小与涉及传导束支的关系，有运动障碍、感觉障碍及语言障碍等差异。而"不能言"一症，有因舌体歪斜、不能随意运动导致者；有皮层高级神经功能受损、失于语言功能者；还有多次复发中风导致血管性痴呆者，逐渐出现语言退化。地黄饮子作为阴阳同补、化痰开窍方剂，长期服用，对于后两种患者，可起到一定的延缓疾病进展的作用，尤其对于语言功能逐步退化者，效果最好。若失语为舌体运动相关传导束或中枢损毁所致，单纯使用地黄饮子效果不佳，应尽快配合针灸等多种方法治疗。

【参考文献】

［1］邓中甲.方剂学［M］.北京：中国中医药出版社，2017：346.

［2］崔延昌，谷庆霞.地黄饮子治疗糖尿病的临床体会［J］.实用中医药杂志，2008，24（4）：264.

［3］王英月，王斌.吴深涛教授应用地黄饮子临床验案［J］.内蒙古中医药，2018，37（2）：44-45.

五味消毒饮

《医宗金鉴》

【方歌】

五味消毒治诸疔，银花野菊蒲公英。

紫花地丁天葵子，煎加酒服效非轻。

【组成】

金银花三钱，野菊花、蒲公英、紫花地丁、紫背天葵子各一钱二分。

【功效主治】

清热解毒，消散疔疮。主治疔疮初起，发热恶寒，疮形如粟，坚硬根深，状如铁钉，以及痈疡疖肿，红肿热痛，舌红苔黄，脉数。临床常用于治疗急性乳腺炎、蜂窝织炎等外科急性感染，急性泌尿系感染、胆囊炎、肺炎、流行性乙型脑炎等疾病具有热毒证候者。

【用法用量】

用水二盅，煎八分，加无灰酒半盅，再滚二三沸，去渣热服。渣如法再煎服。盖被取汗。

【名家论方】

吴谦：疔疮、紫燕疔、黄鼓疔、白刃疔、红丝疔、黑靥疔。以上诸证，初起俱宜服蟾酥丸汗之；毒势不尽，憎寒壮热仍作者，宜服五味消毒饮汗之。

【临证提要】

本证多由热毒壅滞于肌肤所致，治疗以清热解毒、消散疔疮为主。方中金银花、野菊花清热解毒散结，金银花入肺胃，可解中上焦之热毒，野菊花入肝经，专清肝胆之火，二药相配，善清气分热结；蒲公英、紫花地丁均具清热解毒之功，为痈疮疔毒之要药；蒲公英兼能利水通淋，泄下焦之湿热，与紫花地丁相配，善清血分之热结；紫背天葵子能入三焦，善除三焦之火。

【验案赏析】

验案一：魏子孝医案

患者，女，63岁，2003年10月20日初诊。患者有糖尿病病史11年，2年前开始逐渐出现双足发凉、麻木，并时有针刺样疼痛，2周前因行走过多右足小趾出现破皮、发红，但未引起重视，逐渐出现局部流水、流脓，且范围扩大，2天前开始发热，体温最高达38.9℃，伴神倦乏力，夜眠差，舌略暗红，苔薄黄微腻，脉弦数。查体：体温38℃，血压130/85 mmHg，脉搏91次/分。心、肺、腹部未见明显阳性体征。双下肢膝腱、跟腱反射均减弱，双足皮温凉，痛觉弱，足背动脉搏动微弱，右足小趾外缘破溃流脓。FBS 13.9 mmol/L，PBS 18.7 mmol/L，尿糖（+），尿酮体（++）；血常规：WBC 1.4×10^9/L，N 78%。中医诊断：脱疽。西医诊断：糖尿病足。经过降糖、消酮、抗感染等对症治疗后，血糖、尿酮及体温很快恢复正常，右足破溃处虽经清创处理，但仍无明显好转。魏老师辨证为湿热内蕴夹血瘀。治以清热解毒、化湿通络。处方：金银花15 g，野菊花10 g，蒲公英12 g，紫花地丁12 g，玄参10 g，土茯苓30 g，王不留行10 g，木瓜15 g，黄柏12 g。每日1剂。3周后，破溃处分泌物消失，可看见新鲜的肉芽组织，患者精神佳，夜眠转安，血糖稳定。仍见双足发凉、麻木、时有针刺样疼痛，舌略暗，苔薄白，脉弦。此时湿热已去，且大量苦寒药恐伤及阴液，故此时治以益气养血、活血通络。处方：生黄芪15 g，鸡血藤15 g，当归20 g，赤、白芍各15 g，桂枝12 g，细辛3 g，生地黄15 g，玄参12 g，桃仁10 g，红花10 g，水蛭10 g，姜黄10 g。每日1剂。继续服药3个月，伤口逐渐好转，麻木、发凉、刺痛等症状亦明显好转。

按： 该患者系继发于血管神经病变的皮肤软组织感染。先治其标，以清热解毒化湿浊；后顾宿疾，以益气养血、温经通脉。

验案二：首都医科大学附属北京世纪坛医院中医科医案

患者，男，68岁，2008年5月9日初诊，患者2型糖尿病病史20年，平素使用诺和灵30R控制血糖，血糖控制尚可。1个月前因进食瓜果血糖波动，后调整胰岛素，空腹血糖波动于8～9 mmol/L，餐后血糖波动于12～13 mmol/L。1周前患者左下肢疼痛，小腿外侧局部红肿疼痛，自用红霉素眼膏外涂，未见明显改善，特来就诊。刻下症见左下肢疼痛，灼热通，小腿外侧可见1 cm×1 cm红肿，局部高出皮肤，色红，按压疼痛明显。患者口干口渴，未见发热，舌红苔黄燥，大便干燥，脉沉滑实。中医诊断：消渴病疔疮，热度下注，治以清热解毒凉血法，方以五味消毒饮加减。处方：金银花20 g，野菊花20 g，蒲公英20 g，苦地丁15 g，生地黄20 g，丹皮15 g，生石膏30 g（先煎），牛膝20 g，皂角刺6 g，砂仁6 g（后下）。服药7天后患者下肢局部红肿减轻，疼痛缓解，再予加减调理半个月后痊愈。

按： 五味消毒饮为热毒壅盛的外科常用方剂，多用于治疗各种疮痈肿毒，尤其对伴有热性特征的疾病效果明显。但本方寒凉药多，容易损伤脾胃，故用于老年人应以砂仁等顾护胃气。此外，五味消毒饮虽然清热解毒力强，但均为气分用药，糖尿病疔疮多为毒发于内里血分，故临床可酌情加入水牛角、丹皮、赤芍等清血热药物。

【参考文献】

张燕，邹本良.魏子孝治疗糖尿病合并皮肤感染经验［J］.中国中医药信息杂志，2005（12）：88－89.

四妙丸

《成方便读》

【方歌】

> 二妙散中苍柏兼，若云三妙牛膝添。
> 再加苡仁名四妙，湿热下注痿痹痊。

【组成】

苍术，黄柏，牛膝，薏苡仁。

【功效主治】

清热利湿。用于湿热下注所致的痹症，症见足膝红肿、筋骨疼痛。

【用法用量】

研末为丸。

【名家论方】

张秉成：以"邪之所凑，其气必虚"，若肝肾不虚湿热决不流入筋骨。牛膝补肝肾强筋骨，领苍术、黄柏入下焦而祛湿热也。再加薏苡仁，为四妙丸。因《内经》有云："治痿独取阳明。阳明者主润宗筋，宗筋主束筋骨而利机关也。"薏苡仁独入阳明，祛湿热而利筋络，故四味合用之，为治痿之妙药也。

【临证提要】

方中以黄柏为君药，取其寒以胜热、苦以燥湿，且善除下焦之湿热。苍术苦温，健脾燥湿除痹，为臣药。牛膝活血通经络，补肝肾，强筋骨，且引药直达下焦，为佐药。因《内经》有云："治痿独取阳明。阳明者主润宗筋，宗筋主束筋骨而利机关也。"薏苡仁独入阳明，祛湿热而利筋络。诸药合用，共奏清热利湿之功。

【验案赏析】

验案一：陈筱云医案

张某，女，63岁，以"尿频、尿急、尿痛半年"为主诉就诊。半年前患者无诱因出现尿频、尿急、尿痛、尿血，发作时伴腰痛，于外院行尿常规：白细胞（++），潜血（+）；腹部彩超未见异常。西医诊断：2型糖尿病、尿路感染。服用左氧氟沙星治疗好转，之后每于进水量减少时反复发作，发作时尿急、尿痛、尿色混浊，遂求治于中医门诊。患者糖尿病病史5年，平素口服二甲双胍和格列苯脲，血糖控制尚可。现症见尿频、尿急、尿痛，口渴乏力，形体消瘦，身困身重，纳食尚可，小便黄赤，大便正常，舌红，苔黄腻，脉细数无力。辨证为膀胱湿热兼气阴两虚证，以四妙丸合参苓白术散加减治疗。处方：苍术10g，黄柏9g，牛膝10g，薏苡仁20g，萹蓄9g，知母9g，党参10g，茯苓20g，白术10g，山药15g，白扁豆9g，砂仁15g，陈皮9g，天花粉15g，肉桂6g，炙甘草9g。7剂，日1剂。二诊：患者服药1周后自述尿急、尿痛症状较前缓解，仍口干、乏力，时有腰痛，舌红，苔薄微腻，脉细数，患者湿热之势渐去，气阴两虚之象仍存，以上方加生地10g，丹皮10g续服。三诊：来诊诉诸症状皆改善较明显，上方去萹蓄、苍术、黄柏、知母继续服用，巩固疗效。

按：患者为老年女性，2型糖尿病病史5年，病久脾胃元气虚弱，故见口渴乏力、身困身重之症；脾虚清阳不升，水谷精微下注，可见尿色混浊；脾虚痰湿内生，湿浊内蕴化热，流注下焦，症见尿频、尿急、尿痛、小便色黄。辨证为脾胃气阴亏虚、湿热下注，治以健脾益气、利湿清热养阴，以四妙丸合参苓白术散加减治疗。方中党参、山药补脾胃元气之虚，苍术、白术、白扁豆、砂仁、茯苓、陈皮燥湿化浊、行气健脾；知母、黄柏苦寒清热燥湿，泻中下焦之阴火；薏苡仁、萹蓄利下焦之湿热，湿热内蕴，津液耗伤，故用天花粉清热生津；牛膝引诸药下行，加用肉桂反佐诸药寒凉之弊，甘草健脾和中，调和诸药。二诊患者湿热之象去之过半，气阴两虚显现；加生地、丹皮养阴清热。三诊患者诸证好转，去寒凉、辛燥之品，继续用方调理。

验案二：首都医科大学附属北京世纪坛医院中医科医案

患者，女，69岁，2型糖尿病病史20余年、高血压病史10余年，现规律服用降压药，并使用胰岛素控制血糖，血压及血糖控制平稳。2个月前无明显诱因出现下肢浮肿，足踝及足背明显，每日下午及晨起明显，无明显下肢疼痛，曾于周围血管科、内分泌科就诊，肾功能未见明显异常，周围血管超声检查亦未见明显血管闭塞，均予改善循环等对症治疗，但症状时轻时重，特求诊于中医科。刻下症见双侧足踝、足背部浮肿，每日下午及晨起明显，伴双下肢沉重无力、腰部重着感，舌红苔黄厚腻，脉沉滑实，大便溏。辨证为湿热下注、肾气亏虚，治以清热利湿、补肾益气，方以四妙丸合肾气丸加减。处方：苍术20g，黄柏15g，牛膝20g，炒薏苡仁30g，炒山药20g，熟地黄15g，泽泻15g，茯苓20g，车前子30g（包煎），肉桂9g，黑附片10g（先煎）。7剂，水煎服。1周后患者复诊自述浮肿减轻过半，下肢沉重及腰部重着感亦有改善。继续守方治疗1个月症状消失。之后患者每再出现浮肿即间断服用金匮肾气丸及四妙丸中成药，效果满意。

按： 糖尿病病程十年以上者，多有下肢浮肿出现，此种浮肿症状不严重，每以下午、晨起重，患者常完善周围血管、肾脏检查亦不得原因。此类多归因于肾之气化失常，使得湿浊邪气内盛，而又以湿热为多，临床可以四妙丸结合肾气丸、知柏地黄丸等随证加减。此病多反复，汤药治疗后可予中成药长期间断服用，巩固疗效。

【参考文献】

雷欣，陈筱云.糖尿病合并尿路感染中医临证治验［J］.医学信息，2021，34（7）：162－163.

当归六黄汤

《兰室秘藏》

【方歌】

火炎汗出六黄汤，二地芩连柏与当。

倍用黄芪偏走表，苦坚妙用敛浮阳。

（陈修园《时方歌括》）

【组成】

当归、生地黄、熟地黄、黄柏、黄芩、黄连各等份，黄芪加一倍。

【功效主治】

清虚热，滋阴泻火，固表止汗。主治阴虚火旺所致的盗汗。发热盗汗，面赤心烦，口干唇燥，大便干结，小便黄赤，舌红苔黄，脉数。临床常用于治疗甲状腺功能亢进、结核病、糖尿病、更年期综合征等属阴虚火旺者。

【用法用量】

上为粗末。每服五钱，水二盏，煎至一盏，食前服。小儿减半服之。

【名家论方】

吴谦：寤而汗出曰自汗，寐而汗出曰盗汗。阴盛则阳虚不能外固，故自汗；阳盛则阴虚不能中守，故盗汗。若阴阳平和之人，卫气昼则行阳而寤，夜则行阴而寐，阴阳既济，病安从来？惟阴虚有火之人，寐则卫气行阴，阴虚不能济阳，阴火因盛而争于阴，故阴液失守外走而汗出；寤则卫气复行出于表，阴得以静，故汗止矣。用当归以养液，二地以滋阴，令阴液得其养也。用黄芩泻上焦火，黄连泻中焦火，黄柏泻下焦火，令三火得其平也。又于诸寒药中加黄芪，庸者不知，以为赘品，且谓阳盛者不宜，抑知其妙义正在于斯耶！盖阳争于阴，汗出营虚，则卫亦随之而虚。故倍加黄芪者，一以完已虚之表，一以固未定之阴。

【临证提要】

本证多由阴虚火旺所致，治疗以滋阴泻火、固表止汗为主。肾阴亏虚不能上济心火，虚火伏于阴分，助长阴分伏火，迫使阴液失守而盗汗；虚火上炎，故见面赤心烦；火耗阴津，乃见口干唇燥；舌红苔黄，脉数皆内热之象。方中当归养血增液，血充则心火可制；生地、熟地入肝肾而滋肾阴。三药合用，使阴血充则水能制火，共为君药。盗汗因于水不济火，火热熏蒸，故臣以黄连清泻心火，合以黄芩、黄柏泻火以除烦、清热以坚阴。君臣相合，热清则火不内扰，阴坚则汗不外泄。汗出过多，导致卫虚不固，故倍用黄芪为佐，一以益气实卫以固表；一以固未定之阴，且可合当归、熟地益气养血。诸药合用，共奏滋阴泻火、固表止汗之效。

【验案赏析】

验案一：仝小林医案

患者，女，67岁，主因"发现多饮、多食、形体消瘦20年"由门诊收入院。患者20年前无明显诱因出现多饮、多食，后体重减轻，就诊于某医院，查空腹血糖为200 mg/dL，诊断为糖尿病，开始坚持口服降糖药物。1年前，因血糖一直控制不理想，开始注射胰岛素治疗。就诊时，胰岛素用量分别为早餐前30分钟20 IU和晚餐前30分钟16 IU皮下注射，空腹血糖一般在6～8 mmol/L，餐后2小时血糖一般在8～10 mmol/L。刻下：口干，口渴，眩晕，自汗出，心胸汗出甚多，尺肤有汗，盗汗，手脚麻木，大便干燥，2天一行，舌红，少苔，舌下络脉增粗迂曲，细络显现，脉细数。神经系统检查示浅感觉减退，下肢肌电图检查示传导速度减慢，肌电位增加。西医诊断：2型糖尿病，糖尿病自主神经病。中医诊断：消渴（气阴两虚，虚火上扰，络脉瘀阻）。治以滋阴泻火、化瘀通络。处方为当归六黄汤加减：黄芪30 g，当归10 g，熟地黄20 g，生地黄20 g，黄连5 g，黄芩10 g，黄柏10 g，乌梅10 g，山茱萸10 g，生大黄3 g，鸡血藤30 g，桃仁10 g，水蛭3 g。每日1剂，水煎服。7剂后，汗出明显减轻，大便亦畅，随证加减14剂后，汗出痊愈，手脚麻木也有所减轻。

按： 本案患者以汗出异常为主要表现，是糖尿病自主神经病变。糖尿病自主神经病变的发展过程中，络脉损伤为主要病理基础及核心病机，在糖尿病自主神经损伤中往往表现证型为虚中夹实、气阴两虚。其根本原因在于糖尿病导致气血损伤，络脉瘀阻，脏腑失于润养，而致功能紊乱。治疗时应标本兼顾，攻补兼施，以调整机体失衡状态。方中黄芪、当归、生地黄、熟地黄补气益血填精以治虚，黄连、黄芩、黄柏清上中下三焦之火以治实。本方为补阴泻火之剂，主治阴虚有火、发热盗汗之证。当归六黄汤能标本兼顾，平衡阴阳，符合糖尿病自主神经病变的病机特点。该患者消渴病日久，气阴俱虚。气虚不能固表，而见自汗；阴虚内热，则出现口干、口渴、盗汗、大便干燥；阴虚于下，不能涵木潜阳，阳亢化风，故见眩晕。方中用当归、生熟地黄加乌梅、山茱萸以养阴护阴、滋阴敛汗；辅以三黄（黄连、黄芩、黄柏）、生大黄入阴泻热；鸡血藤、桃仁、水蛭活血通络。当归六黄汤既养阴清热，又益气和血，对糖尿病自主神经病变的汗出异常疗效甚佳。

验案二：首都医科大学附属北京世纪坛医院中医科医案

患者，男，40岁，2型糖尿病病史5年，血糖控制尚可，主因"周身汗出明显半年"就诊。患者形体偏胖，半年前开始周身汗出，前胸、头部甚，日常活动量即见头汗如雨，常备毛巾擦拭，汗出后又自觉发凉，不耐风吹，手足心燥热，情绪急躁，夜间口干，舌红苔薄黄，脉沉滑实。辨证为阴虚内热、卫表不固，治以养阴清热、固表止汗，方以当归六黄汤加减。处方：生地黄20 g，当归10 g，黄芩10 g，黄连6 g，黄柏10 g，炙黄芪20 g，麻黄根20 g，浮小麦20 g，丹皮15 g，地骨皮15 g，炒栀子9 g，山萸肉20 g，知母15 g，砂仁6 g（后下）。7剂，水煎服。1周后患者诉出汗减轻，头部、胸部出汗较前减少3/10，活动后畏风感仍有。二诊原方加用防风10 g，生白术10 g，再服14天。三诊者诉出汗基本缓解，恢复为日常出汗，但在工作紧张时仍有汗出，嘱患者间断服用加味逍遥丸及玉屏风散日常调理。

按： 汗证为常见病证，但治疗效果却差异很大。此病大概可分虚实两端，虚多为卫表气虚、阴血不足，实多为血分内热或气分热盛，临床又多虚实并见，而出现血热气虚、血热阴虚等复杂证候。故对于汗证治疗，不能单以补气或清热为主，常需要一方之中攻补并用。而当归六黄汤，有补益阴血的熟地黄、当归，有清气分热的黄连、黄芩、黄柏，有清血分热的生地黄，还有补气固表的黄芪，属于各方面均衡的止汗处方，其与糖尿病阴虚为本、燥热为标的基本病机吻合，可作为糖尿病患者多汗症的主方，根据病情以方中药物为基准进行同类加减。

【参考文献】

［1］陈修园.时方歌括［M］.福州：福建科学技术出版社，2019：8.

［2］毕桂芝，仝小林.糖尿病周围神经病变治验［J］.中国中医药信息杂志，2008，15（1）：81-82.

瓜蒌薤白半夏汤

《金匮要略》

【方歌】

> 胸背牵痛不卧时，半升半夏一蒌施。
> 薤因性湿惟三两，斗酒同煎涤饮奇。

（陈修园《金匮方歌括》）

【组成】

瓜蒌实一枚，薤白三两，半夏半斤，一本作半升，白酒一斗。

【功效主治】

行气解郁，通阳散结，祛痰宽胸。症见胸中满痛彻背、背痛彻胸、不能安卧者，短气，或痰多黏而白，舌质紫黯或有暗点，苔白或腻，脉迟。

【用法用量】

上四味，同煮取四升，温服一升，日三服。

【名家论方】

程志清：瓜蒌薤白半夏汤具有行气解郁，通阳散结，祛痰宽胸的功效。本方中瓜蒌祛痰开胸散结、宣阳通痹，薤白通阳行气止痛，二者配伍以加强宣阳止痛，半夏降逆祛痰逐饮，程志清临床中常配伍加丹参、鸡血藤、赤芍、何首乌、石菖蒲等活血通络之品，诸药合用，以取活血化瘀止痛、宽胸祛痰之意。结合现代药理学研究，瓜蒌薤白半夏汤还可应用于风湿性心脏病、心力衰竭、高血压、乳腺增生、慢性阻塞性肺疾病、慢性支气管肺炎、慢性胆囊炎等。瓜蒌薤白半夏汤的药理作用主要是扩张冠状动脉、抗凝血、降脂、抗心律失常，提高心肌与机体耐缺氧能力等。其中薤白降血压和胆固醇，抑制动脉粥样硬化斑块的形成；半夏镇吐、镇咳，抑制腺体分泌；瓜蒌扩张冠状动脉，提高心肌耐缺氧能力，且能祛痰；配伍活血通络之品亦能扩张血管，促进血行。

【临证提要】

瓜蒌薤白白酒汤加半夏而成。半夏燥湿化痰，降逆散结；配以瓜蒌、薤白豁痰通阳，理气宽胸。用于胸痹痰浊壅盛，病情较重者。

【验案赏析】

验案一：彭万年医案

徐某，女，54岁。首诊日期2010年12月4日，糖尿病合并冠心病。主诉：现心口针扎样痛，右侧头劈裂样痛1天，脉细滑，舌紫，瘀点突出而不红，苔白。具体方药：瓜蒌皮15g，薤白15g，法半夏12g，党参20g，白术20g，云苓20g，炙甘草8g，熟附子10g，丹参15g，肉桂6g，川芎15g，香附15g。共5剂，1剂/天，水煎服。服后5剂，二诊代脉，舌淡胖暗，边有齿印，苔润微白。证属脾肾阳虚，痰瘀阻滞。方药如下：川芎15g，赤芍15g，桃仁15g，当归15g，熟附子10g，白术15g，云苓20g，炙甘草8g，丹参15g，川红花8g，北芪30g，党参30g，薤白15g。共5剂，1剂/天，水煎服，兼用西洋参8g，高丽参8g，田七8g。服上5剂药三诊时明显好转，心口痛转轻。转方：柴胡6g，赤芍15g，川芎15g，当归15g，川红花8g，桃仁15g，党参20g，白术20g，云苓20g，北芪15g，丹参15g，熟附子10g，薤白15g，炙甘草8g。共7剂，水煎服。后症状明显好转，舌暗红苔白。

按： 患者首诊用瓜蒌薤白半夏汤合四君子汤加肉桂、附子、香附、丹参、川芎。患者心口疼痛，脉滑细，舌质紫黯苔白是痰瘀血互结胸膈的表现。彭万年用方目的就是行气结合补阳气通阳散结，祛痰宽胸兼活血。服后5剂，脉细滑转至代脉表示患者症状由脏气衰微，心气失和，脉气不相顺接所致。因此二诊时，彭师在前方的基础上加北芪、薤白鼓舞阳气，另加西洋参、高丽参、三七炖服。服药后诸症好转。三诊时彭师继用生化汤合四君子汤为基本方逐瘀生新，方中加柴胡疏通气机；北芪、附子、薤白合用升清阳，温阳化痰；加丹参既补血又活血，补而不滞。上方攻补兼施，补气温阳与活血化瘀同用，气血足则脉道畅，脉道畅则痰瘀自消标本同治，故多年患疾，仍能几剂而除。

验案二：首都医科大学附属北京世纪坛医院中医科姜敏医案

患者，男，68岁，2020年12月4日就诊丁门诊。症见左前胸憋闷不适半个月，严重时有闷痛感，无明显针刺痛，伴后背沉重发凉，乏力，倦怠，大便干，舌红苔黄腻，脉沉滑。患者2型糖尿病病史20年，冠心病病史15年，规律服用西药治疗，来我科前曾就诊于心内科，心电图提示ST-T改变，心肌酶未见异常。该患者辨证为心阳不振、痰浊闭阻。治以通阳散结、行气解郁，方以瓜蒌薤白半夏汤合四逆散加减。处方：全瓜蒌30g，薤白20g，清半夏9g，桂枝10g，柴胡10g，炒枳实10g，赤芍15g，生甘草10g，丹参15g，紫石英30g（先煎），茯苓20g，车前子30g（包煎）。7剂，代煎。1周后二诊，患者自觉胸闷明显改善，后背仍有发凉沉重感，舌苔黄腻减轻。前方加用黄芪20g，麦冬10g，五味子6g，再服2周。三诊患者胸闷基本消失，坚持服用三七通舒胶囊调理。

按： 瓜蒌薤白半夏汤为临床治疗冠心病主方，其主要辨证要点为胸闷、憋气，而无明显针刺痛。临床多以此方化痰开胸为主，若憋闷明显，加用四逆散等行气药，轻度刺痛，亦可以此方配用活血药，且薤白应重用，以增加温阳逐瘀之功效。但如果患者以胸部刺痛为主，则此方均为气分药，力度不足，当以血府逐瘀汤及地龙、水蛭等活血化瘀药物治疗。

【参考文献】

［1］陈修园.金匮方歌括［M］.北京：中国中医药出版社，2016：55.

［2］陈靖宇，姚晓天．程志清教授应用痰病理论治疗冠心病的学术思想［J］.中国中医急症，2021，30（5）：902-908.

［3］陈氏秋云，彭万年．彭万年教授运用经方治验糖尿病性心脏病验案三则［J］.亚太传统医药，2012，8（11）：164-165.

清心莲子饮

《太平惠民和剂局方》

【方歌】

清心莲子石莲参，地骨柴胡赤茯苓。

芪草麦冬车前子，躁烦消渴及崩淋。

（汪昂《汤头歌诀》）

【组成】

黄芩、麦冬（去心）、地骨皮、车前子、甘草（炙）各半两，石莲肉（去心）、白茯苓、黄芪（蜜炙）、人参各七两半。

【功效主治】

清心利湿，益气养阴。主治心火妄动，气阴两虚，湿热下注，遗精白浊，妇人带下赤白；肺肾亏虚，心火刑金，口舌干燥，渐成消渴，睡卧不安，四肢倦怠，病后气不收敛，阳浮于外，五心烦热。

【用法用量】

上锉散。每三钱，麦冬十粒，水一盏半，煎取八分，去滓，水中沉冷，空心，食前服。

【名家论方】

汪昂：烦躁遗精淋浊者，心虚而有热也。心火妄动，则不能下交于肾，故元精失守也。遇劳则发为劳淋，劳则动其心火也。昼偏热者，阳虚也。崩中由损伤冲任，气血俱虚。经曰：阴虚阳搏，谓之崩。由阴虚而阳搏之，血得热而妄行也。带者，病本于带脉而得名，赤属血，白属气，由阴虚阳竭，荣气不升，卫气下陷，或湿痰湿热蕴积而下流。此手足少阴、足少阳太阴药也。参、芪、甘草，所以补阳虚而泻火（东垣曰：参、芪、甘草，泻火之圣药），助气化而达州都（膀胱也，气化则能出）；地骨退肝肾之虚热，柴胡散肝胆之火邪。黄芩、麦冬清热于心肺上焦，茯苓、车前利湿于膀胱下部，中以石莲清心火而交心肾，则诸证悉退也。

【临证提要】

方中石莲子清心火而交心肾，黄芩清心肺之热，地骨皮清虚热，茯苓、车前子分利湿浊；麦冬清心养阴，人参、黄芪、炙甘草益气扶正。诸药合用，使心火清宁，气阴恢复，心肾交通，湿热分清。

【验案赏析】

验案一：高靖医案

患者，女，34岁，糖尿病1年余，血糖控制不稳定，遂求治于我院。刻诊：患者口干、口渴、周身乏力，腰部酸痛，下肢肿胀，尿频，混浊，时有头晕，夜寐欠安，大便调，舌暗红，苔白，脉沉细。中医诊断为消渴并水肿，证属脾肾两虚、精微不固。治以健脾益肾，收敛固摄，兼以化瘀泄浊。清心莲子饮化裁：石莲子30g，柴胡15g，麦冬20g，地骨皮20g，茯苓20g，黄芩15g，生地黄20g，太子参20g，生黄芪30g，杜仲20g，牛膝20g，金银花20g，山萸肉30g，芡实30g，金樱子30g，陈皮12g，葛根30g，丹参20g。水煎温服150mL，2次/天。先后服用2周。2012年5月17日复诊，较前明显好转，周身乏力、腰酸痛、尿频等症状亦大有好转。上方加减继服。随诊半年余，患者症状未有大变化。

按： 本例患者为典型糖尿病肾病，治疗是在清心莲子饮原方基础上加杜仲、牛膝以补益肝肾，山萸肉、芡实、金樱子以收敛固涩，防精微下流。此证病机为本虚标实、虚实错杂，故治疗不可补虚扶正、收敛固涩，还应辅以祛邪泄浊之品，即《内经》云通因通用之法。故加陈皮、葛根以健脾理气，升清降浊，助脾胃恢复其升降之职；丹参、金银花以活血化瘀，解毒化浊。药证合拍，故收全功。

验案二：首都医科大学附属北京世纪坛医院中医科医案

患者，女，60岁，糖尿病病史 20 余年，血糖控制尚可，近 1 年反复出现泌尿系感染，多次于我院肾病科就诊，发作时予抗生素等治疗症状可减轻，停药 1~2 周再次发作，患者求诊于中医科。刻下症见尿频、尿急，尿痛不明显，劳累及受凉后症状加重，伴乏力、疲倦，饮食量少，腰部酸痛，下肢沉重，大便不成形，舌红苔薄白，尺脉沉弱。中医诊断为消渴，气阴两虚、湿热下注。治以益气养阴、清热利湿，方以清心莲子饮加减。处方：太子参 30 g，黄芪 20 g，麦冬 15 g，黄芩 10 g，黄柏 10 g，地骨皮 10 g，茯苓 20 g，生甘草 10 g，石莲子 30 g，山萸肉 20 g，熟地黄 20 g，绵萆薢 15 g，车前子 15 g（包煎）。7 剂，代煎。二诊患者尿频、尿急改善，仍有乏力、疲倦及腰痛，仍有畏寒。处方：生晒参 15 g，黄芪 20 g，麦冬 10 g，黄柏 10 g，地骨皮 15 g，炒栀子 6 g，茯苓 20 g，生甘草 10 g，石莲子 30 g，山萸肉 20 g，熟地黄 20 g，绵萆薢 15 g，车前子 15 g（包煎），牛膝 20 g，黑附片 10 g，肉桂 10 g。7 剂，代煎。三诊患者自觉腰痛、乏力均明显改善，尿频亦减轻。予守前方继续服用 14 天，后患者告知症状基本消失，嘱间断服用金匮肾气丸调理。

按： 老年女性糖尿病患者，极易发生反复泌尿系感染，西药治疗以急性期消炎为主，缓解期治疗手段不足。此时应积极使用中医中药，从扶助正气兼以祛邪为切入点，以补肾、益气、温阳为主要治疗原则，培护肾本，增强泌尿系统对各种致病因素的抵抗能力。清心莲子饮为扶正祛邪、气血分并治方，切合老年糖尿病患者反复泌尿系感染发作的病情，但本方补气阴有余，入脏腑不足，故临床可增加补肾药物力度，加强治疗针对性。

【参考文献】

［1］汪昂.汤头歌诀［M］.北京：中国中医药出版社，2007.

［2］高靖.清心莲子饮治疗脾肾两虚型糖尿病肾病水肿［J］.实用中医内科杂志，2013，27（5）：116-117.

麻子仁丸

《伤寒论》

【方歌】

　　　　一升杏子二升麻，枳芍半斤效可夸。

　　　　黄朴一斤丸饮下，缓通脾约是专家。

　　　　　　　　　　　　　　　　（陈修园《长沙方歌括》）

【组成】

　　麻子仁二升，芍药半斤，枳实（炙）半斤，大黄（去皮）一斤，厚朴（炙，去皮）一尺，杏仁（去皮尖，熬，别作脂）一升。

【功效主治】

　　润肠泄热，行气通便。主治肠胃燥热，脾约便秘证。大便干结，小便频数，苔微黄少津。本方临床常用于治疗虚人及老人肠燥便秘、习惯性便秘、产后便秘、痔疮术后便秘等胃肠燥热者。

【用法用量】

　　上六味，蜜和丸，如梧桐子大，饮服十丸，日三服，渐加，以知为度。

【名家论方】

　　王子接：下法不曰承气，而曰麻仁者，明指脾约为脾土过燥，胃液日亡，故以麻、杏润脾燥，白芍安脾阴，而后以枳朴大黄承气法胜之，则下不亡阴。法中用丸渐加者，脾燥宜用缓法，以遂脾欲，非比胃实当急下也。

【临证提要】

　　本证多由胃有燥热，脾津不足所致。治疗以润肠泄热、行气通便为主。《伤寒论》称为“脾约”。成无己说：“约者，约结之约，又约束也。经曰：脾主为胃行其津液者也，今胃强脾弱，约束津液不得四布，但输膀胱，致小便数而大便硬，故曰其脾为约。"方中麻子仁性味甘平，质润多脂，功能润肠通便，是为君药。杏仁上肃肺气，下润大肠；白芍养血敛阴，缓急止痛，共为臣药。大黄、枳实、厚朴即小承气汤，以轻下热结，除胃肠燥热为佐。蜂蜜甘缓，既助麻子仁丸润肠通便，又可缓和小承气汤攻下之力，以为佐使。

【验案赏析】

验案一：赵进喜医案

患者，男，55 岁，2019 年 9 月 3 日初诊。主诉：血糖升高 18 年。患者 18 年前发现血糖升高，于当地医院诊断为 2 型糖尿病，未规律服用降糖药，血压最高 180/110 mmHg，空腹血糖 11～12 mmol/L。既往有高血压。现口干渴、胸闷气短，腹胀满，眠差多梦，性急心烦，大便 2～3 日一行，质干，小便频数，舌红苔薄，脉细数。西医诊断：2 型糖尿病；高血压 3 级，很高危。中医诊断：消渴病。辨体质：阳明胃热阴虚体质。辨证：胃热盛，脾阴虚兼肺气不足。治法：泄胃热，滋脾阴，兼以补益肺气。处方：火麻仁 30 g，炒枳壳 12 g，苦杏仁 12 g，赤芍 30 g，白芍 30 g，熟大黄 9 g，黄连 12 g，黄芩 12 g，生白术 15 g，瓜蒌 30 g，薤白 9 g，生甘草 6 g，清半夏 12 g，黄芪 30 g，知母 15 g，升麻 6 g，北柴胡 6 g，茯苓 12 g，丹参 30 g，葛根 30 g，鬼箭羽 15 g，炒牛蒡子 15 g，荔枝核 15 g。30 剂，水煎服，日 1 剂。2019 年 10 月 8 日复诊。患者口干渴、大便干、小便频数等症状明显减轻，胸闷气短略有改善，血糖控制良好，空腹血糖 7～8 mmol/L。

按：本案患者属阳明胃热阴虚体质，胃肠结热、脾阴不足；同时气短胸闷等，是肺气不足、胸中气机失调之象。故治以麻子仁丸清胃热滋脾阴，配合升陷汤、瓜蒌薤白半夏汤以补肺益气、调达胸中气机。鬼箭羽、牛蒡子合用，可气血并治，上可宣肺理气，下可通便散结。同时又配合荔枝核理气散结。诸药合用，抑胃热之盛，补脾阴之不足，又可补益肺气、调达胸中气机，故能取得佳效。

验案二：首都医科大学附属北京世纪坛医院中医科医案

患者，男，61 岁，2019 年 5 月 19 日就诊。患者 2 型糖尿病病史 10 余年，5 年前注射诺和灵 30R 早晚各 15 IU，血糖控制尚可，唯近半年间断出现大便干结，严重时 5 日一行，大便头部坚硬，其后便质松软。患者每日使用开塞露排便，自述仅头部一块硬便，难以排出。无明显腹胀，未见口干渴，舌红苔薄白，脉沉缓。辨证为胃热脾虚证，治以润肠泄热，方以麻子仁丸加减。处方：火麻仁30g，郁李仁20g，杏仁9g，赤芍15g，炒枳实20g，厚朴15g，酒大黄10g，生山药20g，柴胡15g。7剂，水煎服。二诊患者诉大便排出较前改善，每日使用开塞露改为隔2日使用1次，大便仍有头部坚硬表现，并有排便无力感。前方加减：火麻仁30g，郁李仁20g，杏仁9g，赤芍15g，炒枳实20g，厚朴15g，酒大黄10g，生山药20g，生白术40g。14剂，水煎服。三诊患者大便干结基本改善，每日有大便，每周偶有1天需使用开塞露，予麻仁软胶囊继续调理。

按：麻子仁丸所治疗疾病为大肠传导无力、津液匮乏所致便秘，患者无大热、痞满、燥实的腑实证表现，相反，多伴有排便无力表现，此种便秘使用承气汤类或可临时奏效，但多为停药即复发，不能解决根本问题。此类患者应从润肠生津、补益脾气入手，选用麻子仁丸并配伍大剂量生白术、党参，常有奇效。

【参考文献】

[1]陈修园.长沙方歌括[M].北京：中国中医药出版社，2016：112.

[2]张耀夫，张楷童，赵进喜，等.基于胃强脾弱论治糖尿病经验[J].中华中医药杂志，2022，37（4）：2069-2072.

防己黄芪汤

《金匮要略》

【方歌】

> 身重脉浮汗恶风，七钱半术五甘通；
> 己芪一两磨分服，四片生姜一枣充。
> 喘者再入五钱麻，胃不和兮芍药加；
> 三分分字去声读，七钱五分今不差；
> 寒取细辛气冲桂，俱照三分效可夸。
> 服后如虫行皮里，腰下如冰取被遮；
> 遮绕腰温得微汗，伊歧密法阐长沙。

（陈修园《金匮方歌括》）

【组成】

防己一两，甘草（炒）半两，白术七钱半，黄芪（去芦）一两一分。

【功效主治】

益气祛风，健脾利水。主治表虚不固之风水或风湿证。汗出恶风，身重微肿，或肢节疼痛，小便不利，舌淡苔白，脉浮。临床常用于治疗慢性肾小球肾炎、心源性水肿、风湿性关节炎等属风水、风湿而兼表虚证者。

【用法用量】

上锉麻豆大，每抄五钱匕，生姜四片，大枣一枚，水盏半，煎八分，去滓温服，良久再服。

【名家论方】

张秉成：此治卫阳不足，风湿乘虚客予表也。风湿在表，本当以风药胜之，从汗出而愈，此为表虚有汗，即有风去湿不去之意，故不可更用麻黄、桂枝等药再发其汗，使表益虚。防风、防己二物，皆走表行散之药，但一主风而一主湿，用各不同，方中不用防风之散风，而以防己之行湿。然病因表虚而来，若不振其卫阳，则虽用防己，亦不能使邪去而病愈，故用黄芪助卫气于外，白术、甘草补土德于中，佐以姜、枣通行营卫，使防己大彰厥效。服后如虫行皮中，上部之湿欲解也。或腰以下如冰，用被绕之，令微汗出瘥，下部之湿仍从下解，虽下部而邪仍在表，仍当以汗而解耳。

【临证提要】

本方所治风水或风湿，乃因表虚卫气不固，风湿之邪伤于肌表，水湿郁于肌腠所致。风性开泄，表虚不固，营阴外泄则汗出，卫外不密故恶风；湿性重浊，水湿郁于肌腠，则身体重着，或微有浮肿；内湿郁于肌肉、筋骨，则肢节疼痛。舌淡苔白，脉浮为风邪在表之象。风湿在表，当从汗解，表气不足，则又不可单行解表除湿，只宜益气固表与祛风行水并施。方中以防己、黄芪共为君药，防己祛风行水，黄芪益气固表兼可利水，两者相合，祛风除湿而不伤正，益气固表而不恋邪，使风湿俱去，表虚得固。臣以白术补气健脾祛湿，既助防己祛湿行水之功，又增黄芪益气固表之力。佐入姜、枣调和营卫。甘草和中，兼可调和诸药，是为佐使之用。

【验案赏析】

验案一：王斌医案

张某，女，88岁，患者血糖升高11年，伴双下肢水肿1年。刻诊：神清，精神可，口干，多饮，乏力，消瘦，偶有头晕，双眼视物模糊，双眼睑水肿，时有心慌、胸闷，双下肢水肿，纳食可，夜寐欠安，夜尿频，排便无力，大便3日未行，舌淡红苔白，脉沉细。冠心病病史3年，糖尿病肾病病史2年。诊断：消渴病、水肿，气虚水犯证。治法：益气健脾、祛风利水。处方：黄芪30 g，防己15 g，太子参15 g，白术15 g，茯苓20 g，泽泻10 g，陈皮10 g，当归15 g，赤芍15 g，生地黄15 g，黄芩15 g，黄连10 g，益母草25 g，枳壳10 g，干姜10 g，桂枝15 g，六神曲15 g，甘草10 g。共7剂，水煎服，早晚各1剂，每次150 mL。2015年12月17日二诊，服药后，口干、多饮好转，双眼睑浮肿消失，双下肢水肿减轻，予原方续服7剂，患者双下肢水肿明显减轻，未诉明显不适。

按：糖尿病肾病是糖尿病患者最主要的微血管病变之一，是糖尿病的严重慢性并发症，尤其是糖尿病肾病的严重水肿。患者消渴日久，年老体虚，表气不固，外受风邪，水湿内郁，肺失宣降，脾失健运，肾气化失司，故见水肿。治疗以益气固表、健脾利水为主。以防己黄芪汤为主方，以益气固表；合苓桂术甘汤既能加强健脾利水之效，又可温阳化气以利水；当归、益母草、枳壳，养血行气，使气血行而不滞，益母草又添利水消肿之用；以太子参、陈皮、赤芍、生地黄、黄芩、黄连，治患者消渴日久气阴两虚之"本虚"证；干姜、六神曲温补中焦，以固后天之本。

验案二：首都医科大学附属北京世纪坛医院周铭医案

患者，女，72岁，主因"发现血糖升高30余年，控制不佳伴双下肢浮肿1周"入院。患者2型糖尿病史30余年、糖尿病肾病病史15年，平素坚持用药，血糖控制尚可。1周前无明显诱因，出现双下肢浮肿，膝关节以下均肿，足背部按压有凹陷，乏力，疲倦，并伴周身汗出，轻度喘促，舌红苔薄白，脉沉缓。患者入院后完善相关检查，并予降糖、利尿、平衡水电解质等对症支持治疗。中医辨证为水肿，气虚水停证。治疗以益气祛风、健脾利水，方以防己黄芪汤加减。处方：防己15g，生黄芪50g，防风10g，炒白术20g，猪苓20g，车前子30g（包煎），肉桂10g，熟地黄20g，牛膝20g，地龙10g，砂仁10g（后下），丹参15g。7剂代煎。患者中西医结合治疗后，双下肢浮肿逐渐消退。二诊时仍有足部浮肿，前方加用黑附片10g（先煎），芦根30g，太子参20g，再服10剂。后患者住院不足20日，下肢水肿完全消失，后续门诊继续就诊。

按：防己黄芪汤所治疗水肿病，其辨证要点为水肿并有自汗，其余表现均为次要伴随症状，可以出现，也可以缺如。防己黄芪汤在使用时，黄芪需大量，方能益气固表，并推动水液运行，临证时还可加入地龙，以地龙与黄芪组合药对加强利水效果。防己具有一定的肝肾毒性，服用此方期间需监测患者肝肾功能，避免药物性损伤。

【参考文献】

[1]陈修园.长沙方歌括[M].北京：中国中医药出版社，2016：112.

[2]贾静静，王斌.防己黄芪汤治疗2型糖尿病合并水肿验案举隅[J].亚太传统医药，2017，13（6）：85-86.

一贯煎

《柳州医话》

【方歌】

一贯煎中生地黄，沙参归杞麦冬藏。

少佐川楝泄肝气，阴虚胁痛此方良。

（邓中甲《方剂学》）

【组成】

北沙参三钱，麦冬三钱，当归身三钱，生地黄六钱至一两五钱，甘杞子三钱至六钱，川楝子一钱半。

【功效主治】

滋阴疏肝。主治肝肾阴虚，肝气郁滞证。胸脘胁痛，吞酸吐苦，咽干口燥，舌红少津，脉细弱或虚弦。亦治疝气瘕聚。临床主要用于治疗慢性肝炎、慢性胃炎、胃十二指肠溃疡、肋间神经痛、神经官能症等属阴虚肝郁者。

【用法用量】

水煎，去渣温服。

【名家论方】

张山雷：凡胁肋胀痛，脘腹揸撑，多是肝气不疏，刚木恣肆为病。治标之法，每用香燥破气，轻病得之，往往有效。然燥必伤阴，液愈虚而气愈滞，势必渐发渐剧，而香药、气药不足恃矣。脉虚舌燥，津液已伤者，则行气之药，尤为鸩毒。柳州此方，虽从固本丸、集灵膏二方脱化而来，独加一味川楝；以调肝气之横逆，顺其条达之性，是为涵养肝阴第一良药。凡血液不充，经脉窒滞，肝胆不驯，而变生诸病者，皆可用之。无停痰积饮，此方最有奇功……治肝胃病者，必知有此一层理法，而始能觉悟专用青、陈、乌、朴、沉香、木香等药之不妥。且此法因不仅专治胸胁脘腹撑胀痛已也，有肝肾阴虚而腿膝酸痛，足软无力，或环跳髀枢足跟掣痛者，是方皆有捷效。故亦治痢后风及鹤膝、附骨环跳诸证……口苦而燥，是上焦之郁火，故以川楝泻火。川楝本苦燥，而入于大剂养液队中，反为润燥之用，非神而明之，何能辨此？

【临证提要】

肝藏血，主疏泄，体阴而用阳，喜条达而恶抑郁。肝肾阴血亏虚，肝体失养，则疏泄失常，肝气郁滞，进而横逆犯胃，故胸脘胁痛、吞酸吐苦；肝气久郁，经气不利则生疝气、瘕聚等证；阴虚津液不能上承，故咽干口燥、舌红少津；阴血亏虚，血脉不充，故脉细弱或虚弦。肝肾阴血亏虚而肝气不舒，治宜滋阴养血、柔肝疏郁。方中重用生地黄滋阴养血、补益肝肾为君，内寓滋水涵木之意。当归、枸杞养血滋阴柔肝；北沙参、麦冬滋养肺胃，养阴生津，意在佐金平木、扶土制木，四药共为臣药。佐以少量川楝子，疏肝泄热，理气止痛，复其条达之性。该药性虽苦寒，但与大量甘寒滋阴养血药相配伍，则无苦燥伤阴之弊。诸药合用，使肝体得养、肝气得疏，则诸症可解。

【验案赏析】

验案一：严倩医案

患者，男，49岁，教师。患糖尿病2年，服二甲双胍片维持治疗，多次查血糖在 7.5 ~ 8.5 mmol/L。近1个月来患者胃脘轻度胀痛，饥而不欲食，伴口干，便秘，舌质暗红，少苔，脉弦细，纤维胃镜提示浅表性胃炎。根据胃阴不足、气机不利的病机，采用叶天士"阳明胃土，得阴自安"及吴塘"复胃阴者，莫若甘寒"的意见为治法，以一贯煎为主方，配合芍药甘草汤（一则酸甘化阴以治本，一则缓急止痛以治标）加黄连、砂仁、枳壳等药，前后服药12剂，胃脘胀痛消失，饮食增进，大便通畅，纤维胃镜示浅表性胃炎消失，血糖化验恢复正常，要求患者继续服用二甲双胍片维持治疗。

验案二：首都医科大学附属北京世纪坛医院中医科医案

患者，男，52岁，2018年4月13日就诊。患者糖尿病病史5年，规律服用降糖药，血糖控制尚可。患者1周前生气后，出现右侧胁肋部疼痛，胀痛为主，未见针刺痛，且进食后疼痛加重，程度尚可忍受，伴腹胀，大便干，舌红少苔，脉沉细。该患者胁肋疼痛，病位在肝，胀痛为主，病性为气滞实证，舌红少苔、大便干、脉沉细，又为肝之阴血亏虚表现，治以滋阴疏肝，方以一贯煎为基础加减。处方：生地黄15 g，北沙参15 g，麦冬10 g，当归10 g，白芍20 g，川楝子9 g，金钱草15 g，枳壳10 g，柴胡10 g，炙元胡20 g，砂仁6 g（后下）。7剂代煎。患者服药后自觉疼痛减轻60%，又有食欲不振表现，前方加用焦三仙各15 g，继续服用14天，后诉症状基本消失，嘱患者可间断服用加味逍遥丸对症调养。

按：胁肋疼痛，在气分者表现为胀痛，在血分者表现为针刺痛，气分再分虚实，实证可以柴胡疏肝散、四逆散等治疗，虚证当以一贯煎治疗。血分实证为主，当以血府逐瘀汤加减。另胁肋不适，大多与胆囊炎、胆囊息肉等有关，可酌情加入金钱草疏肝利胆，提高疗效。

【参考文献】

[1] 邓中甲. 方剂学 [M]. 北京：中国中医药出版社，2017：345-346.

[2] 严倩. 一贯煎应用举隅 [J]. 中国中医药现代远程教育，2008，6（6）：608.

活络效灵丹

《医学衷中参西录》

【方歌】

活络效灵用丹参，当归乳香没药存。

癥瘕积聚腹中痛，所服此方可回春。

（邓中甲《方剂学》）

【组成】

当归五钱，丹参五钱，生明乳香五钱，生明没药五钱。

【功效主治】

气血瘀滞，心腹疼痛，腿臂疼痛，跌打瘀肿，内外疮疡，以及癥瘕积聚等。现用于冠心病心绞痛、宫外孕、脑血栓形成、坐骨神经痛等属气血瘀滞、经络受阻者。

【加减运用】

腿疼，加牛膝；臂疼，加连翘；妇女瘀血腹痛，加生桃仁（带皮尖，作散服炒用）、生五灵脂；疮红肿属阳者，加金银花、知母、连翘；疮白硬属阴者，加肉桂、鹿角胶；疮破后生肌不速者，加生黄芪、知母、甘草；脏腑内痛，加三七（研细冲服）、牛蒡子。

【用法用量】

上药四味，作汤服。若为散剂，一剂分作四次服，温酒送下。

【名家论方】

陈宝贵：活络效灵丹一方中，当归、丹参养血活血，祛瘀生新，温通血脉；乳香、没药活血止痛，消肿生肌。诸药相合，辛温走窜，故使血流畅通无阻。陈宝贵教授继承张锡纯之学术思想，认为乳香、没药生用为好，若去油后则流通之效大减，但生用时部分患者会出现胃部不适，常加入白及、党参、陈皮、白蔻仁、生姜、鸡内金等纠正，且服药时需食远服、徐徐下咽为宜；部分患者还会出现皮疹等过敏反应，可预防性加用防风、荆芥等。活络效灵丹临床应用时常根据病情在原方中加入川芎以行气止痛，加土鳖虫、苏木、骨碎补以助活血祛瘀、消肿止痛；如妇女瘀血腹痛加生桃仁、五灵脂，脏腑内痛加三七、牛蒡子；如为痈疮疼痛，红肿属阳者可加金银花、连翘、知母，白硬属阴者可加肉桂、鹿角胶，疮破后生肌不速者加生黄芪、知母、甘草。陈宝贵教授强调此方在临床应用之中要把握血瘀气滞所致疼痛这个基本病机，再根据患者的阴阳虚实进行加减，如此方能保证疗效。

【临证提要】

方中当归、丹参活血化瘀，通络止痛，兼以养血；配伍乳香、没药以增强活血行气，消肿定痛之效。四药成方，有活血通络、化瘀止痛之能，是骨伤科活血止痛常用的基础方剂。

【验案赏析】

验案一：赵梅萍医案

翟某，女，60岁，2005年9月25日初诊。患糖尿病近20年，平时血糖控制不理想。2周前发现右足大趾破溃流脓，反复换药及抗生素治疗不愈而求助于笔者。诊见右足大趾有一溃疡流脓，伴精神差，面色少华，舌质淡胖、苔白，脉沉细。诊断为糖尿病足。投活络效灵丹加味：丹参、当归、白芍各15g，生乳香、生没药各6g，生黄芪30g，天花粉20g，三七粉（冲）10g。水煎服。外用双氧水冲洗伤口后，外敷三七粉，每日1次。内服外洗，治疗15天疮口愈合。

按： 糖尿病日久，久病必瘀，脉络瘀阻，气血不畅，蕴毒成脓，形成糖尿病足。病久又可伤气，正气不足，不能托毒外出，而见溃疡反复不愈。故以活络效灵丹活血通络、化腐解毒；黄芪补气分以生肌肉，托里排脓；天花粉、白芍使其补而不热；三七以加强活络效灵丹之活血祛瘀、通络消痈之力。诸药合用，配伍精当，标本兼顾，疗效显著。

验案二：首都医科大学附属北京世纪坛医院中医科医案

患者，女，29岁，因宫外孕下腹疼痛于我院妇科住院，请中医科会诊。患者确诊为右侧输卵管异位妊娠5天，已予西药规范治疗，但患者仍有右下腹疼痛，刺痛为主，按压明显，程度尚可忍受，伴腹胀，舌暗苔薄白，脉沉涩。考虑患者为中医之积聚证，刺痛提示病在血分，此为瘀血阻滞，当活血化瘀为主，酌加具有杀胚功能的中药。处方：丹参15g，炙乳香10g，炙没药10g，当归10g，川芎10g，熟地黄20g，天花粉20g，牛膝15g，砂仁6g（后下）。7剂浓煎。1周后再次会诊，经中西医协同治疗，患者右侧输卵管肿物较前明显减小，患者希望保守治疗观察，遂予前方加用扶正补气药，继续治疗至出院。

按： 活络效灵丹组方简练，由入血分活血和血药物组成，临床应用时需根据具体疾病化裁加减使用。常配伍川芎、柴胡、青皮、三棱、莪术等药物增强行气活血作用，配伍牛膝、升麻、柴胡等加强处方的升降针对性，配伍肉桂、熟地黄、艾叶、黑附片等加强温阳活血作用。

【参考文献】

[1] 邓中甲.方剂学[M].北京：中国中医药出版社，2017：345-346.

[2] 张照健，赵蕾，陈宝贵.陈宝贵教授运用活络效灵丹验案举隅[J].光明中医，2022，37（9）：1642-1644.

[3] 赵梅萍，陈笑天，赵然.活络效灵丹异病同治举隅[J].浙江中医杂志，2007，42（7）：423.

麦门冬汤

《金匮要略》

【方歌】

> 火逆原来气上冲，一升半夏七升冬。
>
> 参甘二两粳三合，枣十二枚是正宗。

（陈修园《金匮方歌括》）

【组成】

麦冬七升，半夏一升，人参二两，甘草二两，粳米三合，大枣十二枚。

【功效主治】

清养肺胃，降逆下气。主治虚热肺痿。咳嗽气喘，咽喉不利，咳痰不爽，或咳唾涎沫，口干咽燥，手足心热，舌红少苔，脉虚数。胃阴不足证。呕吐，纳少，呃逆，口渴咽干，舌红少苔，脉虚数。临床常用于治疗慢性支气管炎、支气管扩张、慢性咽喉炎、硅沉着病、肺结核等属肺胃阴虚，气火上逆者。亦治胃十二指肠溃疡、慢性萎缩性胃炎、妊娠呕吐等属胃阴不足，气逆呕吐者。

【用法用量】

上六味，以水一斗二升，煮取六升，温服一升，日三、夜一服。

【名家论方】

魏荔彤：火逆上气，夹热气冲也；咽喉不利，肺燥津干也，主之以麦冬生津润燥，佐以半夏，开其结聚；人参、甘草、粳米、大枣，概施补益于胃土，以资肺金之胁，是为肺虚有热津短者立法也。亦所以预救乎肺虚而有热之痿也。

【临证提要】

本方所治虚热肺痿乃肺胃阴虚，气火上逆所致。病虽在肺，其源在胃，盖土为金母，胃主津液，胃津不足，则肺之阴津亦亏，终成肺胃阴虚之证。肺虚而肃降失职，则咳逆上气；肺伤而不布津，加之虚火灼津，则脾津不能上归于肺而聚生浊唾涎沫，随肺气上逆而咳出，且咳唾涎沫愈甚，则肺津损伤愈重，日久不止，终致肺痿。咽喉为肺胃之门户，肺胃阴伤，津不上承，则口干咽燥；虚热内盛，故手足心热；胃阴不足，失和气逆则呕吐；舌红少苔、脉虚数为阴虚内热之佐证。治宜清养肺胃，降逆下气。方中重用麦冬为君，甘寒清润，既养肺胃之阴，又清肺胃虚热。人参益气生津为臣。佐以甘草、粳米、大枣益气养胃，合人参益胃生津，胃津充足，自能上归于肺，此正"培土生金"之法。肺胃阴虚，虚火上炎，不仅气机逆上，而且进一步灼津为涎，故又佐以半夏降逆下气，化其痰涎，虽属温燥之品，但用量很轻，与大剂量麦冬配伍，则其燥性减而降逆之用存，且能开胃行津以润肺，又使麦冬滋而不腻，相反相成。甘草并能润肺利咽，调和诸药，兼作使药。

【验案赏析】

验案一：娄勋医案

患者，女，56岁，2011年1月10日初诊。主诉：疲倦、多饮、多食、多尿7年余。现病史：患者7年前开始出现疲倦、多饮、多食、多尿等症状，在外院诊断为2型糖尿病，已联合服用瑞格列奈片、二甲双胍片、阿卡波糖片等多种降糖药物。近1年来血糖控制仍不理想，以餐后血糖升高为主，波动在13～17 mmol/L，曾试用胰岛素治疗，但有过敏反应。现症：消渴善饥，多饮多尿，常觉疲乏无力，咽干口燥，心烦失眠，形体日渐消瘦，大便干结，舌干红少苔，脉虚偏数。2011年1月8日辅助检查：空腹血糖7.1 mmol/L，早餐后2小时血糖16.5 mmol/L。西医诊断：2型糖尿病。中医诊断：消渴，证属气阴俱虚、肺胃有热。治以养阴益气清热。处方：麦冬30 g，法半夏10 g，党参15 g，山药20 g，黄芪15 g，沙参15 g，大黄10 g，黄精15 g，知母10 g。水煎，每日1剂，口服。5剂后复诊，诸症悉减，但夜寐仍差，餐后2小时血糖降至10 mmol/L，在原方基础上加五味子6 g、夜交藤15 g，嘱其仅服用阿卡波糖片，停服其他降糖药物。7剂后复诊，患者症状进一步改善，餐后2小时血糖降至8.1 mmol/L。守方治疗1月余，患者餐后血糖稳定，诸症缓解，随访2年，情况稳定。

按： 此案中患者服用西医降糖药物多年，近来血糖控制欠佳，考虑与药物继发性失效有关，故转而求助于中医。消渴者，阴虚为本，燥热为标，察患者症状，当以上消、中消为主，责之于肺胃之脏。方中以大剂量麦冬既能养肺胃之阴津，又能除烦热，两擅其功；半夏味苦以降阳明经脉之火逆之气，其性虽温，但有大剂量麦冬相制约。清代名医费伯雄言："半夏之性，用于温燥药中则燥，用于清润药中则下气而化痰，胃气开通，逆火自降，与征用清寒者真有霄壤之别。"药寒温并用，相反相成，正是本方配伍之精妙所在。另佐以大黄、知母清胃热，沙参养胃清肺，久病者气阴俱虚，故以党参、山药、黄芪以补气生津。全方配伍严谨，药简而力宏，收到理想疗效。

验案二：首都医科大学附属北京世纪坛医院中医科医案

患者，男，62岁，于2019年1月23日就诊。患者于1个月前无故出现恶心，见食物则反胃、恶心，伴有干呕，近1个月饮食量明显减少，体重下降5 kg，因患者糖尿病病史20余年，怀疑血糖波动引起，曾就诊于内分泌科，但空腹血糖、餐后血糖及糖化血红蛋白均控制尚可；就诊于消化科，予益生菌等对症治疗，效果均不甚显著，遂就诊于中医科。刻下症见形体消瘦，不思饮食，见食物则恶心欲吐，无明显胃胀痛，舌光红无苔，关脉沉细弱。该患者症状表现为胃气上逆，舌脉形体则为阴虚表现，当为胃阴受损、胃气上逆，治用养阴益胃、降逆止呕法，方以麦门冬汤加减。处方：麦冬20 g，百合20 g，玉竹15 g，炒山药20 g，法半夏9 g，旋覆花10 g（包煎），代赭石30g（先煎），党参15g，砂仁6g（后下），焦三仙各15g，炒莱菔子15g。7剂代煎。二诊患者诉食欲较前改善，每餐可进食米粥及少量主食，干呕仍有出现。前方加用陈皮10g，茯苓20g，炒白术20g，再服7天。三诊患者诉恶心、干呕基本缓解，食欲恢复一半，继续守方调理月余而愈。

按： 仲景古方年代久远，方中药味普遍偏少，但每一味药物均为方中主要作用的代表，临床可根据患者病情，以仲景方中的药物为索引，添加同类药物增强疗效。麦门冬汤大略分为养胃阴的麦冬、降胃气的半夏、补胃气的人参三类，故处方中可分别添加玉竹、天花粉、石斛，与旋覆花、代赭石，以及山药、党参、白术等。

【参考文献】

［1］陈修园.金匮方歌括［M］.北京：中国中医药出版社，2016：8.

［2］娄勍，谢君.麦门冬汤临床应用举隅［J］.中医研究，2012，25（5）：47-49.

干姜黄芩黄连人参汤

《伤寒论》

【方歌】

> 芩连苦降藉姜开，济以人参绝妙哉。
>
> 四物平行各三两，诸凡拒格此方该。
>
> （陈修园《长沙方歌括》）

【组成】

干姜、黄芩、黄连、人参各三两。

【功效主治】

治上热下寒格拒证。症见伤寒，本自寒下，医复吐下之，寒格，更逆吐下，下利，饮食入口即吐。现常用于治疗急慢性胃炎、胃肠炎、痢疾、消化性溃疡、胆囊炎、尿毒症等疾病。

【用法用量】

上四味，以水六升，煮取二升，去滓，分温再服。

【名家论方】

吴昆：不当吐下而吐下之，故曰误吐下。如用栀子、瓜蒂之类以吐，又用承气之类以下，其性皆寒，误用之，则损中气。中气既虚且寒，便恶谷气，故食入口即吐。入口即吐者，犹未下咽之谓也。用干姜之辛热，所以散寒；用人参之甘温，所以补虚；复用芩、连之寒苦者，所以假之从寒而通格也。经曰：有假其气，则无禁也，正此之谓。自非深得经旨，故能通其变耶?

【临证提要】

方中黄芩、黄连苦寒泄降，以清上热；干姜辛温，直入中焦，守而不走，温阳开结以散下寒；人参甘温，补脾益气，扶助正气，并防黄芩、黄连苦寒伤胃。诸药相配，辛开苦降甘补，清上温下补中，调和脾胃，但偏重苦寒泄降。本方取黄芩、黄连之寒及干姜之热，寒热异气，分走上下，以达清上温下，是取气不取味，故水煮去滓，不必再煎煮。

【验案赏析】

验案一：仝小林医案

王某，女，64岁，2010年3月8日初诊。发现血糖升高8年，曾服多种降糖西药治疗，现服二甲双胍、格列喹酮，血糖控制不佳，空腹血糖10 mmol/L左右，餐后2小时血糖20 mmol/L左右。刻下症见口干，乏力，易汗出，时有胸闷心悸，视物模糊，双足凉，纳可，眠差，夜尿3～5次，大便可。当日空腹血糖10 mmol/L，餐后2小时血糖18 mmol/L。舌胖大，质淡红，舌底瘀，苔白厚干，脉沉滑数。中医诊断：消渴；中医辨证：脾虚胃热，气阴亏虚。西医诊断：2型糖尿病。方药：干姜黄芩黄连人参汤加减。处方：干姜9 g，黄芩30 g，黄连30 g，西洋参6 g，天花粉30 g，鸡血藤45 g。

2010年3月22日二诊：服上方14剂，西药未作调整。口干缓解50%，乏力略有改善，汗止，胸闷心悸偶作，双足仍凉，视物模糊，夜尿3～4次，当日餐后2小时血糖13.1 mmol/L，HbA1c 10.6%。舌胖，质淡，舌底瘀，苔白厚干，脉沉滑数。调整处方：干姜9 g，黄芩30 g，黄连30 g，西洋参6 g，天花粉30 g，鸡血藤45 g，金樱子30 g。

2010年4月19日三诊：服药28剂，西药未做调整。全身乏力明显改善，口干轻，夜尿日1～2次，足冷缓解，纳眠可，昨日空腹血糖8 mmol/L，餐后2小时血糖10.4 mmol/L，HbA1c 8.3%。舌淡，舌底瘀苔白，脉沉滑数。调整处方：干姜9 g，黄芩30 g，黄连30 g，西洋参6 g，天花粉30 g，鸡血藤45 g，金樱子30 g，知母30 g。其后患者持续服用上方，随访血糖控制较稳定。

按：患者64岁，为中老年女性，年渐高，气阴不足、脾肾渐虚，脾虚则中焦运化不足，日久饮食积滞，中满内热，胃热更伤气阴，故成虚实夹杂之病。口干为胃热之证，乏力为气虚脾弱之候，汗出为气不固摄，胸闷心悸乃气阴不足、不能荣养心脉之表现，视物模糊为精气不能上荣于目，下肢凉为寒热格拒、气血不能下达于足，夜尿频多为年老肾虚所致。故以干姜为君，温中补虚；黄芩、黄连为臣，清泄胃热；佐以人参，以补中气之不足；配以天花粉、知母养阴清热，金樱子收敛摄溺，鸡血藤养血通脉。仅经1个月治疗，患者实验室指标明显下降，症状改善明显，治疗效果良好。

干姜黄芩黄连人参汤出自《伤寒论》第359条："伤寒本自寒下，医复吐下之，寒格更逆吐下，若食入口即吐，干姜黄芩黄连人参汤主之。"原用治因误下客热内陷，导致寒邪格热于上，胃热充斥，热势上趋，而致"食入即吐"之病。证属虚实夹杂、上热下寒，病位在脾、胃。仝小林教授善用此方治疗2型糖尿病，病程属郁热虚损四阶段中虚之阶段，证属上热下寒、虚实夹杂者。以干姜、人参补虚，以芩连除实。临床使用时，凡内热重者，多用西洋参，芩连加大用量；气虚重者，多用党参，或可加黄芪；阴虚甚者常加天花粉、知母、石斛；下寒重者可加肉桂，甚则附子。病情较重时药量需足，芩连常用量为30 g，甚则45 g。病情轻浅后可减量，或为丸散，长期服用，预防并发症。

验案二：何庆勇医案

患者，男，65岁，2011年3月29日初诊，间断口干、乏力13年。症见口干、乏力、多饮、视物模糊，时有胸痛、纳差，无饥饿感，怕冷，上半身自觉发热，出汗多，双下肢自觉发凉，下身穿多件皮裤、毛裤仍觉凉，双下肢麻木，夜间双小腿时有抽搐、疼痛，右半身麻木，夜尿1~2次，大便溏，1日二行。既往高血压4年。2010年1月因颈椎病并交通事故外伤致颈椎扭伤，于某医院行颈椎骨刺切除术，手术后遗留右半身麻木。查体：血压150/80 mmHg，颈部及后背部有一条30 cm长的手术瘢痕，双小腿、双足皮肤颜色发暗，双足背动脉、胫后动脉搏动减弱。生理反射存在，右侧巴宾斯基征（＋），其他病理反射（－）。舌暗红，苔薄黄，脉弦。交感神经皮肤反应测定结果提示双侧足背部冷觉、热痛觉明显减退，为周围神经病变表现。肌电图提示中至重度神经病变。中医诊断：消渴病，寒热错杂、热伤气阴、血瘀阻络。西医诊断：2型糖尿病，糖尿病周围神经病，高血压2级（很高危组），颈椎病术后。治疗：中药以寒热平调、益气养阴、活血化瘀通络为主，予干姜黄连黄芩人参汤合当归四逆汤加减治疗。方药组成：干姜9 g，黄连10 g，黄芩15 g，太子参20 g，当归15 g，桂枝9 g，白芍15 g，通草6 g，丹参20 g，檀香6 g，砂仁6 g，半夏9 g，大枣20 g，焦三仙各15 g。水煎服，日1剂，分2次早晚服用。同时给予精蛋白生物合成人胰岛素注射液（预混30R）12 IU早餐前15分钟皮下注射，精蛋白生物合成人胰岛素注射液（预混50R）6 IU晚餐前15分钟皮下注射。服中药汤药15剂后，患者自觉上半身发热，出汗多，双下肢发凉症状明显缓解，自我感觉有饥饿感，纳可，右半身麻木亦好转，二便调。空腹血糖6.5 mmol/L，餐后2小时血糖8.4 mmol/L。患者顺利出院，出院后原方加减继续治疗20余剂后，自觉上半身发热，出汗多，双下肢发凉症状消失，唯遗留右半身麻木，但较前亦明显好转。随访至今，病情未见复发。

按： 干姜黄芩黄连人参汤在组方上具有寒热并用的特点，黄连黄芩清热，干姜温中，人参补虚，特别适合治疗"口干、口渴、烦热、汗出"等热症，与"胃脘冷痛、遇寒腹泻、肠鸣泄泻"等寒症并见的情况。其热多为上焦热，其寒多为中焦脾胃寒，或大肠寒。此例患者为上热与下寒并见，则不适于单用干姜黄芩黄连汤，故将其与当归四逆汤合用，加强温经通脉养血之效，运用灵活，具有启发性。

【参考文献】

［1］陈修园.长沙方歌括［M］.北京：中国中医药出版社，2016：117.

［2］陈欣燕，金末淑，姬航宇，等.仝小林教授运用干姜黄芩黄连人参汤治疗2型糖尿病验案举隅［C］.中华中医药学会.第十二届全国中医糖尿病大会论文汇编.［出版者不详］，2010：314-315.

［3］何庆勇，马士芳.经方治疗糖尿病周围神经病变举隅［J］.北京中医药，2013，32（10）：796-797.

大黄黄连泻心汤

《伤寒论》

【方歌】

> 痞证分歧辨向趋，关浮心痞按之濡。
> 大黄二两黄连一，麻沸汤调病缓驱。

> （陈修园《长沙方歌括》）

【组成】

大黄二两，黄连一两。

【功效主治】

泄热、消痞、和胃。治邪热壅滞，心下痞，按之濡，其关上脉浮，以及心火亢盛、吐血、衄血等症。

【用法用量】

上二味，以麻沸汤二升渍之，须臾，绞去滓，分温再服。

【名家论方】

王子接：痞有不因下而成者，君火亢盛，不得下交于阴而为痞，按之虚者，非有形之痞，独用苦寒，便可泄却。如大黄泄营分之热，黄连泄气分之热，且大黄有攻坚破结之能，其泄痞之功即寓于泄热之内，故以大黄名其汤。以麻沸汤渍其须臾，去滓，取其气，不取其味，治虚痞不伤正气也。

【临证提要】

大黄、黄连之苦寒，以导泄心下之虚热。但以麻沸汤渍服者，取其气薄而泄虚热。

【验案赏析】

验案一：仝小林医案

李某，男，50岁，2009年4月初诊。血糖升高8年，慢性肾衰竭3个月。患者10年前发现血糖升高，空腹血糖10 mmol/L左右，口服二甲双胍、格列吡嗪等，血糖控制不佳。2007年发现血压升高，最高达170/100 mmHg；2008年发现间断性下肢水肿。刻下症状：面色萎黄，双下肢浮肿，视物模糊，腰酸乏力，大便干，2～3天一行，小便泡沫多，夜尿2～3次，纳眠可，舌暗红、苔腐腻、舌底瘀，脉沉弦细数。查24小时尿蛋白定量3.01 g。尿常规：尿蛋白（+++），尿糖（+）。生化检查：HbA1c 7.5%，GLU 7.63 mmol/L，SCr 200.4 μmol/L，BUN 18.92 mmol/L。西医诊断：糖尿病肾病；中医诊断：糖尿病络病，水肿，精微渗漏。处方：生大黄、炮附子（先煎2小时）各15 g，黄连、黄芪、怀牛膝、地龙各30 g，茯苓120 g，水蛭粉3 g（分冲），生姜5大片（自备）。28剂，水煎服，每天1剂。二诊：患者服药28剂，双下肢水肿减退50%，小便泡沫减少，大便略稀，每天2～3次，视物模糊，乏力，血压偏高达150/90 mmHg。血常规：Hb 103 g/L，RBC 3.6 × 10^{12}/L；生化检查：HbA1c 6.8%，GLU 6.53 mmol/L，SCr 186 μmol/L，BUN 16.3 mmol/L。舌淡红、苔黄白相间，脉略弦数。上方加茺蔚子30 g，泽兰、泽泻、天麻、丹参各15 g，生大黄改为酒大黄15 g，黄芪改为45 g。28剂，水煎服，每天1剂。三诊：患者服药28剂，双下肢水肿减退，血压控制为120/80 mmHg左右，视物模糊减轻，乏力好转，夜尿减少，每夜1次，大便成形，每天1～2次，纳眠可。24小时尿蛋白定量2.23 g；生化检查：HbA1c 6.5%，GLU 6.71 mmol/L，

SCr 153 μmol/L, BUN 15.0 mmol/L; 血常规: Hb 123 g/L, RBC: 4.5×10^{12}/L; 尿常规: 尿蛋白(+), 尿糖阴性。服药仅2个月, 24小时尿蛋白定量、SCr、BUN等指标已有明显改善, 可守方继服。随访半年, 虽然化验指标偶有反复, 但总体趋势平稳下降。

按: 患者罹患糖尿病日久, 体内痰、浊、湿、瘀等蓄积成毒, 蓄积体内, 积而化火, 损伤阴津, 使体内存有热象, 表现为大便干结、舌暗红、苔腐腻、舌底瘀。一诊, 仝师针对患者主要证候, 将治疗热痞的大黄黄连泻心汤化裁为治疗糖尿病肾病的基础方, 以清热、排毒泄浊为主要靶向, 且每诊都在其方基础上加减。大黄或生用, 或酒制, 不仅取其排便通腑之力, 更注重其泄浊排毒之功, 保证大便通畅, 使体内毒素肃清。现代药理学证明, 大黄煎服后能延缓慢性肾衰竭的发展, 单包大黄, 视其大便次数而适量加减, 防止泻下之力太过而耗伤正气; 黄连为苦寒之最, 仝师临床善用黄连治疗多种病证, 在治疗肥胖2型糖尿病、代谢综合征中尤为多用, 能清胃肠有形之邪热, 黄连在现代药理学中具有降糖作用。大黄泄浊之力有余而清热不足, 黄连清除胃热之性较强而欠于诱导下行之功, 二者妙以配伍, 可谓互补有无, 用之精当; 炮附子助大黄泄浊排毒, 而大黄与水蛭粉同用取抵当汤之意, 可活血通络, 把治络的思想贯穿于糖尿病肾病治疗全程; 茯苓大剂量应用至120 g可充分利水、消除水肿, 在临床但见"眼睑或下肢水肿"一症便是; 怀牛膝引热下行, 配伍地龙可清热、平肝息风, 现代药理学表明, 二者均有降血压作用。二诊, 从患者的大便及舌脉可看出体内热邪与浊毒清肃尚可, 仝师紧紧抓住患者主观症状以及客观检测异常指标, 将治疗的靶点放在患者血压不稳与造血功能减退, 以茺蔚子配伍泽兰、泽泻以活血利水, 宣通内脏之湿与络脉不利之水。在三诊时, 血压降为正常, 黄芪主要用以补气, 可防精微漏泄增多, 又气化生血, 补其不足, 配以"一味丹参, 功同四物", 消除患者主症, 使客观检测指标趋于正常。

验案二: 张洁吉医案

胡某, 女, 20岁, 2010年6月20日初诊。高三学生, 家中独女, 父母甚钟爱之, 自幼偏嗜, 喜肥美, 弃果蔬。近年来汗多, 濈濈然而无时, 静则稍可, 稍动辄涌而湿衣。大便偏难, 数日一行, 或中脘作胀。多处求医皆云体虚, 予参、枣之类, 每每食用而未建寸功。观其形体肥胖, 头面、肢体汗出较多，动则出汗，面色樱红，舌质红、苔薄黄腻，脉细滑偏数。仿喻嘉言治杨季登长女汗多闭经案意，投以苦寒之剂：川连、黄芩各10g，生大黄、木通各6g，淡竹叶5g。5剂后，汗得大减，心胸旷达，大便得通。复诊加生地30g，玄参10g，又服7剂，二诊告愈。

按：此例自汗，经各种检查而无异常发现，西医诊为自主神经功能紊乱，属中医自汗证。盖多食肥甘，胃中积热，热逼汗泄。热积于胃，上熏心肺，蒸于肺则皮毛疏松，腠理不固；炎于心则心火炽盛，迫液为汗（汗为心液），此即《内经》所谓"阳加于阴谓之汗"也。阳热升散，阴津不固，热积于胃，而见胸痞，津血不足，则为便秘，治宜清泄胃中积热，而用苦寒之品。寒能清热，苦能坚阴。取《伤寒论》大黄黄连泻心汤意，方中黄连清心胃之火，黄芩清太阴内热，大黄泄热开结，引火从大便而出；加木通、淡竹叶以清心火，导热从小便而出。然苦寒之品，久用伤阴，故加生地、玄参以养阴津，得效即止，二诊不再。此例之治，正如张景岳所云"不得谓自汗必属阳虚"者也。

【参考文献】

[1] 陈修园.长沙方歌括[M].北京：中国中医药出版社，2016：117.

[2] 逢冰，刘文科，闫韶花，等.仝小林教授应用大黄黄连泻心汤验案举隅[J].新中医，2012，44（12）：171-173.

[3] 张洁吉，赵国仁.大黄黄连泻心汤治验三则[J].浙江中医杂志，2019，54（1）：64.

桂枝加附子汤

《伤寒论》

【方歌】

汗因过发漏漫漫，肢急常愁伸屈难。

尚有尿难风又恶，桂枝加附一枚安。

（陈修园《长沙方歌括》）

【组成】

桂枝（去皮）三两，芍药三两，甘草（炙）三两，生姜（切）三两，大枣（擘）十二枚，附子（炮，去皮，破八片）一枚。

【功效主治】

调和营卫，扶阳固表。主治太阳病，发汗，遂漏不止，其人恶风，小便难，四肢微急，难以屈伸者。

【用法用量】

上六味，以水七升，煮取三升，去滓，温服一升。本云桂枝汤，今加附子。将息如前法。

【名家论方】

柯琴：用桂枝以补心阳，阳密则漏汗自止矣。坎中阳虚，不能行水，必加附子以回肾阳，阳归则小便自利矣。内外调和，则恶风自罢，而手足便利矣。

王子接：桂枝加附子，治外亡阳而内脱液。熟附虽能补阳，终属燥液，四肢难以屈伸，其为液燥，骨属不利矣。仲景以桂枝汤轻扬力薄，必籍附子刚烈之性直走内外，急急温经复阳，使汗不外泄，正以救液也。

【临证提要】

本方是为桂枝汤证兼见阳虚者而设，表证未除，故用桂枝汤解肌散邪，调和营卫，以外解表证；用附子温经扶阳温煦阳气，阳气得复，肌表自固，不仅外邪可解，漏汗自止，而肢急、溲难等症亦可痊愈。此乃"治病求本"之例。

【验案赏析】

验案一：郭晶医案

陈某，男，63岁，2型糖尿病患者，病史20余年，于10年前出现汗多，动辄大汗淋漓，睡觉不敢近热厚被，否则周身汗出，不因天冷而改善。畏寒恶风，背部冰凉，口干喜饮，四肢冰冷，头晕乏力，活动后加重，失眠多梦，舌淡有齿印，苔薄白，脉弦滑、重按无力。更医多人，玉屏风散、当归六黄汤等方药迭进罔效。余用桂枝加附子汤调和营卫，固阳止汗，服药1周后，恶寒、汗出等症状明显减轻。继服1周，汗止。

按：桂枝加附子汤出自张仲景《伤寒论》："太阳病，发汗，遂漏不止，其人恶风，小便难，四肢微急，难以屈伸者，桂枝加附子汤主之。"原文为太阳病治疗不当损伤表阳，津液不固而漏汗不止，桂枝辛温，温通卫阳，解肌祛风；芍药味酸，微寒，和营，桂芍等量配伍，一散一收，调和营卫。炙甘草补中缓急，与芍药合用酸甘化阴，养阴敛营，缓急止痛；与桂枝配伍则辛甘化阳，振奋阳气，祛邪外出。附子味辛而大热，轻用温补阳气，与桂枝相配，温经复阳，阳复则表固汗止，汗止则津不外泄，阳复津回则诸症可愈。生姜、大枣调和脾胃，以滋汗源。全方扶阳益阴，调和营卫。桂枝加附子汤本是用于太阳中风发汗太过，致表阳虚漏汗不止证，临床应用不必拘泥于原书所论的病证。只要把握住阳虚不固、营卫失调的病机，可用于糖尿病日久伴见多汗者，正确辨证，灵活运用，定能执简驭繁。

验案二：首都医科大学附属北京世纪坛医院中医科医案

患者，男，40岁，2020年5月21日就诊。患者近3个月无明显诱因出现多汗，饮食、日常运动后均可见周身汗出，头部、前胸、上肢尤其明显，常裹一毛巾擦拭，时时汗出，伴有乏力、疲倦，胃、腹常有冷感，大便稀溏，舌红苔薄白，脉沉缓。曾就诊于多处，有以玉屏风散固表止汗者，有以当归六黄汤清湿热固表者，有以知柏地黄丸养阴清热者，均效果不显。考虑患者形体肥胖、胃腹常冷、大便稀溏，遂从温阳固表止汗着手，予桂枝附子汤加减。处方：黑附片10g（先煎），桂枝15g，白芍20g，生甘草6g，炙黄芪20g，麻黄根20g，浮小麦20g，石斛10g，芦根15g。7剂代煎。患者服药后觉胃腹寒凉、大便稀溏改善，出汗减轻不明显。二诊调整处方为：黑附片20g（先煎），桂枝15g，白芍15g，生甘草6g，麻黄根20g，浮小麦20g，煅龙骨30g（先煎），煅牡蛎30g（先煎），丹皮15g，地骨皮15g，青蒿15g，炒白术20g。7剂代煎。患者二诊后自觉出汗减少，每日出汗量减为一半余。守方加减30余剂，出汗量基本与常人一致。

按：桂枝加附子汤，关键在于调和营卫外加以温阳，属于营卫不和与阳虚证叠加，可见自汗、乏力、恶风，以及标志性的胃腹寒凉、出汗后周身畏寒、大便稀溏等阳虚表现。但汗证的辨证，中青年患者仍以阴虚火旺、表虚汗出的当归六黄汤证为常见，老年人以桂枝加附子汤证居多。

【参考文献】

［1］陈修园.长沙方歌括［M］.北京：中国中医药出版社，2016：117.

［2］郭晶.桂枝加附子汤治疗糖尿病伴见多汗举隅［J］.求医问药（下半月），2011，9（2）：79.

温经汤

《金匮要略》

【方歌】

温经芎芍草归人，胶桂丹皮二两均。

半夏半升麦倍用，姜黄三两对君陈。

（陈修园《金匮方歌括》）

【组成】

吴茱萸三两,当归二两,川芎二两,芍药二两,人参二两,桂枝二两,阿胶二两,生姜二两,牡丹皮(去心)二两,甘草二两,半夏半升,麦门冬(去心)一升。

【功效主治】

温经散寒,养血祛瘀。主治冲任虚寒、瘀血阻滞证。漏下不止,血色暗而有块,淋漓不畅,或月经超前或延后,或逾期不止,或一月再行,或经停不至,而见少腹里急,腹满,傍晚发热,手心烦热,唇口干燥,舌质暗红,脉细而涩。亦治妇人宫冷,久不受孕。临床常用于治疗功能性子宫出血、慢性盆腔炎、痛经、不孕症等属冲任虚寒、瘀血阻滞者。

【用法用量】

上十二味,以水一斗,煮取三升,分温三服。

【名家论方】

徐彬:药用温经汤者,其证因半产之虚而积冷气结,血乃瘀而不去。故以归、芍、芎调血,吴茱萸、桂枝以温其血分之气而行其瘀。肺为气主,麦冬、阿胶以补其本。土以统血,参、甘以补其虚,丹皮以去标热。然下利已久,脾气有伤,故以姜、半正脾气。名曰温经汤,治其本也。惟温经,故凡血分虚寒而不停者,皆主之。

【临证提要】

本方证因冲任虚寒,瘀血阻滞所致。冲为血海,任主胞胎,二脉皆起于胞宫,循行于少腹,与经、产关系密切。冲任虚寒,血凝气滞,故少腹里急、腹满、月经不调,甚或久不受孕;若瘀血阻滞,血不循经,加之冲任不固,则月经先期或一月再行,甚或崩中漏下;若寒凝血瘀,经脉不畅,则致痛经;瘀血不去,新血不生,不能濡润,故唇口干燥;至于傍晚发热、手心烦热为阴血耗损,虚热内生之象。本方证虽属瘀、寒、虚、热错杂,然以冲任虚寒、瘀血阻滞为主,治当以温经散寒、祛瘀养血、兼清虚热之法。方中吴茱萸、桂枝温经散寒、通利血脉,其中吴茱萸功擅散寒止痛,桂枝长于温通血脉,共为君药。当归、川芎活血祛瘀,养血调经;丹皮既助诸药活血散瘀,又能清血分虚热,共为臣药。阿胶甘平,养血止血,滋阴润燥;白芍酸苦微寒，养血敛阴，柔肝止痛；麦冬甘苦微寒，养阴清热。三药合用，养血调肝，滋阴润燥，且清虚热，并制吴茱萸、桂枝之温燥。人参、甘草益气健脾，以资生化之源，阳生阴长，气旺血充；半夏、生姜辛开散结，通降胃气，以助祛瘀调经；其中生姜又温胃气以助生化，且助吴茱萸、桂枝以温经散寒，以上均为佐药。甘草尚能调和诸药，兼为使药。诸药合用，共奏温经散寒、养血祛瘀之功。

【验案赏析】

验案一：孙桂玲医案

季某，女，56岁，农民，2007年4月16日初诊。主诉：糖尿病6年，伴双下肢麻木疼痛3个月。6年前在县某医院确诊为2型糖尿病，间断服用二甲双胍、消渴丸等，空腹血糖波动在5.6～9.4 mmol/L。3个月前感双下肢麻木，当地乡医院诊治，坚持口服二甲双胍片、格列齐特片、复方丹参片，血糖控制尚可，足部症状无改善。来诊见双下肢麻木、疼痛，遇冷、入夜为甚，痛如针刺，倦怠乏力，足趾色黑欠温，舌质淡暗，苔薄白，脉沉细涩。治以温经通络，活血化瘀。药用：吴茱萸10 g，桂枝12 g，当归15 g，川芎10 g，赤芍15 g，牡丹皮9 g，西洋参6 g，黄芪15 g，阿胶10 g，麦门冬10 g，牛膝12 g，地龙10 g，全蝎6 g，甘草6 g。水煎服，每日1剂。10天后复诊，诉下肢冷痛已明显好转，足趾颜色亦有改善，舌脉如前，上方加减服用50天，痊愈收功。嘱其积极治疗糖尿病，稳定血糖，随访2年未出现下肢不适。

按：糖尿病周围神经病是糖尿病最常见的并发症，属于中医的"痹证""痿证""痛证"范畴，气虚、阴虚、阳虚和血瘀是其主要病理改变。该患者属消渴日久，阴损及阳，阴寒凝滞，久病入络，瘀血内阻，阳虚寒凝血瘀之证。治宜温经、活血、通络，以温经汤加活血通络之地龙、全蝎而获效。

验案二：刘潞医案

张某，男，47岁，个体经营，2020年9月8日就诊。主诉：发现血糖升高10余年，伴性功能减退2年。患者曾通过运动、饮食控制及药物降糖治疗，因工作原因用药不规律，间断性使用"二甲双胍缓释片、格列齐特缓释片、达格列净片"等药物控制血糖，血糖控制一般，空腹血糖控制在8～9 mmol/L，餐后2小时血糖控制在13～15 mmol/L。患者于2年前开始出现性欲减退的表现，逐渐加重。患者现无晨勃现象，勃起不坚，需要依靠口服西地那非进行性生活，畏寒，手足及少腹发凉，神疲乏力，情绪压抑，心烦易怒，纳可，眠一般，小便清长，大便调，舌质暗，苔薄白，脉弦细。专科查体：血压130/72 mmHg，心率 74 次/分，身高 1.76 m，体重 72 kg，BMI 23.24 kg/m²，心肺查体（ − ），腹部平坦、柔软，双侧足背动脉搏动减弱，双足皮温降低、湿度正常。实验室检查：空腹血糖 9.1 mmol/L，HDL 0.87 mmol/L，LDL 3.08 mmol/L，TG 2.41 mmol/L，TC 4.81 mmol/L；INS 8.4 μIU/mL；HbA1c 8.7%；尿常规加沉渣：尿糖（++）；腹部彩超：轻度脂肪肝。中医诊断：消渴合并阳痿；西医诊断：2 型糖尿病，糖尿病性勃起功能障碍；中医证型：肝气郁滞，阳气虚衰，血瘀入络。治法：行气活血，温阳补肾。处方：①糖尿病饮食运动教育。②因患者病程较长，胰岛功能受损，加用基础胰岛素重组甘精胰岛素注射液 12 IU，睡前皮下注射；盐酸二甲双胍片 0.5 g，三餐前口服，改善胰岛素抵抗、降低餐后血糖。③瑞舒伐他汀钙片 10 mg，每天 1 次，调节血脂。④中药：吴茱萸 3 g，桂枝 15 g，炒白芍 15 g，当归 12 g，川芎 12 g，清半夏 9 g，党参 15 g，乌药 12 g，炙甘草 9 g，柴胡 12 g，枳壳 12 g，仙茅 15 g，淫羊藿 9 g，盐杜仲 12 g，鸡血藤 15 g，蜈蚣 2 条。14 剂，水煎服，1 剂/天。⑤监测血糖谱，及时调整胰岛素用量，并嘱患者调节压力，放松心情，适当加强体育锻炼。

2020 年 9 月 25 日二诊：患者述晨勃现象较前好转，晨起时晨勃次数较前明显增多，因工作压力较大，时有烦闷，畏寒缓解，纳眠可，二便调，舌质微暗，苔薄白，脉弦细数。血糖：空腹血糖 7.6 mmol/L，餐后 2 小时血糖 11.5 mmol/L。治法：行气解郁，活血通络。中药处方：9 月 8 日方加陈皮 12 g，香附 15 g，全蝎 6 g。14 剂，水煎服，1 剂/天。2020 年 10 月 12 日三诊：患者自述服药后晨勃现象进一步改善，勃起后硬度较好，精神状态好转，纳眠可，二便调，体力可。血糖：空腹血糖 7.01 mmol/L，餐后 2 小时血糖 10.3 mmol/L。效不更方，嘱继服 14 服后再来复诊。2020 年 11 月 2 日四诊：症见阴茎疲软状态已得到极大的改善，可以完成性生活，纳眠可，二便调，体力可。血糖：空腹血糖 6.5 mmol/L，餐后 2 小时血糖 9.2 mmol/L。根据患者的临床症状，去清半夏、乌药、盐杜仲，加菟丝子、女贞子各 12 g，继续服用中药 1 个月以巩固效果。患者后多次来诊，性生活逐渐恢复正常，精神状态也保持良好。

按：温经汤为温阳活血治疗女子月经病之经典方。生殖功能本于肾，男女阴阳有别，但先天之本无异。阳虚血瘀，发病于女子胞宫，可见痛经、闭经、月经后期、不孕等病证，发于男子阴器，可见阳痿、早泄、前列腺增生等病证，只要均为阳虚血瘀见证，则可以"异病同治"为指导思想，同方治疗。

【参考文献】

［1］陈修园.金匮方歌括［M］.北京：中国中医药出版社，2016：55.

［2］孙桂玲.温经汤内科运用举隅［J］.河南中医，2011，31（4）：331－332.

［3］刘潞，刘洪瑞，黄延芹，等.基于络病理论探讨行气活血法在糖尿病性勃起功能障碍中的应用［J］.中医药临床杂志，2022，34（9）：1587－1591.

泻黄散

《小儿药证直诀》

【方歌】

> 泻黄甘草与防风，石膏栀子藿香充。
> 炒香蜜酒调和服，胃热口疮并见功。

（汪昂《汤头歌诀》）

【组成】

藿香叶七钱，山栀子仁一钱，石膏五钱，甘草三两，防风（去芦，切，焙）四两。

【功效主治】

清热泻火，泻脾胃伏火证。口疮口臭，烦渴易饥，口燥唇干，舌红脉数，以及脾热弄舌等。

【用法用量】

上锉，同蜜酒微炒香为细末，每服一钱至二钱，水一盏，煎至五分，温服。清汁，无时。

【名家论方】

吴昆：唇者，脾之外候；口者，脾之窍，故唇口干燥，知脾火也。苦能泻火，故用山栀；寒能胜热，故用石膏；香能醒脾，故用藿香；甘能缓脾，故用甘草；用防风者，取其发越脾气而升散其伏火也。或问何以不用黄连？余曰：黄连苦而燥，此有唇口干燥，则非黄连所宜，故惟栀子之苦而润者为当耳！又问曰：既恶燥，何以不去防风？余曰：东垣已言之矣，防风乃风药中之润剂也，故昔人审择而用之。

【临证提要】

方中石膏、山栀泄脾胃积热为君，防风疏散脾经伏火为臣，藿香叶芳香醒脾为佐，甘草泻火和中为使，配合成方，共奏泻脾胃伏火之功。本方与清胃散同有清热作用，泻黄散泻脾胃伏火，主治脾热弄舌、口疮口臭等；清胃散清胃凉血，主治胃热牙痛、牙宣出血、颊腮肿痛者。前者是清泻与升发并用，兼顾脾胃；后者是以清胃凉血为主，兼以升散解毒，此为两方同中之异。

【验案赏析】

验案一：《中医药导报》张桂菊医案

患儿，男，12岁，2021年2月7日初诊。主诉：发现体重增长过快2年。2年前家长发现患儿体重增长较前明显加快，近8个月体重增长约6.5 kg，身高增长5.5 cm，腹部隆起，平素食量大，喜食肉类，绿色蔬菜进食少，米饭1顿可食300～400 g，喝碳酸饮料。平素课业压力大，运动量一般，每天少于0.5小时。未诉头晕、黑蒙、眩晕，无多饮、多尿，无乏力、胸闷、憋气等伴随症状，精神反应好，纳可眠安，二便调，舌体胖大有齿痕，苔黄腻，脉滑数。身高 155.6 cm，体重 69.9 kg，BMI 38 kg/m^2，骨骼肌 22.2 kg，体脂率41.5%；腹部彩超：轻度脂肪肝；心脏彩超：左心房增大，左心室壁增厚；空腹血糖 5.35 mmol/L，空腹胰岛素 48.37 μIU/mL，C 肽 4.22 ng/mL；糖化血红蛋白 5.2%；口服糖耐量试验示患儿空腹血糖及餐后 2 小时血糖均正常，胰岛素高峰在 30 ~ 60 分钟，无高峰延迟。空腹及服糖后胰岛素分泌高于正常水平，支持高胰岛素血症诊断。予泻黄散加减。处方：藿香 24 g，焦栀子 6 g，陈皮24 g，防风 12 g，黄连 6 g，甘草 6 g。制水丸，服用 3 个月。并予饮食及运动指导：予减肥餐，限热量 1400 kcal/d，低嘌呤饮食；每日运动不少于 1 小时，以有氧运动为主，每月减重 2 ~ 2.5 kg。

2021 年 6 月 6 日复查，身高 158.9 cm，体重 69.1 kg，骨骼肌 23.4 kg，体脂率 38%。糖化血红蛋白 5.5%，空腹血糖 5.29 mmol/L，空腹胰岛素 8.48 μIU/mL。

验案二：张桂菊医案

患儿，女，13 岁，初诊：2020 年 12 月 20 日。主诉：自幼较同龄人肥胖，近 1 年体重增加明显。通过问诊及查体，患儿自幼形体肥胖，嗜食油炸、辛辣、甜食类食物，主食量可，脘腹胀满，懒于运动，口中黏腻不爽，偶有头晕，皮肤多毛，颈部可见黑棘皮，大便先干后稀，1 日一行，舌红，苔黄略腻，脉滑数。身高 169.7 cm，体重 75.1 kg，BMI 26.1 kg/m^2，体脂率 26.7%；糖化血红蛋白 5.5%，空腹血糖 5.35 mmol/L，空腹胰岛素80.8 μIU/mL；生化：尿酸 457 μmol/L，高密度脂蛋白 0.96 mmol/L，低密度脂蛋白 4.12 mmol/L；糖耐量试验示糖耐量受损。予泻黄散加减：藿香 24 g，焦栀子 6 g，陈皮 12 g，防风 12 g，黄连 6 g，茯苓 12 g，荷叶 12 g，甘草 6 g。制水丸，服用 3 个月。定期宣讲过食油炸等食物可致脾失健运和中医健康膳食管理，配合运动锻炼，家长及患儿配合积极。2020 年 3 月 14 日复查，身高170.1 cm，体重 67.1 kg，BMI 23 kg/m^2，体脂率 21.4%。糖化血红蛋白 5.3%，空腹血糖 4.74 mmol/L，空腹胰岛素 33.36 μIU/mL，生化示高低密度脂蛋白大致正常。患儿虽仍形体肥胖、脘腹胀满等，但饮食结构得到改善，运动量增加，体倦乏力及口中黏腻症状得到改善。

按：儿童脾常不足，饮食喂养不当，水湿内停，酿生痰浊，加之素体脾气亏虚，水饮运化失常，聚湿成痰，则见形体肥胖。当今儿童课业压力大，多食少动，气机郁滞，郁而化热。舌苔、脉象俱为佐证。验案一患儿治疗方选泻黄散加减。方中藿香芳香化浊和中，防风疏散脾胃伏火为君；焦栀子清热泻火，黄连燥脾胃湿为臣；陈皮理气健脾为佐；甘草和中为使。考虑患儿服药疗程较长，需要家长及患儿的长期坚持与配合，故中药剂型选为水丸，便于服用。除服用中药外，对患儿及家长进行定期运动、饮食健康宣教，提高病患的健康意识。干预3月余，随访示患儿身高稳步增长，体重在保持不增的同时略有下降，体脂率降低，骨骼肌含量上升，胰岛素水平降至正常。嘱患儿继续规律饮食、运动，定期门诊随诊。验案二患儿自幼肥胖，加之饮食不节，喜食油炸、辛辣等助火伤阴，加之周身乏力、口中黏腻等脾虚痰湿症状明显，故酌情加茯苓、荷叶等药食同源之品助脾化湿、升阳化浊。

验案三：首都医科大学附属北京世纪坛医院中医科医案

患者，男，68岁，2019年9月17日初诊。患者2型糖尿病病史20余年，平素规律使用胰岛素注射控制血糖，血糖水平尚可。近3个月患者反复发作口疮，以口唇疮痒为主，间夹舌尖部溃疡，疼痛难忍，伴口干、口渴，舌红苔黄厚腻，脉沉滑。该患者口唇舌溃疡，为脾土伏火兼夹心火所致，并有湿热中阻表现，当以泻火祛湿为主，方以泻黄散加减。处方：防风10g，生石膏30g（先煎），炒栀子9g，藿香10g，生甘草10g，莲子心20g，连翘10g，白及15g，蒲公英15g，草豆蔻15g，滑石20g（包煎）。7剂代煎。二诊患者诉口疮逐渐愈合，口干及口渴缓解，舌红仍有黄腻苔。守前方继续服用十余日，溃疡基本愈合，未见新发。后嘱患者可用茯苓、炒薏苡仁、藿香、莲子心、连翘适量泡水代茶饮调理。

按：糖尿病患者口腔黏膜修复功能障碍，常有口疮出现，以口唇、舌体为主，临床治疗分虚火及实火。实火多为胃火，以清胃散为主，虚火有脾火、肾火，脾中虚火首选泻黄散，肾中虚火当以知柏地黄丸结合清热解毒敛疮药治疗。

【参考文献】

［1］汪昂.汤头歌诀［M］.北京：中国中医药出版社，2007：1.

［2］闫文月，刘艳红，于身存，等.泻黄散加减治疗肥胖儿童胰岛素抵抗［J］.中医药导报，2021，27（12）：158-161.

牡蛎泽泻散

《伤寒论》

【方歌】

病瘥腰下水偏停，泽泻蒌根蜀漆葶。

牡蛎商陆同海藻，捣称等分饮调灵。

（陈修园《长沙方歌括》）

【组成】

牡蛎（熬）、泽泻、瓜蒌根、蜀漆（洗，去腥）、葶苈（熬）、商陆根（熬）、海藻（洗去咸）各等份。

【功效主治】

利水消肿，祛满除湿。主治大病瘥后，从腰以下有水气者。

【用法用量】

上七味，异捣，下筛为散，更入臼中治之，白饮和服方寸匕。小便利，止后服，日三服。

【名家论方】

成无己：大病瘥后，脾胃气虚，不能制约肾水，水溢下焦，腰以下为肿也……咸味涌泄，牡蛎、泽泻、海藻之咸以泄水气。

尤在泾：大病新瘥而腰以下肿满者，此必病中饮水过多，热邪虽解，水气不行，浸渍于下而肌肉肿满也。是当以急逐水邪为法，牡蛎泽泻散咸降之力居多，饮服方寸匕。不用汤药者，急药缓用，且不使助水气也。若骤用补脾之法，恐脾气转滞而水气转盛，宁不泛滥为患耶？

【临证提要】

方中牡蛎软坚行水；泽泻渗湿利水；蜀漆祛痰逐水；葶苈子宣肺泄水；

商陆、海藻润下行水，以使水邪从小便排出。瓜蒌根生津止渴，为本方之反佐，可使水去而津不伤。

【验案赏析】

验案一：赵进喜医案

患者，女，55岁，2017年11月21日初诊。患2型糖尿病8年，规律服用降糖药物，诊断为糖尿病肾病Ⅳ期、糖尿病视网膜病、糖尿病性冠心病、肾性贫血。2017年11月10日查肌酐158.5 μmol/L，空腹血糖7.3 mmol/L，尿素氮13.15 mmol/L，尿酸664 μmol/L，同型半胱氨酸29.44 μmol/L，总胆固醇6.3 mmol/L。既往高血压、高尿酸血症、高脂血症病史。刻下症见畏寒、神疲乏力，面色萎黄，视物模糊，视力下降，记忆力差，爪甲色淡，头晕，胸闷心悸，自汗，双下肢轻度凹陷性水肿，关节酸痛怕凉，夜尿1次，小便量少有泡沫，大便时干时稀，纳食差，饭后反酸烧心，睡眠可，舌淡暗苔薄黄腻，脉浮细微弦。辨证为湿浊瘀毒、阻滞下焦，治以牡蛎泽泻散合升降散加减。方药组成：牡蛎20 g，海藻30 g，醋鳖甲8 g，白芍30 g，蝉蜕12 g，僵蚕12 g，姜黄12 g，熟大黄6 g，炒牛蒡子15 g，浙贝母15 g，柴胡9 g，黄芩9 g，夏枯草15 g，防风6 g，密蒙花15 g，茺蔚子15 g，青风藤12 g，穿山龙30 g，土茯苓30 g，绵萆薢30 g，石韦30 g，黄芪90 g，当归25 g，川芎25 g，葛根25 g，丹参25 g，三七粉（冲服）6 g。7剂。

2018年1月12日二诊：关节仍有酸痛，余症减轻，双下肢轻度凹陷性水肿，2018年1月10日查肌酐141.3 μmol/L，24小时尿蛋白定量323 mg。舌暗苔薄黄，脉浮细。药已见效，加大黄芪用量至120 g。14剂，煎服法同前。

2018年2月15日三诊：关节酸痛改善，入夜或受凉时仍会发作，双下肢水肿不明显，2018年2月12日查肌酐110 μmol/L，24小时尿蛋白定量220 mg。舌暗苔薄黄，脉细。加大黄芪用量至150 g，调至20余剂，患者自述生活质量明显改善，随访半年，病情稳定。

按：此患者西医诊断为糖尿病肾病Ⅳ期，中医诊断为消渴病肾病。糖尿病肾病Ⅳ期，即大量蛋白尿期；病理表现为K-W结节形成，肾小球结节性硬化。患者久病，脾肾亏虚，水液代谢失常，故双下肢水肿；肾气不足，精微下泄，故见蛋白尿、小便泡沫多；气虚及阳，虚寒内生，故关节酸痛怕凉；脾气不足，故见纳食差，反酸烧心；脾虚气血生化不足，故见爪甲色淡、面色萎黄。初诊方中，予牡蛎泽泻散合升降散化瘀散结，疏理气机，延缓慢性肾脏病病程进展。另针对患者关节酸痛，加入青风藤搜剔通络；视物模糊酌加夏枯草、密蒙花清肝明目；配以穿山龙、土茯苓、石韦、绵草薢祛湿泄浊。二诊、三诊时根据患者的症状体征，逐步增加黄芪用量，加大培补元气、利水消肿之力。

验案二：张丽芬医案

患者，70岁，因双下肢水肿3年、加重1天，于2019年7月6日来诊。患者3年前出现双下肢水肿，未予治疗，近日因房屋装修后验收劳累，1天前水肿加重，伴有间断左下腹不适，大小便正常，舌质红、胖，苔薄白，脉细濡。既往体健。中医诊断：水肿（石水）；中医辨证：痰瘀互结、水湿停滞证；治法：散结消痰，除湿利水，兼益气活血；处方：牡蛎泽泻散加减。方药组成：生牡蛎、泽泻、葶苈子、天花粉、海藻、车前子、生白术各15 g，茯苓、冬瓜皮、益母草各30 g，川楝子9 g，竹节参3 g。5剂，水煎，早晚温服。2019年7月11日二诊：患者双下肢水肿明显减轻，舌脉同前，舌下络脉瘀阻。前方加丹参15 g，继服7剂，煎服法同前。2019年7月20日三诊：患者双下肢无明显水肿，稍有腰痛，余无明显其他不适，舌象同前，稍有水滑，脉细濡。在二诊处方上加生杜仲30 g，7剂，煎服法同前。2019年8月8日四诊：患者近日去泰国游玩回归复诊，欣然告知虽旅途劳累但未再发生下肢水肿。稍有乏力，舌同前，脉细软。处方：一诊处方去葶苈子、丹参，加青蒿10 g，地骨皮15 g，党参15 g，淫羊藿30 g，7剂，煎服法同前，嘱7剂后停药。

按：水肿久病不消，病多及肾，肾在味为咸，此为牡蛎泽泻散组方之基本思路。临床水肿久病不愈，大多从肾分虚实论治。肾虚则根据阴阳偏颇选用金匮肾气丸、济生肾气丸、左右归丸等药物，并酌加利水消导药，此为普遍治法。而对于肾之实证水肿，则应从牡蛎泽泻散组方入手，以利水渗湿之泽泻、葶苈子、商陆、蜀漆，结合咸味软坚之牡蛎、海藻，起到化肾中邪实而利水的作用。

【参考文献】

［1］陈修园.长沙方歌括［M］.北京：中国中医药出版社，2016：119.

[2]周婧雅，赵进喜.牡蛎泽泻散治疗慢性肾病探讨[J].北京中医药，2020，39（3）：253-255.

[3]张丽芬，田曜恺.经方治疗水肿验案举隅[J].环球中医药，2022，15（2）：311-314.

大乌头煎

《金匮要略》

【方歌】

沉紧而弦痛绕脐，白津厥逆冷凄凄。

乌头五个煮添蜜，顷刻颠危快挈提。

（陈修园《金匮方歌括》）

【组成】

乌头（熬，去皮，不㕮咀）大者五枚。

【功效主治】

腹痛，脉弦而紧，弦则卫气不行，即恶寒；紧则不欲食，邪正不相搏，即为寒疝。寒疝绕脐痛苦，发则白津出，手足厥冷，其脉沉紧者。

【用法用量】

上以水三升，煮取一升，去滓，内蜜二升，煎令水气尽，取二升，强人服七合，弱人服五合。不差，明日更服，不可一日再服。

【名家论方】

张仲景：乌头煎，乌头大者五枚，熬，去皮，不㕮咀。上以水三升，煮取一升，去滓，内蜜二升，煎令水气尽，取二升，强人服七合，弱人服五合。不差，明日更服，不可一日再服。

【临证提要】

乌头大热大毒，破积聚寒热，治脐间痛不可俛仰，故用之以治绕脐寒疝痛苦。治下焦之药味不宜多，多则气不专，此沉寒痼冷，故以一味单行，则其力大而厚。甘能解药毒，故内蜜煎，以制乌头之大热大毒。

【验案赏析】

验案一：仝小林医案

孙某，女，55岁。主诉糖尿病23年，现双手、双足凉、麻木、疼痛。现病史：1986年行副乳切除术时查血糖，空腹血糖19 mmol/L，曾服过盐酸苯乙双胍、格列本脲，血糖控制不理想。2004年眼底大面积出血，2006年因冠心病植入过2个支架。1994年出现双下肢麻木、凉、疼痛，2007年出现双手麻木、凉、疼痛，症见双手、双足麻木、凉、疼痛，手持物不知，双下肢轻度水肿，下肢无知觉（盖被不知），不安腿，视物模糊，大便每日3～5次，严重时每周1次，干如羊粪球状，纳可，眠差，半夜易醒，体胖，舌暗红、舌苔白，脉偏沉略数。HbA1c 8.4%，TG 1.87 mmol/L，西医诊断糖尿病周围神经病，中医诊断痹证（寒凝血瘀证），属气血亏虚证，治宜温经散寒、益气养血、活血通络。方药：制川乌30 g，黄芪30 g，川桂枝30 g，白芍45 g，鸡血藤30 g，黄连30 g，酒大黄15 g，生姜3片，炙甘草15 g。水煎服，28剂，每天2次。二诊：服上方28剂，手足发凉好转约50%，手拿物有感觉，手足仍麻木、疼痛；大便情况好转，2天1次仍干燥，纳可，小便正常，夜间汗出明显。HbA1c 7.5%，空腹血糖8.0 mmol/L。苔白黏腻，前部少苔，脉偏沉略虚数。方药：前方加火麻仁45 g，郁李仁30 g，制川乌增至45 g，水煎服，28剂，每天2次。三诊：服上方28剂，手足凉好转约70%，麻木疼痛减轻约50%，下肢渐暖，渐有知觉，大便每天1次，略干，汗出明显，活动后甚，大便仍干，日1次，睡眠好转，夜尿2～3次，食可，双下肢已经不肿。查：空腹血糖7 mmol/L。餐后2小时血糖8～9 mmol/L。舌苔白、舌淡红，脉偏沉弱略数。方药：初诊方加煅龙骨30 g（先煎），煅牡蛎30 g（先煎），水蛭粉3 g分冲，制川乌增至45 g。守方加减3个月后，手足凉、麻木、疼痛的症状基本消失，后多次复诊没有复发，治疗以控制血糖为主。

按： 此患者的病情表现为典型的经络有寒、脏腑有热。患者糖尿病20余年，早已气阴两虚、阴损及阳，气损则推动无力而血行不畅、津亏液耗、血涩不畅，从而瘀血内生；阳虚则温煦不足，络脉失于温养，引发患者肢体麻木、疼痛，还有冷凉的症状；同时患者舌象暗红、脉略沉数，大便如羊粪般干结，3~5天一行，说明脏腑有热，主要以脾虚胃热为重点。治疗要考虑补虚清热和温通经脉、益气活血，此患者最感痛苦的症状是四末的冷凉与疼痛，故治疗时应抓住改善周围神经功能的主要方面，方选大乌头煎合黄芪桂枝五物汤、大黄黄连泻心汤加减。制川乌走窜辛热，可温阳散寒、通经止痛。尤在泾言："寒湿之邪，非麻黄、乌头不能去。"糖尿病周围神经病患者出现肢体冷凉兼疼痛的症状，制乌头一药为仝师临床必用之药，屡试不爽。

验方二：仝小林医案

朱某，男，53岁，2016年2月29日于北京某医院首次就诊。主诉糖尿病20年，合并周围神经病变3年。症见多汗，口干，口渴，自觉双目发凉、疼痛，自觉体内发凉、疼痛，双腿发凉、疼痛、刺痛、烧灼感，牙周炎，焦虑（有濒死感），矢气多、气臭秽，咽痒咳嗽，有痰、色白质黏，耳鸣如蝉，纳可（控制饮食），眠差，入睡困难，凌晨2~3点方能睡着，睡后易醒，平均1小时醒1次，大便1~2次，量少、色黑（查便常规正常），小便黄，夜尿5~6次，舌红、细颤齿痕，脉弦硬。空腹血糖8.51 mmol/L。处方：制川乌30 g，桂枝30 g，鸡血藤30 g，首乌藤15 g，白芍30 g，蜜甘草15 g，黄芪30 g，生蒲黄9 g，炙淫羊藿15 g，煅龙骨30 g，煅牡蛎30 g，生姜30 g，大枣15 g。分早、中、晚、睡前服用，每日4次分服。2016年4月5日二诊：患者仍觉口干、口渴、多汗，脚心、会阴部仍发凉，双脚疼痛较前稍有缓解，仍眠差，舌胖齿痕、底瘀，脉涩弦，苔厚腻。辅助检查示糖化血红蛋白6.6%，空腹血糖7.15 mmol/L。处方在首诊基础上，黄芪改为60 g，加酒制山茱萸30 g，仙茅30 g，早、中、晚、睡前，每日4次分服。2016年5月3日三诊：患者依旧多汗，右下肢水肿较重，左下肢轻，下肢发凉较前稍减轻，脚心凉较重，会阴部里凉外潮热，双腿疼痛缓解30%，无焦虑（濒死感），眠差，舌胖大齿痕、底瘀，脉弦硬。辅助检查示空腹血糖7.38 mmol/L。在上方基础上煅龙骨加至60 g，煅牡蛎加至60 g，加仙茅15 g，浮小麦30 g，蜈蚣

1.5 g。2天服1剂。2016年6月6日四诊：汗略减10%，下肢水肿，下肢及脚心发凉感减轻30%，双腿疼痛减轻80%，眠有所好转，舌稍胖、齿痕、苔薄黄腻、底瘀，脉弦硬略滑、略数。辅助检查示糖化血红蛋白6.8%，空腹血糖6.84 mmol/L。在上方基础上加茯苓45 g。2天服1剂。

按：乌头为大辛大热之品，并有毒，因其具有明显的温阳、止痛作用，临床多用于各种肢体关节疼痛，如风湿、类风湿、痛风、糖尿病周围神经病等；亦用于辨证为大寒证的内脏疼痛，如冠心病寒凝心脉所致的真心痛。临床上应根据患者体质，从小量开始，逐渐加量以使患者适应。但若从《中国药典》出发，运用各种大剂量有毒中药的做法，归根到底是不符合相关法律法规的。那么这种临床实践与法律法规的不一致性，就造成了临床应用如乌头此类中药的合法合理性悖论，用之有效，虽然合病但却不合规。这一问题甚至已经制约了探索中药新用法、开拓中药新疗效的实践开展，应当引起中医各行业的重视。

【参考文献】

［1］陈修园.金匮方歌括［M］.北京：中国中医药出版社，2016：119.

［2］逄冰，赵锡艳，彭智平，等.仝小林应用大乌头煎验案举隅［J］.中国中医基础医学杂志，2013，19（1）：101-103.

［3］安学冬，金德，段丽云，等.仝小林论治痛性糖尿病周围神经病变［J］.吉林中医药，2021，41（1）：31-34.

黄芪生脉饮

《医学启源》

【方歌】

生脉冬味与参施，暑热刑金脉不支。
若认脉虚通共剂，操刀之咎属伊谁？

（陈修园《时方歌括》）

【组成】

麦冬、五味子各三钱，人参五钱。

【功效主治】

益气生津，敛阴止汗。主治温热、暑热、耗气伤阴证。汗多神疲，体倦乏力，气短懒言，咽干口渴，舌干红少苔，脉虚数。临床常用于治疗肺结核、慢性支气管炎、神经衰弱所致的咳嗽。

【用法用量】

水煎服。

【名家论方】

汪昂：人参甘温，大补肺气为君；麦冬甘寒，润肺滋水，清心泄热为臣；五味酸温，敛肺生津，收耗散之气为佐。盖心主脉，肺朝百脉，补肺清心，则元气充而脉复，故曰生脉也。夏月炎暑，火旺克金，当以保肺为主，清晨服此，能益气而祛暑也。

张秉成：方中但以人参保肺气，麦冬保肺阴，五味以敛其耗散。不治暑而单治其正，以暑为无形之邪，若暑中无湿，则不致留恋之患，毕竟又无大热，则清之亦无可清，故保肺一法，即所以祛暑耳。此又治邪少虚多，热伤元气之一法也。在夏月肺虚者，可服之。

吴塘：汗多而脉散大，其为阳气发泄太甚，内虚不司留恋可知。生脉散酸甘化阴，守阴所以留阳，阳留，汗自止也。以人参为君，所以补肺中元气也。

【临证提要】

本证多由温热、暑热之邪耗气伤津所致，治疗以益气生津、敛阴止汗为主。肺主皮毛，暑伤肺气，卫外失固，津液外泄，故汗多；肺主气，肺气受损，故气短懒言、神疲乏力；阴伤而津液不足以上承，则咽干口渴。舌干红少苔，脉虚数或虚细，乃气阴两伤之象。方中人参甘温，益元气，补肺气，生津液，故为君药。麦冬甘寒，养阴清热，润肺生津，故为臣药。人参、麦冬合用，则益气养阴之功益彰。五味子酸温，敛肺止汗，生津止渴，为佐药。三药合用，一补一润一敛，益气养阴，生津止渴，敛阴止汗，使气复津生，汗止阴存，气充脉复，故名"生脉"。《医方集解》说："人有将死脉绝者，服此能复生之，其功甚大。"至于久咳肺伤、气阴两虚证，取其益气养阴、敛肺止咳，令气阴两复、肺润津生，诸症可平。

【验案赏析】

验案一：李晋宏医案

患者，男，73岁，2019年12月13日初诊。糖尿病病史10年余，现口服格列苯脲片空腹1片、阿卡波糖片及盐酸二甲双胍片三餐各1片，皮下注射门冬胰岛素30注射液早晚各12 IU，空腹及餐后血糖控制尚可。冠心病病史5年余，未长期服药治疗。近1个月来时感胸前区憋闷不适，偶有胸部疼痛感。查心电图示心肌缺血。现症见胸前区间断性憋闷不适，偶有疼痛，双下肢水肿，时感口干渴，纳稍差伴呃逆，寐尚安，二便正常，舌色暗，苔白腻，脉沉弦。诊断：消渴合并胸痹。处方：黄芪30 g，麦冬20 g，醋五味子10 g，党参10 g，三七粉5 g，葶苈子20 g，蜜桑白皮20 g，猪苓20 g，广地龙10 g，薤白10 g，白术20 g，玉竹15 g，白及5 g，煅瓦楞子20 g，旋覆花20 g。14剂，水煎服，每日1剂，早晚温服。嘱其避风寒，慎起居，节饮食，调情志。2019年12月27日二诊：患者胸部憋闷疼痛感较前缓解，双下肢水肿减轻，呃逆基本已消，纳食好转。原方煅瓦楞子、旋覆花改为10 g，继服14剂，服法及医嘱同前。2020年1月10日三诊：患者胸部憋闷疼痛感明显减轻，双下肢水肿明显减轻，呃逆已愈，纳可，寐安，二便正常。

按：患者消渴病病史10年余，胸痹病史5年余。胸痹乃继发于消渴，消渴日久，气阴两虚，脏腑功能失调，瘀血痰浊痹阻心脉，加之心脉失养而致胸痹。气阴两虚贯穿本病始终，治当以益气养阴为主，同时加减用药兼顾其他兼证。方用黄芪生脉饮加减。黄芪、麦冬、五味子、党参四药共奏益气养阴，养心益脉之功；薤白宣通胸阳，行气导滞；三七粉、地龙活血通络；玉竹生津止渴；白术健脾益气；葶苈子、桑白皮、猪苓泄水逐饮、饮水下行；煅瓦楞子、旋覆花降逆止呃。诸药合用，补虚泻实，使心脉得护，实邪得消，既使胸痹症状明显减轻，又有益于消渴的治疗，一举两得，疗效显著。

验案二：首都医科大学附属北京世纪坛医院中医科医案

患者，女，62岁，2020年11月15日初诊。主诉：心慌乏力半个月。患者半个月前劳累后出现明显乏力、疲倦，休息后未见减轻，并伴有间断心慌、心悸，每日均有发作，持续时间不等，长则数小时，短则数分钟，曾就诊于急诊科，完善心电图等辅助检查，明确诊断为"房性期前收缩"，患者服用稳心颗粒、生脉饮胶囊等，症状未见明显改善，遂就诊于我科门诊。患者2型糖尿病病史10余年，平素口服盐酸二甲双胍、阿卡波糖，血糖控制尚可。患者刻下乏力疲倦明显，心慌，活动后以上症状加重，偶有胸闷，无胸痛，口干渴，大便干，饮食尚可，舌红苔薄白，脉寸沉弱。此患者辨证为心气不足、心脉失养，治以补气养阴法，方以黄芪生脉饮加减。处方：生黄芪60 g，生晒参12 g（另煎），麦冬10 g，五味子6 g，当归15 g，柴胡10 g，炒枳壳10 g，赤芍10 g，生甘草6 g，甘松20 g，生龙骨30 g（先煎），生牡蛎30 g（先煎），红景天12 g，丹参15 g，金银花10 g，砂仁6 g（后下）。7剂水煎服。患者服药后自觉乏力、疲倦明显改善，心慌发作频率减少，二诊调整生黄芪为90 g，生晒参15 g（另煎），余药同前，继续14剂。后患者诉症状基本消失，予参松养心胶囊调理。

按：黄芪生脉饮即为黄芪加生脉饮合方，生脉饮中人参大补元气，但一味药物效果有限，故加入黄芪增效。本方应用中需注意黄芪、人参均为温热性补药，患者服用后可能出现口干舌燥、口腔溃疡、大便干燥等情况，故使用时需详细询问患者既往容易出现火热症状的部位，酌情加入金银花、连翘、夏枯草、生石膏等寒凉性药物反佐。

【参考文献】

［1］陈修园.时方歌括［M］.福州：福建科学技术出版社，2019：10.

［2］姜珊，李晋宏.黄芪生脉饮加减治疗糖尿病合并冠状动脉粥样硬化性心脏病探讨及验案举隅［J］.中医临床研究，2022，14（6）：51-53.

大黄甘草汤

《金匮要略》

【方歌】

食方未久吐相随，两热冲来自不支。

四两大黄二两草，上从下取法神奇。

（陈修园《金匮方歌括》）

【组成】

大黄四两，甘草一两。

【功效主治】

通腑泄热，和胃止呕。主治胃肠积热，浊腐之气上逆，食已即吐，吐势急迫，大便秘结不通，苔黄，脉滑实者。

【用法用量】

上二味，以水三升，煮取一升，分温再服。

【名家论方】

高学山：此胃热上熏之吐，为吐家之变证变治，而非胃反也……以苦寒泻火之大黄为君，而佐以守中之甘草，不特浮大黄下趋之性，使从胃脘而下，且治急冲者，惟宜以缓降胜之也。

徐彬：食已即吐，非复呕家矣，亦非胃弱不能消，乃胃不容谷，食还即出者也。明是有物伤胃，营气闭而不纳，故以大黄通荣分已闭之谷气，而兼以甘草调其胃。《外台》治吐水，大黄亦能开脾气之闭，而使散精于肺，通调水道，下输膀胱也。

【临证提要】

实热壅阻胃肠，腑气不通，胃气不降，火热秽浊之气上冲，故食已即吐。方中大黄荡涤肠胃实热，甘草缓急和胃，使攻下而不伤正气，二药合用能导积热从大便而出，和胃而浊气下降。

【验案赏析】

验案一：苏秀海医案

胡某，男，72岁。口干、多饮、多尿13年，食欲减退、乏力1个月。现病史：患者于13年前无明显诱因出现口干、多饮、多尿，伴有乏力，每日饮水量及尿量可达3000 mL左右，无心悸、多汗、怕热等症状。刻诊：神志清楚，精神如常，表情自然，面色红润，双目无神，体型适中，语言流利，发声自然，应答自如，气息平和，无异常气味闻及，口干、多饮、多尿，食欲减退，畏寒怕冷，乏力，舌质淡暗、有齿痕，苔薄白，脉细。诊断：糖尿病肾病终末期，糖尿病周围神经病，糖尿病周围血管病，糖尿病视网膜病；原发性高血压，3级，极高危；冠心病，心功能衰竭。中医诊断：消渴肾病。证属气血阴阳衰败，浊毒上逆。采用常规西医内科治疗。中药予大黄甘草汤、小半夏汤、连苏饮加减口服。处方：大黄15 g，炙甘草6 g，紫苏叶10 g，黄连10 g，半夏9 g，生姜10 g，茯苓30 g，川芎15 g，焦山楂15 g，赤芍12 g，黄芪30 g，当归15 g。7剂，每日1剂，水煎取汁200 mL，分早、晚2次温服。2018年1月29日二诊：患者服药后，食欲改善，进食正常，大便仍秘结不通，周身怕冷，乏力明显，舌暗红，舌体胖大，苔薄白，脉沉滑。予大黄附子汤、当归补血汤、四物汤加减。处方：附子10 g，大黄10 g，黄芪

45 g，当归 15 g，熟地黄 15 g，赤芍 10 g，川芎 15 g，丹参 30 g，桂枝 9 g，水蛭 3 g，焦麦芽 15 g，焦山楂 15 g，麸炒白术 15 g，茯苓 30 g，山药 30 g，山茱萸 12 g。10 剂，每日 1 剂，水煎取汁 200 mL，分早、晚 2 次温服。同时予大黄附子汤加味每日 1 次灌肠。处方：大黄 30 g，牡蛎 30 g，蒲公英 30 g，土茯苓 30 g，黄芪 30 g，附子 30 g。2018 年 2 月 8 日三诊：患者不适好转，继服二诊方。1 年内间断复查肾功能，肌酐均在 200 μmol/L 以内。

按：本例患者为老年男性，消渴日久，五脏气血阴阳俱衰，尤以脾肾亏虚为重，脾肾亏虚，运化水湿不利，湿邪聚于体内，阻滞气机，郁而化热，脾不升清，胃不降浊，出现恶心、食欲不振等症，故首诊时应用大黄甘草汤、小半夏汤、连苏饮加减，以清胃热、降逆止呕。方中半夏燥湿化痰，降逆止呕；大黄泻下清热，导邪外出；生姜既制约半夏毒性，又增强温中和胃止呕的作用；紫苏叶理气化湿；黄连清胃热；茯苓健脾渗湿；黄芪、当归益气生血；川芎、赤芍活血化瘀；焦山楂消食开胃；佐以炙甘草调和诸药。患者服药后，食欲明显好转，待湿热一去，此时患者畏寒怕冷、乏力等虚损表现更为明显，同时大便秘结不通，故改用大黄附子汤、当归补血汤、四物汤加减温阳泄浊、养血和血。方中大黄荡涤肠胃，附子温阳散寒，二者合用，温阳泄浊；黄芪合当归益气补血；熟地黄、山茱萸滋补肾阴；川芎、赤芍、丹参、当归活血化瘀；焦麦芽、焦山楂消食开胃；桂枝温通血脉；麸炒白术、茯苓、山药健脾祛湿；水蛭化瘀通络。因患者大便秘结，体内之毒无法排出，故予大黄附子汤加味灌肠，方中大黄清热泻下；蒲公英清热解毒；土茯苓解毒除湿；牡蛎咸寒重镇，益阴潜阳；黄芪扶正补气，佐以附子温阳散寒，避免上药过度寒凉留寇。全方扶正泄浊解毒，标本同治。患者经中西医结合治疗，整体状况好转，脾胃运化改善，故后期加用虫类药以搜风通络，临证时需注意选用虫类药的时机，只有在正虚有所缓解、脾胃功能好转时才能应用，因其存在燥烈伤胃之副作用。

验案二：叶柏医案

患者，男，29 岁，2014 年 2 月 7 日初诊。患者反复呕吐、反酸 1 周，加重 3 天。就诊时者进食及进水后持续呕吐，呕吐物为胃内容物及绿色胆汁样液体，嗳气，反酸，腹部胀痛，头晕，乏力，无腹泻，偶有胸闷，昨日解大便 1 次，偏稀，不能进食，夜寐一般，舌淡，苔薄，脉弦。患者 1 周前因受凉后出现呕吐、反酸，吐出胃内容物，无腹痛腹泻，无发热恶寒，于当地医院予质子泵抑制剂抑酸护胃、头孢唑肟抗感染、甲氧氯普胺止吐治疗后症状未见明显改善，转院继续就诊，查肝功能未见明显异常，上腹部CT平扫示胆汁淤积、左肾小结石、左肾囊肿、肝左叶低密度影，考虑韧带附着；予硫酸镁、山莨菪碱解痉止痛，奥美拉唑抑酸护胃治疗后症状仍未见明显好转。胃镜示慢性胃炎伴胆汁反流。西医诊断：慢性胃炎伴胆汁反流；中医诊断：呕吐（湿热内蕴）。治当健脾化湿、行气止呕，拟方藿朴夏苓汤加减。处方：藿香10g，厚朴10g，法半夏6g，茯苓15g，紫苏梗10g，陈皮6g，制香附10g，黄连15g，鸡内金15g，海金沙15g（布包煎）。3剂，每日1剂，口服。佐以兰索拉唑抑酸护胃，枸橼酸莫沙必利分散片促进胃动力。

2014年2月10日二诊：患者连服3天中药，呕吐次数较前明显减少，但食后仍吐，伴有嗳气反酸，腹部胀痛稍有好转，乏力，大便2日未解，纳差，舌红，苔薄黄。脉弦。辨证属胃肠蕴热、胃气上逆证，治当清热通腑、和胃降逆，拟方大黄甘草汤加减。处方：制大黄10g，生甘草5g，炒白术10g，枳实10g，莱菔子10g，桃仁10g，法半夏6g，陈皮6g。3剂，每日1剂，口服。

2014年2月12日三诊：患者诉恶心呕吐未再做，偶有嗳气，胃纳好转，大便日行1次，量少，成形，夜寐尚安，舌暗，苔薄微黄，脉弦。继服巩固疗效。处方：制大黄10g，生甘草5g，炒白术10g，枳实10g，莱菔子10g，桃仁10g，法半夏6g，陈皮6g。

  按：大黄甘草汤主治之呕吐并非胃气不和、肝脾不调所致，而是腑气不通、实热上攻胃肠引发的呕吐。"六腑以通为用"，如果肠道不通、实热壅滞，必然导致胃肠蠕动失常、浊气上攻。故大黄甘草汤的应用，必然以"呕吐"和"大便多日不通"并见为临床使用要点。此病例先以健脾化湿、行气止呕治疗，但此法的缺点是化湿易伤津液，行气多致气虚，故再诊时即见大便不通与呕吐，此时应通腑泄热为主，而使体内湿浊有其出路，腹气通畅方能止呕。临床应用中，大黄、甘草难以成方，多配合行气导滞药物。而重症患者，多有微循环之障碍，即为"瘀血"等物，故又多用活血化瘀药物配合大黄甘草汤。

【参考文献】

[1] 陈修园. 长沙方歌括 [M]. 北京：中国中医药出版社，2016：119.

［2］吕树泉.苏秀海应用经方治疗糖尿病肾病终末期经验［J］.河北中医，2020，42（10）：1451-1454，1457.

［3］刘乐，叶柏.叶柏教授用大黄甘草汤治疗呕吐经验［J］.四川中医，2014，32（11）：7-8.

小半夏汤

《金匮要略》

【方歌】

> 呕家见渴饮当除，不渴应知支饮居。
>
> 半夏一升姜八两，源头探得病根锄。

（陈修园《金匮方歌括》）

【组成】

半夏一升，生姜半斤。

【功效主治】

化痰散饮，和胃降逆。主治痰饮呕吐。症见呕吐痰涎，口不渴，或干呕呃逆，谷不得下，小便自利，舌苔白滑。

【用法用量】

上二味，以水七升，煮取一升半，分温再服。

【名家论方】

赵以德：半夏之味辛，其性燥，辛可散结，燥可胜湿，用生姜以制其悍；孙真人云：生姜呕家之圣药，呕为气逆不散，故用生姜以散之。

王子接：小制之方，以脾胃二经分痰饮立治法。盖胃之支脉有饮，则胃逆为呕而不渴，主之以半夏辛温泄饮，生姜辛散行阳，独治阳明，微分表里。

吴谦：半夏、生姜温能和胃气，辛能散逆气。

【临证提要】

本方证因痰饮停于心下，胃气失于和所致。痰饮停于胃，胃失和降则呕吐，谷不得下。呕多必津伤致渴，渴者为饮随呕去，故为欲解；若呕反不渴，是支饮仍在心下之故。治宜化痰散饮，和胃降逆。方中用半夏辛温，燥湿化痰涤饮，又降逆和中止呕，是为君药；生姜辛温，为呕家之圣药，降逆止呕，又温胃散饮，且制半夏之毒，是臣药又兼佐药之用。二药相配，使痰祛饮化，胃和而呕吐自止。仲景所创该方，对于后世痰饮呕吐或胃气上逆证的治疗具有重要的指导意义，已成为祛痰化饮或和胃降逆止呕的常用配伍。

【验案赏析】

验案一：刘胜利医案

患者，男，55岁。2014年7月18日初诊。糖尿病病史15年，长期服用格列齐特和二甲双胍，血糖控制不佳。近1个月来出现胃脘痞满饱胀，呕吐胃内容物及清水痰涎，经化验、胃镜等多种检查，诊断为糖尿病胃轻瘫，使用西沙比利等治疗仍反复。症见腹内气胀痞满，食纳不香，饮食稍有不慎即易呕吐，呕吐清水痰涎，口淡不渴，畏寒肢冷，间有眩晕，心悸发作，舌质淡，苔白，脉沉滑。经胃镜检查后诊断为糖尿病胃轻瘫。中医诊断：消渴并胃痞，脾胃阳虚、浊阴上逆。治宜温阳化饮，和胃降逆。方用苓桂术甘汤合小半夏汤加减：党参、白术各20g，桂枝15g，茯苓、生姜、半夏、陈皮、砂仁（后下）、旋覆花各10g，附子（先煎）、甘草各5g。12剂，水煎服，1剂/天，早晚温服。2014年7月30日复诊，症状逐渐减轻，遂随证加减用药半个月，诸症消失。嘱坚持糖尿病饮食，监测控制血糖，以免消渴变证再生。注意饮食调养，禁食生冷腥秽之品，以防胃痞再生。随访4年，未见复发。

按：糖尿病血糖控制不佳，误治失治，饮食失调，日积月累，可致脏腑功能障碍，变证丛生。由阴及阳，累及脾胃，致脾阳虚弱、运化失司，不能为胃行其津液；胃不受纳和腐熟水谷，使脾胃升清降浊功能失常，则浊饮内生、停聚于胃，则见胃脘痞满；浊饮随胃气上逆，则呕吐清水痰涎或食物；浊饮上逆于头，故头晕目眩；浊饮凌心则心悸；浊饮内壅，阻遏阳气生发，故苔白、脉沉滑。证属脾胃阳虚，浊饮上逆。宜温阳化饮，和胃降逆。苓桂术甘汤加附子温脾胃之阳而化浊饮，以绝浊饮之源。小半夏汤善治浊饮停胃，以治浊饮之标。余药健脾和胃降逆，标本兼治，方药切中病机而取效。

【参考文献】

［1］陈修园.金匮方歌括［M］.北京：中国中医药出版社，2016：119.

［2］张云翼，刘胜利.刘胜利温阳化饮辨治寒性痰饮［J］.实用中医内科杂志，2018，32（12）：3-6.

生肌玉红膏

《外科正宗》

【方歌】

生肌玉红膏最善，溃烂诸疮搽即收。

归芷蜡轻甘紫草，瓜儿血竭共麻油。

【组成】

白芷五钱，甘草一两二钱，当归二两，瓜儿血竭、轻粉各四钱，白蜡二两，紫草二钱，麻油一斤。

【功效主治】

解毒消肿，生肌止痛。用于疮疡肿痛，乳痈发背，溃烂流脓，浸淫黄水。

【用法用量】

先用当归、甘草、紫草、白芷四味，入油内浸三日，大杓内慢火熬药微枯色，细绢滤清，将油复入杓内，煎滚下血竭化尽，次下白蜡，微火亦化。先用茶盅四枚，预顿水中，将膏分作四处，倾入盅内，候片时方下研极细轻粉，每盅内投和一钱搅匀，候至一伏时取起，不得加减，致取不效。

【名家论方】

何春红：方中当归、血竭、白蜡养血祛瘀、敛疮生肌，用以补其不足；腐肉不去，新肌难生，故以白芷、轻粉排脓祛腐、消肿止痛；更加紫草、甘草凉血解毒，与上药合用，共清未尽余毒；麻油养血润燥，助生肌之力。全方合用，解毒祛腐，生肌长肉。生肌玉红膏临床主治痈疽、发背等疮，溃烂流脓，以及疗根脱出需长肉收口者。临床应用方法：创面常规消毒、清创后，将生肌玉红膏均匀涂于纱布上，直接外敷于患处，药膏范围超过溃疡面周边 1 ~ 2 cm，依创面每日或隔日换药 1 次。

【临证提要】

此膏治痈疽发背、诸般溃烂、棒毒等疮，用在已溃流脓时。先用甘草汤，甚者用猪蹄汤淋洗患上，软绢挹净，用抿挑膏于掌中捺化，遍搽新肉上，外以太乙膏盖之，大疮洗换二次，内兼服大补气血之药，新肉即生，疮口自敛，此外科收敛药中之神药也。

【验案赏析】

验案一：何春红医案

患者，男，56 岁，2017 年 12 月 12 日初诊。患者因足部溃烂 15 天、加重 6 天入院。糖尿病病史 4 年。入院时实验室检查：血常规示 WBC 8.7×10^9/L，RBC 4.2×10^9/L，HGB 115 g/L；肾功能示 UREA 9.25 mmol/L，CREA 114 μmol/L；凝血功能示 FIB 4.77 g/L，DD 0.94 μg/mL；随机血糖示 9.6 mmol/L；双下肢彩超检查示双下肢动脉硬化并粥样斑块形成。查体：双下肢肤色苍白，肤温低，双侧足背动脉及胫后动脉搏动减弱。右足外踝关节处可见面积约 6 cm × 3 cm 溃烂，右足外侧部可见面积约 6 cm × 2.5 cm、4 cm × 6 cm、3.5 cm × 5 cm 溃烂，上附脓性分泌物，味臭。西医诊断：2 型糖尿病；糖尿病足；下肢动脉硬化闭塞症；糖尿病周围神经病。中医诊断：脱疽（湿热毒蕴、筋腐肉烂证）。入院后完善相关检查，西医予扩张血管、改善循环、营养神经、控制血糖等药物治疗；中医治以清热利湿、解毒化瘀，方选四妙勇安汤加减；中医外治以清热解毒、活血消肿，以栀黄膏箍围。经治疗10天后，疮周红肿已消退，溃疡面肉芽色暗，上覆少许黄白色坏死组织，渗出量中等，无恶臭气味。中医外治选用生肌玉红膏以祛腐生肌，将生肌玉红膏均匀涂于纱布上，外敷于患处，药膏范围超过溃疡面周边1~2 cm，隔日换药1次。因患者神疲乏力，烦躁易怒，口渴喜冷饮，舌质暗红，脉弦数，趺阳脉可触及。中医内治以补气养血、化瘀通络，方选顾步汤加减。方药组成：黄芪30 g，石斛15 g，当归15 g，牛膝10 g，紫花地丁20 g，太子参15 g，金银花30 g，蒲公英20 g，菊花20 g。水煎400 mL，每日1剂，分早晚温服。经10天治疗后，创面肉芽色红，少量渗出，边缘可见白色上皮组织。再经18天治疗后，创面愈合。

按：糖尿病足后期出现局部溃疡、组织腐烂时，往往需要外用药直达病所、活血去腐生肌，生肌玉红膏即为代表药物。但目前临床上，由于西医清创术的开展，和一些表皮生长因子等外用新药的出现，导致中医传统外用药的阵地有日渐式微之象。虽然在个别特色中医院中，仍有外用药治疗糖尿病足的情况，但整体来说，中医外用药膏的使用并不广泛。从糖尿病足的治疗出发，多以清热解毒汤药配合去腐生肌膏药治疗，且由于肉腐热深，应加大清热解毒药物用量，如本例中紫花地丁、金银花、蒲公英、菊花均为20g及以上，此时应注意加用顾护脾胃之药。

【参考文献】

王夏，张静云，何春红. 何春红外用生肌玉红膏治疗糖尿病足坏疽经验［J］. 北京中医药，2019，38（11）：1098-1100.

复元活血汤

《医学发明》

【方歌】

> 复元活血汤柴胡，花粉当归山甲俱。
> 桃仁红花大黄草，损伤瘀血酒煎祛。

（汪昂《汤头歌诀》）

【组成】

柴胡半两，瓜蒌根、当归各三钱，红花、甘草各二钱，穿山甲（炮）二钱，大黄（酒浸）一两，桃仁（酒浸，去皮尖，研如泥）五十个。

【功效主治】

活血祛瘀，疏肝通络。主治跌打损伤，瘀血阻滞证。胁肋瘀肿，痛不可忍。临床常用于治疗肋间神经痛、肋软骨炎、胸胁部挫伤、乳腺增生症等属瘀血停滞者。

【用法用量】

上味件除桃仁外，锉如麻豆大，每服一两，水一盏半，酒半盏，同煮至七分，去滓，大温服之，食前，以利为度，得利痛减，不尽服。

【名家论方】

徐大椿：血瘀内蓄，经络不能通畅，故胁痛，环脐腹胀，便闭焉。大黄荡涤瘀热以通肠，桃仁消破瘀血以润肠，柴胡散清阳之抑遏，瓜蒌根清浊火之内蕴，穿山甲（现停用）通经络破结，当归养血脉荣经，红花活血破血，甘草泻火缓中。水煎温服，使瘀行热化，则肠胃廓清而经络通畅，腹胀自退，何胁痛便闭之不瘳哉？此破瘀通闭之剂，为瘀热胁痛胀闭之专方。

【临证提要】

本方证因跌打损伤，瘀血滞留胁肋，气机阻滞所致。胁肋为肝经循行之处，跌打损伤，瘀血停留，气机阻滞，故胁肋瘀肿疼痛，甚至痛不可忍。治当活血祛瘀，兼以疏肝行气通络。方中重用酒制大黄，荡涤凝瘀败血，导瘀下行，推陈致新；柴胡疏肝行气，并可引诸药入肝经。两药合用，一升一降，以攻散胁下之瘀滞，共为君药。桃仁、红花活血祛瘀，消肿止痛；炮山甲破瘀通络，消肿散结，共为臣药。当归补血活血；瓜蒌根"续绝伤""消仆损瘀血"，既能入血分助诸药而消瘀散结，又可清热润燥，共为佐药。甘草缓急止痛，调和诸药，是为使药。大黄、桃仁酒制及原方加酒煎服，乃增强活血通络之意。

【验案赏析】

验案一：康秀钢医案

周某，女，70岁，退休干部，2001年11月13日初诊。主诉：患2型糖尿病10余年，近3年来出现双下肢麻木疼痛，时轻时重。近日双下肢足趾麻木疼痛剧烈，痛如锥刺，日轻夜重，夜不能寐，曾服止痛药无效。现患者血糖7.0 mmol/L，形体消瘦，精神倦怠，口干，饮食二便正常，舌质暗红有瘀斑、苔少，脉弦细。西医诊断：糖尿病周围神经病；中医辨证为气阴两虚，瘀血阻络；治宜益气养阴、活血通络。处方：生黄芪30 g，太子参30 g，柴胡10 g，天花粉15 g，当归15 g，炮山甲10 g，桃仁10 g，红花10 g，甘草6 g。水煎服，每日1剂，早、晚2次分服。服此方6剂后，患者诉疼痛较前减轻，精神渐增，效不更方，继服原方治疗。2个月后患者双下肢麻木疼痛消失，为巩固疗效，嘱患者再服用此方10剂。

按：糖尿病周围神经病是糖尿病常见的并发病证之一，属于中医的"消渴""痹证"之范畴。其主要病机为气阴两虚，瘀血阻络。治宜益气养阴，活血通络。方中生黄芪、太子参、天花粉益气养阴通脉；当归、桃仁、红花、炮山甲行瘀活血，通络止痛；柴胡疏肝达郁，甘草调和诸药、缓急止痛。全方共奏益气养阴、活血通络止痛之功。

验案二：首都医科大学附属北京世纪坛医院中医科医案

患者，男，68岁，2021年2月23日初诊。患者1个月前左胁肋部疼痛，痛如针刺，坐卧不宁，局部皮肤散在红色疱疹，至当地医院皮肤科就诊，明确诊断为带状疱疹，予抗病毒、营养神经治疗，后疱疹逐渐消失，但疼痛缓解不明显，今日特来我院治疗疱疹疼痛。患者就诊时左侧胁肋部皮肤散在色素沉着，无明显疱疹，但烧灼痛、刺痛明显，衣物剐蹭即痛，痛处固定，伴见口干口黏口苦，乏力，大便干燥，2日一行，舌暗苔黄腻，脉沉滑。患者2型糖尿病20余年，平素服用二甲双胍0.5 g，每日3次控制血糖。带状疱疹后血糖升高，空腹血糖8.2 mol/L、餐后2小时血糖13.1 mol/L。该患者西医诊断为带状疱疹，2型糖尿病；中医诊断为蛇串疮，消渴病。辨证为痰瘀阻络、气阴亏虚证，治以活血止痛、益气养阴，方以复元活血汤合白虎加人参汤加减。处方：柴胡10 g，花粉20 g，当归10 g，炮山甲6 g，桃仁10 g，红花10 g，熟大黄9 g，知母10 g，人参片9 g，生石膏20 g，滑石20 g，陈皮10 g，紫草10 g，砂仁6 g（后下），生甘草6 g。水煎服，每日2次，早、晚饭后连服7天，同时继服二甲双胍。二诊患者胁肋疼痛较前改善，大便每日一行，乏力缓解。血糖控制良好，空腹血糖6.7 mol/L、餐后2小时血糖10.1 mol/L。效不更方，继服14天。三诊患者胁肋部疼痛已缓解九成，血糖维持在空腹血糖6.2 ~ 6.8 mol/L、餐后2小时血糖9.7 ~ 10.4 mol/L。嘱患者口服加味逍遥丸合金芪降糖片收功。

按：复元活血汤临床应用需把握病位在"胁肋部"、疼痛性质为"刺痛"这两个要点。除带状疱疹外，糖尿病合并胆囊炎、胆囊结石、胰腺炎，以及部分下肺部感染，表现为胁肋部刺痛者，均可以此方加减治疗。实际应用中，由于炮山甲为保护动物穿山甲的鳞片，药材昂贵、供应量少，可以选择水蛭、地龙、全蝎等具有活血化瘀作用的虫类药代替。

【参考文献】

[1] 汪昂 . 汤头歌诀［M］. 北京：中国中医药出版社，2007.

[2] 康秀钢，张立军 . 复元活血汤临床应用举隅［J］. 河南中医，2004，24（8）：73.

顾步汤

《外科真诠》

【方歌】

参芪当归牛膝斛，公英地丁银花入。

菊花甘草脱疽毒，益气养阴和清营。

【组成】

黄芪 30 g，人参 9 g，金钗石斛 30 g，当归 30 g，金银花 30 g，牛膝 30 g，菊花 15 g，甘草 9 g，蒲公英 15 g，紫花地丁 30 g。

【功效主治】

大补气血，泄毒。主治脚疽。因气血大亏，不能遍行经络，火毒恶邪，固结于骨节之际，以致脚趾头忽先发痒，已而作痛，趾甲现黑色，第二日脚趾俱黑，第三日连足而俱黑，黑至脚上胫骨即死；以及无名肿毒。

【用法用量】

水煎服。

【名家论方】

陈士铎：大补气血，清热解毒。治气血大亏，火热之毒下注，致成脚疽。初起脚趾头忽先发痒，已而作痛，趾甲现黑色，以后脚趾俱黑，其则连足而俱黑。

【临证提要】

方中以大剂黄芪、当归补益气血为主，人参增强益气扶正作用，石斛与牛膝配合，有强腰膝、起萎软之功，再采用金银花、菊花、蒲公英、紫花地丁等大量清热解毒药，不仅药味多且药量重，以起到清解气分热毒的作用。本方主治脱疽，多用于糖尿病足的治疗。

【验案赏析】

验案：张传清医案

患者，男，73岁，2010年3月18日初诊。患者罹患糖尿病10年，近2年视力明显下降，手、足渐青紫肿胀，麻木冷痛，冬日尤甚，怕沾凉水。近半年双下肢反复肿胀加剧，足趾皮肤呈紫黑色，足冷痛，左足外缘坏疽伴破溃，脓液清稀。空腹血糖8 mmol/L，餐后血糖13 mmol/L，糖化血红蛋白7.4%，胰岛素1400.5 pmol。血常规：白细胞11.8×10^9/L，中性粒细胞8.8×10^9/L，中性粒细胞百分比89.8%，淋巴细胞百分比9%。肾功能：血尿素氮9.7 mmol/L，尿肌酐126 μmol/L。眼科检查提示：双眼视网膜病变；下肢彩超提示：双侧下肢血管内壁粥样硬化，斑块形成，足背动脉大部栓塞。曾在某医院住院2次，经控制血糖、抗感染、干细胞及局部治疗，溃疡面明显改善，但手足肿胀麻木、足皮肤呈紫褐色、疼痛（尤其足冷痛）等症状未能根本好转。刻下：下肢动脉搏动感觉消失，舌质淡暗，苔黄腻，脉沉细涩。辨证属阳虚血瘀、湿毒稽留，治当温脾益肾、活血通络、清热解毒。予顾步汤加减：黄芪30 g，党参15 g，石斛30 g，当归30 g，金银花30 g，牛膝30 g，菊花15 g，甘草10 g，蒲公英30 g，紫花地丁30 g，肉桂10 g，淫羊藿30 g，鸡血藤30 g，丹参20 g，全蝎6 g。10剂，先凉水浸泡3小时，水煎30分钟，连续3次，取汁3000 mL，1日分6次服，再煎湿敷下肢。2010年4月1日二诊，主诉：药后双下肢青紫肿胀、麻木冷痛改善较明显，溃疡及脓液基本消除，舌脉同前。继服原方10剂，后根据口渴多饮症状，予清热生津药石膏、知母、白芍、黄连，去肉桂、淫羊藿；视物不清、头晕头痛，予养血平肝药枸杞子、桑椹、刺蒺藜、密蒙花、谷精草、蔓荆子、决明子；手足肿胀冷痛青紫，舌淡脉沉不数，乃阳虚血瘀阻络之证，予桂枝、桑枝、薤白、川芎、丹参、大血藤、徐长卿；足溃疡久不愈合，予茵陈、白及、鹿角霜、血竭、乳香、龙骨收敛生肌。同时控制血糖，予胰岛素、二甲双胍等配合使用。经上述化裁治疗后，于2010年10月13日复诊，患者自述手足麻木肿痛消失，数月未再出现溃烂；足背动脉搏动可以正常触及；血糖控制理想；糖化血红蛋白5.4%，胰岛素300 pmol；血常规：白细胞6.5×10^9/L，中性粒细胞6.7×10^9/L，中性粒细胞百分比70.6%；肾功能：血尿素氮6.5 mmol/L，尿肌酐20 μmol/L；眼科检查提示：双眼视网膜病变较前有所改善；下肢彩超提示：双侧下肢血管内壁粥样硬化，少许斑块形成，足背动脉未见栓塞。

按： 糖尿病足是糖尿病较为常见的以血管、神经损伤为特点的严重并发症，若重视不够、治疗不当，势必导致血管神经损害、栓塞下肢局部坏死、溃烂不治截肢等恶果。本案患者以往血糖控制不佳，就诊时胰岛素抵抗明显，肾功能不全，双下肢反复肿胀加剧，足趾皮肤呈紫黑色，足冷痛，左足外缘坏疽伴破溃，脓液清稀。故采用中西医结合治疗方式，先予胰岛素注射和二甲双胍控制过高血糖、减轻胰岛素抵抗。同时依据下肢肿胀麻木冷痛、足背动脉搏动消失、足缘破溃，超声提示下肢血管硬化斑块形成，部分栓塞已有明显截肢趋势，辨证为阳气亏虚、血脉瘀阻、湿毒痈疽，治当温养活血、解毒通络、寒热并用、通补兼施。其中肉桂、黄芪、党参、当归、石斛、淫羊藿温润补益以助正气；配丹参、牛膝、鸡血藤、川芎、薤白、桑枝、徐长卿等活血通络，以助血行；茵陈、白及、鹿角霜、血竭、乳香、龙骨等收敛生肌、活血止痛，有益于疮疡的修复；再配合蒲公英、紫花地丁、金银花等清热解毒，防治感染。诸药合用，有补益气血、通络止痛、生肌祛腐之功。张教授以顾步汤为主治疗下肢静脉、动脉栓塞，肿胀麻木疼痛者，皆取得显著疗效，其作用机制有待进一步探讨。

【参考文献】

邓兰英，吴永灿，陈德清.张传清治疗糖尿病足经验［J］.山东中医杂志，2017，36（9）：788－790.

三甲复脉汤

《温病条辨》

【方歌】

三甲复脉龟鳖蛎，草麦麻仁阿芍地。
真阴亏虚虚风动，唇裂手动心憺动。

【组成】

炙甘草六钱，干地黄六钱，生白芍六钱，麦冬（不去心）五钱，阿胶三钱，火麻仁三钱，生牡蛎五钱，生鳖甲八钱，生龟板一两。

【功效主治】

养血滋阴，潜阳息风。主治下焦温病，热深厥甚，脉细促，心中憺憺大动，甚则心中痛。治真阴亏虚、虚风内动所致手指蠕动，心中憺憺大动，甚或心胸疼痛，唇裂，舌干齿黑，脉沉细数。

【用法用量】

水八杯，煮取八分三杯，分三次服。

【名家论方】

吴塘：前二甲复脉，防痉厥之渐，即痉厥已作，亦可以二甲复脉止厥。兹又加龟板名三甲者，以心中大动，甚则痛而然也。心中动者，火以水为体，肝风鸱张，立刻有吸尽西江之势，肾水本虚，不能济肝而后发痉，既痉而水难猝补，心之本体欲失，故憺憺然而大动也。甚则痛者，"阴维为病主心痛"，此证热久伤阴，八脉丽于肝肾，肝肾虚而累及阴维故心痛，非如寒气客于心胸之心痛，可用温通。故以镇肾气补任脉通阴维之龟板止心痛，合入肝搜邪之二甲，相济成功也。

【临证提要】

本方由加减复脉汤加牡蛎、鳖甲、龟板而成。方中炙甘草益气健脾养心；生地黄、麦冬、白芍、阿胶、火麻仁养血滋阴，柔肝补肾；牡蛎、鳖甲、龟板滋阴潜阳，镇肝息风。诸药合用，共奏养血滋阴、潜阳息风之功效。

【验案赏析】

验案一：华传金医案

患者，女，52岁，于2005年9月2日就诊。2004年因心中悸动不安，曾到当地医院检查，心脏无器质性病变，但空腹血糖17 mmol/L，确诊为"糖尿病"，予降糖药治疗，血糖得到控制，但心悸仍作，近1个月来加重。现症：畏热易汗出，黎明醒来开始出汗，心悸，左下肢胀痛，大便尚调，纳可，舌淡红，苔左侧白腻，右侧薄白，脉细数。空腹血糖11.6 mmol/L，餐后血糖14.2 mmol/L。西医诊断：2型糖尿病，右乳房切除术后，脂肪肝。中医诊断：消渴（阴虚阳亢型），心悸，汗证。西医给予降糖药瑞格列奈治疗，每次1 mg，每日3次。中医治疗以滋阴潜阳法，方用三甲复脉汤加减。药物组成：生龟板（先煎）15 g，生鳖甲（先煎）15 g，生牡蛎（先煎）30 g，生地30 g，麦冬30 g，炙、生甘草各5 g，阿胶（烊化）10 g，火麻仁10 g，白芍30 g，五味子10 g，生大黄5 g，桃仁10 g，鳖虫10 g，桂枝5 g，桑枝30 g，党参10 g。服至2005年9月6日，自述心悸未作，黎明醒时汗出及畏热易汗出症状消失，空腹血糖7.4 mmol/L，餐后血糖14.8 mmol/L。嘱继服西药治疗。

按： 该患者西医诊断为糖尿病；中医诊断为消渴（阴虚阳亢型），心悸，汗证。患者经降糖药治疗，血糖得到控制，但心悸仍作，且有加重，伴畏热汗出，考虑为阴虚阳亢，心肾阴虚，虚火妄动，扰动心神，心肾阴亏不足以濡养心神，心神失养则心悸；而虚火上炎，迫津液外出，则畏热汗出，所以治疗的关键是滋阴潜阳。方中炙甘草益气健脾养心；生地、麦冬、白芍、阿胶、火麻仁养血滋阴，柔肝补肾；生牡蛎、生鳖甲、生龟板滋阴潜阳、镇肝息风，酌加生大黄、桃仁、鳖虫、桂枝、桑枝、党参以补气活血、化瘀通络。诸药合用，共奏养血滋阴、潜阳息风之功效。阴阳调和，心阴得复，虚火自灭，养血复脉，使心有所养，神有所归，心神安定，悸动自平。

验案二：首都医科大学附属北京世纪坛医院中医科医案

患者，女，53岁，2015年3月25日初诊。糖尿病病史3年，使用二甲双胍片治疗，血糖较平稳，空腹血糖6.3 mmol/L。1个月前郁怒后出现颈前肿大，伴烦躁易怒、胸闷、手抖、眩晕、失眠、自汗出，心悸不宁，近期乏力明显，口干，手足心热，双目干涩，视物易疲劳，大便溏，每日2～3次。查体：心率102次/分，血压140/90 mmHg，眼球略外突，甲状腺呈Ⅱ度肿大，质中等硬度，双手平伸有震颤，舌质暗红苔白略腻，脉弦细数。甲状腺功能检查：FT_3 8.82 pg/mL，FT_4 3.75 ng/dL，TSH 0.02 μIU/mL。中医诊断：消渴病，瘿病（气阴两虚、痰瘀互结）；西医诊断：2型糖尿病，甲状腺功能亢进。西药治疗：口服二甲双胍片，甲巯咪唑片。治法：益气养阴，散结祛瘀化痰。方剂：三甲复脉汤加减。处方：生牡蛎（先煎）30 g，醋鳖甲（先煎）30 g，生龟板（先煎）30 g，白芍20 g，麦冬20 g，阿胶（烊化）10 g，夏枯草30 g，浙贝母30 g，黄芪30 g，丹参20 g，合欢皮20 g，夜交藤20 g。水煎服，每日2次。经中西药物治疗3个月，患者诸症缓解，复查甲状腺功能正常，FT_3 4.02 pg/mL，FT_4 1.35 ng/dL，TSH 0.37 μIU/mL。

按： 该患者既往有糖尿病，因郁怒而致肝疏泄失常，肝郁气滞，运化失常，津液凝聚成痰，痰气搏结，气血运行失调，气滞血瘀，痰瘀互结，而成瘿肿目突。肝郁日久化热、耗伤气阴，并有动风之象。三甲复脉汤既可滋阴潜阳息风，又有软坚散结之功，方中白芍、麦冬、阿胶滋阴补血，生牡蛎、醋鳖甲、生龟板滋补肝肾、镇肝息风，夏枯草、浙贝母、丹参化痰活血散结，黄芪益气，合欢皮、夜交藤养心安神。全方共奏益气养阴、滋阴退热、潜阳息风之效。

【参考文献】

华传金，张志远，徐远.糖尿病汗证辨治经验［J］.北京中医，2007，26（1）：44－45.

连梅汤

《温病条辨》

【方歌】

> 连梅汤中连乌梅，生地阿胶麦冬心。
> 清心滋肾除消渴，手足麻痹亦可医。

【组成】

云连二钱，乌梅（去核）三钱，麦冬（连心）三钱，生地三钱，阿胶二钱。

【功效主治】

清心泻火，滋肾养液。主治暑邪深入少阴，火灼阴伤，消渴引饮；暑邪深入厥阴，筋脉失养，手足麻痹。

【用法用量】

水五杯，煮取二杯，分二次服。

【名家论方】

程昭寰：黄连苦寒，清心泻火，使不燥津，为主药；乌梅味酸，敛阴生津，为辅；二者相配，酸苦互济，泄热而不苦燥，清热而兼柔阴，而达酸苦泄热之效。生地、麦冬、阿胶甘寒滋液，与乌梅相配，有酸甘化阴之功，为佐药。且生地甘寒清热滋阴，阿胶滋阴补血，合为本方方根，加强滋肾水之力。诸药相伍，使心火清、肾水复。方以乌梅、黄连之酸苦，合麦冬、生地之甘寒为主，而构成酸苦甘寒之剂。亦是酸苦、酸甘合法，以连、梅之酸苦，合梅、冬、地之酸甘，构成酸苦泄热、酸甘化阴复法。

吴塘：肾主五液而恶燥，暑先入心，助心火独亢于上，肾液不供，故消渴也。再心与肾均为少阴，主火，暑为火邪，以火从火，二火相搏，水难为济，不消渴得乎！以黄连泻壮火，使不烁津，以乌梅之酸以生津，合黄连酸苦为阴；以色黑沉降之阿胶救肾水，麦冬、生地合乌梅酸甘化阴，庶消渴可止也。肝主筋而受液于肾，热邪伤阴，筋经无所秉受，故麻痹也。再包络与肝均为厥阴，主风木。暑先入心，包络代受，风火相搏，不麻痹得乎！以黄连泻克水之火，以乌梅得木气之先，补肝之正，阿胶增液而息肝风，冬、地补水以柔木，庶麻痹可止也。心热烦躁神迷甚，先与紫雪丹者，开暑邪之出路，俾梅、连有入路也。

【临证提要】

方中黄连清心热；阿胶、生地滋肾液；麦冬养肺阴，以滋水之上源；乌梅与黄连相合，有酸苦泄热之效，与生地、麦冬相合，有酸甘化阴之功。心火清，肾水复，肝阴充，则消渴、麻痹均可愈。

【验案赏析】

验案一：华传金医案

患者，女，69岁，于2005年7月18日入院。患者患糖尿病12年，近3个月来出现视物欠清、口腔溃疡反复发作、畏热、口渴喜凉饮、上半身汗多、足底凉、双下肢挛急等症状，二便调畅，夜寐尚安。入院时口腔牙龈红肿痛，舌淡暗，苔白腻，脉弦滑，空腹血糖11 mmol/L，餐后血糖18.5 mmol/L。西医诊断：2型糖尿病，糖尿病周围神经病，糖尿病肾病Ⅲ期，糖尿病视网膜病Ⅱ期，结节性甲状腺肿，血脂异常。中医诊断：消渴（湿热瘀阻阴伤），痹证，汗证。继续用门诊所用药物治疗：基因重组人胰岛素分别于每日3餐前30分钟皮下注射，剂量早晨16 IU、中午12 IU、晚上14 IU；诺和灵N每晚睡前皮下注射12 IU；阿卡波糖每次50 mg，每日3次；辛伐他汀每次40 mg，睡前服；川芎嗪80 mg入100 mL生理盐水，静脉滴注，每日1次。14天为1个疗程，休息5天后进行第2个疗程。同时给予中药汤剂治疗，拟清热、祛湿、化瘀、养阴、潜阳法，方用连梅汤合下瘀血汤及四妙丸加减。药用组成：黄连5 g，黄芩15 g，乌梅15 g，阿胶（烊化）10 g，生地30 g，白芍30 g，生大黄5 g，桃仁10 g，䗪虫10 g，苍术10 g，黄柏10 g，川、怀牛膝各10 g，生薏苡仁30 g，生甘草5 g。水煎，每日1剂，早晚温服。服至2005年8月2日，患者视物欠清、口渴、双下肢挛急症状消失，畏热、口腔牙龈红肿痛、上半身汗多症状均明显好转。前方加桂枝

10 g，桑枝 30 g，生牡蛎（先煎）30 g，玄参 30 g，通经平肝散结。服至 2005 年 8 月 17 日，诸症消失，空腹血糖 7.7 mmol/L，餐后血糖 10.8 mmol/L，出院，嘱继续以西药治疗。

按：患者消渴病日久，发病之初，阴虚燥热，肝肾阴虚，虚火上炎，则口腔溃疡反复发作、畏热、口渴喜凉饮、上半身汗多。肝主筋而滋养于肾，热邪伤阴，真阴枯竭，筋络无所秉受，宗筋失于充养，故见足底凉、双下肢挛急，重者则见肢体麻痹、刺痛，为糖尿病周围神经病表现。治疗予连梅汤合下瘀血汤及四妙丸加减治疗，组方中连梅汤滋肾阴，清心火，酸甘苦并用，使脏气得平，阴阳协调。久病入络，气滞血瘀，且患者血脂异常、舌苔白腻亦有痰瘀互结之象，合下瘀血汤及四妙丸活血化瘀、祛湿通络，共取良效。

验案二：董其美医案

钱某，男，57 岁，2020 年 12 月 23 日初诊。主诉：心悸、自汗、乏力、肢麻 1 年余。糖尿病病史 17 年，服用二甲双胍缓释片 0.5 g，2 次/日控制血糖，糖化血红蛋白 8.0%。近 1 年来反复发作心悸，持续时间数小时至 1 天不等，多次发作短暂晕厥。曾多次查 24 小时动态心电图提示窦性心动过速，频发室性、房性期前收缩，室性期前收缩每 24 小时最多约 12 000 次。于外院查冠状动脉造影见冠状动脉散在斑块，提示冠状动脉粥样硬化。超声心动图未见明显心脏结构改变。间断服用美托洛尔缓释片 95 mg/d，疗效不明显。刻诊：心悸、心烦，心情时而急躁、时而低落，胸闷，自汗多，虽为冬季额头汗浸毛发，动则汗出尤甚，以头面、前胸、后背为著，毛巾不离手，常因汗浸衣衫而受风感冒，上肢湿冷，四肢末端间断麻木，起身站立头晕，口干，口苦，口唇时有麻木，乏力明显，少寐多梦，易惊醒，易饥饿不欲食，食后易腹胀、嗳气，反酸，大便时溏、黏滞，小便黄、多泡沫。查体：血压 142/92 mmHg，神疲，形体肥胖，心率 102 次/分，律不齐，各瓣膜听诊区未闻及病理性杂音。舌嫩红边有齿痕，苔薄黄微腻，脉细数而参伍不调。糖尿病自主神经病相关专科检查：患者深呼吸时呼气相和吸气相的心率差 8 次/分；Valsalva 动作后最长与最短 R–R 间期比值 0.9；卧立位即刻血压差 18 mmHg，对侧舒张压增加 10 mmHg。西医诊断：糖尿病心脏自主神经病；中医诊断：心悸，证属心胃火炽、营卫不和。拟酸苦平调，宁悸敛汗之法。处方：黄连 6 g，栀子 6 g，乌梅 20 g，白芍 20 g，赤芍 12 g，桂枝 6 g，生黄芪20g，炒白术12g，陈皮6g，桑叶6g，生地12g，天花粉20g，生姜3片，大枣5枚。7剂，每日1剂，水煎，早晚2次分服。2020年12月30日二诊，患者服药6剂后来诊，诉服药3剂即感心悸、心烦、胸闷、口苦、口干明显减轻，自汗、乏力程度稍好转，食欲渐好，睡眠情况、四肢麻木不温、反酸改善不明显，舌嫩红较前有所改善，苔薄微腻，脉细数。查体：心率82次/分。守方加减，去桑叶，加浮小麦30g，防风12g，莪术6g，珍珠母30g。14剂，每日1剂，水煎，早晚2次分服。守方加减2月余后，复查24小时动态心电图，平均心率降为70次/分，室性期前收缩减为每24小时约460个，心悸、心烦、自汗症状基本缓解，乏力、头晕、肢体麻木不温明显好转，糖化血红蛋白6.5%。

按：患者罹患糖尿病日久，燥热内盛，暗耗阴津，糖尿病形成之胃强脾弱，久之心胃之实火、虚火、阴火、伏火纠结，扰动心神，此为病机之一。燥热内耗，营卫之体用俱损，加之脾虚，营卫之源素弱，故而营卫不和之自汗趋重，此为病机之二。故而，治当清心泻胃与补脾益气调营兼顾。立法以味统方，予酸苦调敛之方，此方宗连梅汤之意，以黄连之苦配乌梅之酸为君药，黄连之苦降心胃之火，乌梅之酸化阴生津止渴，并敛阴止汗，收敛心火。辅以栀子助黄连之苦而清心除烦；白芍助乌梅之酸；桂枝辛通阳气，合白芍调和营卫，并制黄连、栀子之苦，又寓辛开苦降、调节气机升降之意，共为臣药。以桂枝辛甘，于大剂凉药之中辅以少量性温之品，则养阴而不碍阳，清热兼能制寒，此乃本方独到之处。佐以生黄芪、炒白术、陈皮健脾益气、固表止汗，并振卫气生化之源。生地滋心肾耗伤之阴并可降火，合酸而成酸甘化阴之势；桑叶甘寒质轻，轻清疏散，清泻肝胃之火；天花粉清肺胃二经实热，又能生津止渴。三药相配共奏滋阴清热润燥之功，乃临证治疗糖尿病的基础药对。再以赤芍活血通络以助桂枝温通经脉之力。二诊后加入浮小麦、防风、莪术、珍珠母以增强敛汗、活血、镇心安神之力，使心火、胃火各归其部，营卫调和，心之悸烦、表之多汗、体之凉麻可除。

【参考文献】

[1]华传金，张志远，徐远.糖尿病汗证辨治经验[J].北京中医，2007，26（1）：44-45.

［2］孙雪梅，张蒙，毛晨晗，等．酸苦调敛法辨治糖尿病心脏自主神经病变［J］．南京中医药大学学报，2021，37（4）：570-573.

四君子汤

《太平惠民和剂局方》

【方歌】

> 苓术参甘四味同，方名君子取谦冲。
> 增来陈夏痰涎涤，再入香砂痞满通。
> 水谷精微阴以化，阳和布护气斯充。
> 若删半夏六君内，钱氏书中有异功。

（陈修园《时方歌括》）

【组成】

人参（去芦）、甘草（炙）、茯苓（去皮）、白术各等份。

【功效主治】

补气，益气健脾。主治脾胃气虚证，面色萎黄，语声低微，气短乏力，食少便溏，舌淡苔白，脉虚数。临床常用于治疗慢性胃炎、消化性溃疡等属脾胃气虚者。

【用法用量】

上为细末。每服二钱，水一盏，煎至七分，通口服，不拘时，入盐少许，白汤点亦得。

【名家论方】

汪昂：此手足太阴、足阳明药也。人参甘温，大补元气为君；白术苦温，燥脾补气为臣；茯苓甘淡，渗湿泄热为佐；甘草甘平，和中益土为使也。气足脾运，饮食倍进，则余脏受荫，而色泽身强矣。再加陈皮以理气散逆，半夏以燥湿除痰，名曰六君，以其皆中和之品，故曰君子也。

【临证提要】

本证多由脾胃气虚、运化乏力所致，治疗以益气健脾为主。脾胃为后天之本，气血生化之源，脾胃气虚，受纳与健运乏力，则饮食减少；湿浊内生，脾胃运化不利，故大便溏薄；脾主肌肉，脾胃气虚，四肢肌肉无所禀受，故四肢乏力；气血生化不足，不能荣于面，故见面色萎白；脾为肺之母，脾胃一虚，肺气先绝，故见气短、语声低微；舌淡苔白，脉虚弱均为气虚之象。正如《医方考》所说："夫面色萎白，则望之而知其气虚矣；言语轻微，则闻之而知其气虚矣；四肢无力，则问之而知其气虚矣；脉来虚弱，则切之而知其气虚矣。"方中人参为君，甘温益气，健脾养胃；臣以苦温之白术，健脾燥湿，加强益气助运之力；佐以甘淡茯苓，健脾渗湿，苓术相配，则健脾祛湿之功益著；使以炙甘草，益气和中，调和诸药。四药配伍，共奏益气健脾之功。

【验案赏析】

验案一：彭万年医案

陈某，男，51岁。主诉：口干、多饮多食多尿、消瘦3月余。于深圳市某医院检查，诊断为2型糖尿病，糖尿病肾病。曾口服阿卡波糖（50 mg，每日2次），皮下注射胰岛素（34 IU/d；早16 IU，午8 IU，晚10 IU）约半年，其间空腹血糖波动较大，为5.5～9.2 mmol/L。自我感觉较差，故于2017年6月22日至彭教授处就诊。就诊时主要症状：视力模糊，口干，体重减轻，背部发麻，足跗部微有水肿，大小便正常，舌红苔薄黄，脉沉弱。实验室检查：尿蛋白（+），空腹血糖8.2 mmol/L。西医诊断：2型糖尿病，糖尿病肾病；中医诊断：消渴病，肾病（证属脾肾两虚，寒热错杂，气虚血瘀）。治宜温阳补脾、行气活血利水。方药：党参15 g，白术15 g，茯苓15 g，柴胡8 g，枳壳15 g，赤芍15 g，熟附子（先煎）10 g，丹参15 g，淮山药15 g，三七片（先煎）10 g，猪苓 15 g，玉米须 15 g，炙甘草 8 g。处方 12 剂，水煎，早晚温服。嘱减少阿卡波糖的服用（50 mg，每 2 天口服 3 次）。2017 年 7 月 5 日二诊时，下肢浮肿明显减退，视力模糊减轻，空腹血糖波动减缓，上方去枳壳、赤芍，加黄芩、桔梗、菟丝子、鸡血藤、杜仲各 15 g。处方 15 剂，水煎，早晚温服。2017 年 8 月 1 日三诊时，已停用阿卡波糖，空腹血糖降至 5.5 ~ 6.8 mmol/L，无其他明显不适。遂上方去猪苓，加枸杞子 15 g，调养半年后停用胰岛素，随访半年，血糖水平稳定无复发。

按：本例患者见糖尿病典型的三多一少症状，采用西医常规治疗手段（注射胰岛素加口服降糖药）效果却不甚理想，血糖波动较大。观其舌脉，有阳气不足、脾肾两虚之象，以四君子汤、淮山药、丹参等补脾益气，奠定基础，脾气健则四季旺。气血失和则气滞血瘀，津不上承，口干目涩，故用四逆散调和肝脾、调理气血，以赤芍代替白芍，佐以三七加强养血活血之力，是彭教授活用经方的体现。背属阳，背部发麻提示阳气受损，血脉不通。附子既可以助肾气温元阳，又可助三七行气活血通络，加上猪苓、玉米须降糖利尿。诸药合用，补脾为主，攻补兼施，正气得助且邪有出路，故诸症减退，收效明显。且中药有一定的双向调节作用，如三七具有"和营止血，通脉行瘀，行瘀血而敛新血"的双向调节作用，玉米须的多种有效单体共同作用可以起到稳定血糖、调节代谢的作用，其控制血糖稳定性的作用是其他药物无法替代的。方中合用四君子汤、四逆散、小柴胡汤、附子汤等经方，巧用药对，灵活搭配，利用经方治疗的灵活性和多样性，起到了增效减毒的效果。

验案二：吴芳汀医案

林某，男，65 岁，2019 年 1 月 14 日初诊。主诉：患糖尿病 12 年，尿蛋白阳性 1 年。现病史：患者平素服用二甲双胍片控制血糖，效果不佳，血糖波动在 11 ~ 15 mmol/L，1 年前无明显诱因出现双下肢水肿，于外院查血肌酐 78 μmol/L，尿蛋白（++），24 小时尿蛋白定量 0.52 g，空腹血糖 12.6 mmol/L，血压 134/89 mmHg，诊断为糖尿病肾病，加用阿卡波糖片控制血糖、缬沙坦胶囊控制血压、降低尿蛋白，呋塞米、螺内酯等利尿消肿。患者出院后服用缬沙坦、二甲双胍、阿卡波糖，血压控制在 110 ~ 135/70 ~ 80 mmHg，空腹血糖波动在 8 ~ 10 mmol/L，持续尿蛋白（++），定期复查 24 小时尿蛋白定量，波动在 0.60 ~ 0.90 g，血肌酐波动在 70 ~ 102 μmol/L。来我院就诊，查血肌酐 91 μmol/L，尿蛋白（++），空腹血糖 8.3 mmol/L，24 小时尿蛋白定量 0.75 g。刻下症：疲倦乏力，口干，纳眠差，无恶心呕吐，下肢水肿，腰酸重，舌暗红、有瘀斑，苔厚腻，脉沉。西医诊断：糖尿病肾病IV期；中医诊断：消渴病（脾肾气虚、湿浊瘀阻证）。治法：益气健脾化湿，补肾活血通络。予黄芪四君子汤加减治之。方药组成：黄芪 30 g，太子参 15 g，白术 10 g，女贞子 20 g，甘草 5 g，茯神 15 g，茯苓皮 30 g，熟地黄 30 g，杜仲 15 g，陈皮 15 g，牛膝 15 g，莲子 15 g，防己 10 g，麦冬 15 g。15 剂，每天 1 剂，水煎服。二甲双胍、阿卡波糖、缬沙坦按照原方案服用。2019 年 2 月 2 日二诊：患者诉服用上方后口干、疲倦乏力明显改善，胃口改善，腰酸，自测血糖波动在 6.5 ~ 8.0 mmol/L，血压波动在 110 ~ 128/70 ~ 86 mmHg，下肢轻度水肿，舌暗红、有瘀斑，苔厚腻，脉沉。于上方基础上加用泽兰 15 g，黄芪加至 50 g，杜仲加至 20 g。15 剂，煎服法同前。2019 年 3 月 5 日三诊：水肿、胃口改善，眠差、口干、疲倦乏力已不显，腰酸，舌暗红、苔薄，脉沉弦。自测血糖波动在 6.0 ~ 7.5 mmol/L，血压波动在 115 ~ 125/75 ~ 86 mmHg。继上方去防己、泽兰，黄芪减至 30 g。15 剂，煎服法同前。2019 年 3 月 25 日四诊：腰酸改善，舌暗红、苔薄白，脉沉。自测血糖波动在 5.6 ~ 7.8 mmol/L，血压波动在 115 ~ 125/75 ~ 86 mmHg。复查尿蛋白（+），24 小时尿蛋白定量 0.47 g，血肌酐 82 μmol/L。继续予以原方巩固治疗。后患者规律复诊服药，采用"二三服法"，即中药服用 2 天，停用 3 天，并加服百令胶囊。其间定期复查血肌酐、尿蛋白、空腹血糖。尿蛋白在 11 月转阴后未复发，2021 年 2 月，血肌酐稳定在 58 ~ 96 μmol/L，血糖波动在 5.0 ~ 6.3 mmol/L，24 小时尿蛋白定量波动在 0.12 ~ 0.23 g。

按：该患者消渴病久，病情缠绵，耗伤正气，延及脾、肾两脏，致脾气亏虚，中枢运化无力，气机不畅，故见疲倦、四肢乏力、纳差；又因肾气亏虚、肾关不固，气化失常，清浊难分，故见水肿、尿蛋白、腰酸；兼有湿浊、血瘀，则出现舌苔厚腻、纳差、舌暗红有瘀斑。故辨证为脾肾气虚、湿浊瘀阻，其病机错综复杂。先有脾气不足，运化不利，所致肾络失于滋养，肾气受损，肾为先天之本，与后天之土同持运化气机之责，一盈俱盈，一损俱损，未经及时诊治，久则成虚，故脾肾两虚；元气不足、气机不畅，难以分清别浊，湿浊内生，脉络血滞，久则结湿、结瘀；而湿性黏滞，瘀闭经络，反伤脾肾。

以上致虚、湿、瘀三者结滞。治当以补气健脾为主，佐以益肾、活血、化湿。吴芳汀教授以加减黄芪四君子汤为基础方，根据辨证施治的原则，再加杜仲、牛膝强腰固肾，陈皮化痰行气，防己利尿消肿；并根据辨主症及临床指标的原则，加莲子改善蛋白尿，麦冬降低血糖，全方兼顾健脾、益肾、活血、祛湿，注重气机调畅，兼顾临床指标。一诊后，患者疲倦乏力改善，然而水肿、腰酸仍在，故加泽兰利水消肿；增加黄芪剂量，力在益气消肿；增加杜仲剂量，力在强腰固肾。二诊后水肿、胃纳、疲倦、乏力等明显改善，水肿不显，故去防己、泽泻，黄芪减至30g。吴芳汀教授认为，慢性病治疗需有方有守，病程旷久，需紧抓病机，长期治疗，故予以守方治疗。

【参考文献】

［1］陈修园.时方歌括［M］.福州：福建科学技术出版社，2019：8.

［2］罗晓筱，陈敏.彭万年从脾论治糖尿病经验［J］.广州中医药大学学报，2019，36（5）：738-741.

［3］袁卓杰，田万朋，林南菊，等.吴芳汀论治糖尿病肾病经验［J］.湖南中医杂志，2022，38（9）：49-51.

升阳散火汤

《脾胃论》

【方歌】

升阳散火葛升麻，羌独防风参芍侪。

生炙二草加姜枣，阳经火郁发之佳。

（汪昂《汤头歌诀》）

【组成】

生甘草二钱，防风二钱五分，炙甘草三钱，升麻五钱，葛根五钱，独活五钱，白芍药五钱，羌活五钱，人参五钱，柴胡八钱。

【功效主治】

升阳散火。治血虚或胃虚过食冷物，阳气郁遏于脾，肌肤灼热，或骨蒸潮热，扪之烙手。

【用法用量】

上㕮咀，每服称半两，水三大盏，煎至一盏，去渣，稍热服。忌寒凉之物及冷水月余。

【名家论方】

李东垣：治男子妇人四肢发热，肌热，筋痹热，骨髓中热，发困，热如燎，扪之烙手，此病多因血虚而得之，或胃虚过食冷物，抑遏阳气于脾土，火郁则发之。

【临证提要】

少阳者，三焦与胆也。经曰：少火生气。丹溪曰：天非此火不能生万物，人非此火不能以有生。是少火也，生物之本，扬之则光，遏之则灭，今为饮食填塞至阴，抑遏其上行之气，则生道几于息矣，故宜辛温之剂以举之。升麻、柴胡、羌活、独活、防风、干葛，皆辛温上行之物也，故用之以升少阳之气，清阳既出上窍，则浊阴自归下窍，而食物传化自无抑遏之患；芍药味酸，能泻土中之木；人参味甘，能补中州之气；生甘草能泻郁火于脾，从而炙之，则健脾胃而和中矣。东垣氏圣于脾胃者，其治之也，必主于升阳。俗医知降而不知升，是扑其少火也，安望其卫生耶？

【验案赏析】

验案一：仝小林医案

患者，女，60岁，主因"口干、口渴、多饮、多尿15年，体重下降12余年"，以"2型糖尿病"收入院。患者1990年始无明显诱因出现口干、口渴、多饮、多食、多尿，未予重视。1992年开始出现体重减轻，1998年诸症加剧，体重由74 kg减至67 kg，并伴有乏力，就诊于当地医院，测空腹血糖为 12.8 mmol/L，被确诊为糖尿病，开始口服二甲双胍、消渴丸等药物。就诊时多饮、多食（每餐 2 个馒头）、多尿，伴周身乏力，双脚麻木，偶有疼痛，运动后减轻，怕热，身热不欲衣被，周身发热（体温正常），扪之灼手，汗出而解，夜寐欠安，大便秘结，7 日一行，舌质淡暗，苔白，舌下络脉迂曲，紫暗，脉细。神经系统检查：深、浅感觉明显减退，膝、腱反射明显减弱或消失。肌电图提示神经传导速度减慢。西医诊断：2 型糖尿病，糖尿病周围神经病。中医诊断：消渴，证属脾虚热蕴。治以甘温补脾、升阳散火。方用升阳散火汤加减：柴胡 10 g，葛根 15 g，升麻 3 g，羌活 10 g，防风 10 g，党参 20 g，白芍 20 g，炙甘草 5 g，生甘草 5 g，肉苁蓉 30 g，生大黄 5 g，水蛭 3 g，桃仁 10 g。每日 1 剂，水煎服。7 剂后，怕热、周身发热、汗出而解的症状消失，大便通畅。上方去生大黄，再服 7 剂，余症缓解。

按： 升阳散火汤源于李东垣所著的《脾胃论》，原文为："治男子妇人四肢发热，肌热，筋痹热，骨髓中热，发困，热如燎，扪之烙手。夫四肢属脾，脾者土也，热伏地中，此病多因血虚而得之，又有胃虚过食冷物，抑遏阳气于脾土之中，并宜服之。"本案患者素体肥胖，又多食，耗伤脾气，脾失健运，湿邪内蕴。湿气下流，元气不宁，上乘虚位（脾），脾不散精，毛孔开合失司，热郁肌表，故身热，扪之灼手。热积渐久，腠理开泄，汗出热解，周身乏力，为脾气不足，又舌质淡暗，苔薄白，脉细。此证为典型的气虚发热。予李东垣之升阳散火汤，是甘温除热之意。《脾胃论·饮食劳倦所伤始为热中论》曰："然则奈何？惟当以辛甘温之剂，补其中而升其阳，甘寒以泻其火则愈矣。"经曰："火郁则发之。"升阳散火汤中防风、葛根、升麻、独活、羌活、柴胡为质空、气轻、味薄之药，"升阳气"以"降阴火"，还能辅助党参、炙甘草甘温补中，使其补益更为有力；同时，风药胜湿，即"升阳除湿"，使清升而浊降，能恢复脾胃升降之机。柴胡散少阳之火，葛根、升麻散阳明之火，羌活、防风散太阳之火。这些具有升散之力的药物，能发越脾土之郁遏、肌表之阴火。生甘草泻火缓急，芍药又能敛阴，使火下行，并且酸甘化阴敛阳，寓收于散，党参、炙甘草为甘温之品，针对脾胃之气虚弱，为治本之药。诸药配合，可治疗患者多食后损伤之脾气，又可升脾阳，使阳气发越、阴火得散、郁热得解；脾阳升，胃气得降，大便不畅亦得缓解。升阳、散火、补中共用，使脾胃强健、阴火消、诸症除。由于消渴日久，气阴亏耗，阴虚内热而灼伤营血，血液运行不畅，致脉络瘀阻；或病久气虚，无力推动血液在脉中运行，致血行凝滞，脉道瘀阻，发为本病。糖尿病周围神经病发展过程中，络脉损伤为主要病理基础及核心病机，该患者双足麻木，舌下络脉迂曲、紫暗，即为络病之证据。水蛭、桃仁等具有活血通络之效，用于糖尿病周围神经病的络脉损伤，效果较好。

验案二：仝小林医案

郭某，男，52岁，2006年12月初诊。血糖升高12年。患者12年前体检时发现血糖升高，空腹血糖9.2 mmol/L，餐后2小时血糖10 mmol/L。当时未服降糖药，仅予以饮食运动控制，因饮食控制差，1年后开始服用二甲双胍、消渴丸等。现二甲双胍0.5 mg，每日3次口服；阿卡波糖1片，每日3次口服；格列喹酮1片，每日3次口服。2004年开始出现双足发热，日渐严重，血糖亦波动较大，空腹血糖9 mmol/L左右，餐后2小时血糖10 mmol/L左右。刻下症：自觉双足发烫，时值寒冬腊月仍不欲穿鞋袜，终日赤足，仅穿拖鞋，胃脘胀满，心烦易怒，眠差，心慌，晨起时汗出甚，二便调，舌红干少津，苔少，脉沉弦。前日空腹血糖9.5 mmol/L，餐后2小时血糖10.5 mmol/L。既往轻度脂肪肝，乙肝小三阳30年。身高172 cm，体重91 kg，BMI 31 kg/m^2。中医诊断：内伤发热。辨证：阳气郁遏体表。治法：升阳散火，辛开苦降。方药：升阳散火汤加减。药用：柴胡9 g，升麻6 g，防风9 g，羌活15 g，独活30 g，葛根15 g，白芍30 g，炙甘草9 g，枳壳9 g，黄连30 g，黄芩30 g，干姜6 g，鸡血藤30 g，首乌藤30 g，炒枣仁30 g，五味子9 g。患者服药14剂复诊，双足发烫减轻80%，自述胃脘胀满消失，心烦易怒减轻80%，睡眠好转70%。血糖较前下降，空腹血糖7~8 mmol/L，餐后2小时血糖8~9 mmol/L。就诊前日空腹血糖8 mmol/L，餐后2小时血糖8.5 mmol/L。后患者复诊，双足发烫已基本消失，未再反复发作。

按：患者形体肥胖，缘于平素过食少动，致食郁中焦，化生膏脂痰浊，堆积充溢。食郁于中，阻滞气机，阳气郁遏体表不得发散，则双足热，如浸沸水；气机郁滞，加之长期过食，脾胃受损，故胃脘胀满难忍；食郁化火，火热扰心，复因热久耗伤气阴，则见心烦易怒、眠差、心悸、舌红少津、脉沉弦等。故以升阳散火为主，兼以辛开苦降、枢转中焦，同时养血安神，配合苦酸制甜。葛根、升麻、羌活、独活、防风、柴胡，升发阳气，发散郁火，即经曰"火郁发之"；辛热之干姜合苦寒之黄连、黄芩，为辛开苦降之法，斡旋气机，中焦"大气一转，其气乃散"；枳壳降逆下气，舒畅胃滞；首乌藤、炒枣仁、五味子养血安神，同时首乌藤合鸡血藤，养血活血通络，五味子、白芍合黄连、黄芩为苦酸制甜之意，而白芍柔肝，五味子降酶，于此又兼顾患者的肝脏疾病，是一药而多用。

【参考文献】

［1］汪昂.汤头歌诀［M］.北京：中国中医药出版社，2007.

［2］毕桂芝，仝小林.糖尿病周围神经病变治验［J］.中国中医药信息杂志，2008，15（1）：81-82.

［3］刘文科，王佳，仝小林.仝小林辨治糖尿病皮肤温度异常验案举隅［J］.辽宁中医杂志2012.39（4）：625-626.

天麻钩藤饮

《中医内科杂病证治新义》

【方歌】

> 天麻钩藤石决明，栀杜寄生膝与芩。
> 夜藤茯神益母草，主治眩晕与耳鸣。

（邓中甲《方剂学》）

【组成】

天麻9g，钩藤（后下）12g，生石决明（先煎）18g，山栀9g，黄芩9g，川牛膝12g，杜仲9g，益母草9g，桑寄生9g，夜交藤9g，朱茯神9g。

【功效主治】

平肝息风,清热活血,补益肝肾。主治肝阳偏亢,肝风上扰证。头痛,眩晕,失眠多梦,或口苦面红,舌红苔黄,脉弦或数。临床常用于治疗高血压、急性脑血管病、内耳性眩晕等属于肝阳上亢、肝风上扰者。

【用法用量】

水煎服。

【名家论方】

胡光慈:本方为平肝降逆之剂。以天麻、钩藤、生决明平肝祛风降逆为主,辅以清降之山栀、黄芩,活血之牛膝,滋补肝肾之桑寄生、杜仲等,滋肾平肝之逆;并辅以夜交藤、朱茯神以镇静安神,缓其失眠,故为用于肝厥头痛、眩晕、失眠之良剂。若以高血压而论,本方所用之黄芩、杜仲、益母草、桑寄生等,均经研究有降低血压之作用,故有镇静安神、降压缓痛之功。

【临证提要】

本方证由肝肾不足,肝阳偏亢,生风化热所致。肝阳偏亢,风阳上扰,故头痛、眩晕;肝阳有余,化热扰心,故心神不安、失眠多梦等。证属本虚标实,而以标实为主,治以平肝息风为主,佐以清热安神、补益肝肾之法。方中天麻、钩藤平肝息风,为君药。石决明咸寒质重,功能平肝潜阳,并能除热明目,与君药合用,加强平肝息风之力;川牛膝引血下行,并能活血利水,共为臣药。杜仲、桑寄生补益肝肾以治本;栀子、黄芩清肝降火,以折其亢阳;益母草合川牛膝活血利水,有利于平降肝阳;夜交藤、朱茯神宁心安神,均为佐药。

【验案赏析】

验案一:杨少山医案

王某,女,55岁,因"反复尿频、尿痛10年,尿量增多2年"于2003年3月16日初诊。患者10年前被诊断为尿路感染,先后予多种抗生素治疗后,效不显,多年来反复发作。于5年前在某医院行静脉肾盂造影确诊为慢性肾盂肾炎;近2年来每日尿量约5000 mL,伴口干明显,尿比重持续在 1.001～1.005，在上海某医院诊断为慢性肾盂肾炎、肾性尿崩症，予氢氯噻嗪片（每次 25 mg，3 次/天）为主治疗后，疗效明显，但后因出现低钾血症，于 2003 年 3 月 10 日自行停服。1 周后症状再作，就诊时诉头晕四肢乏力、口渴多饮、腰酸、尿频、尿量增多、夜寐欠安、大便不畅，苔薄质红，脉细弦。证属肾阴亏虚、肝阳上亢、封藏失职。治宜养阴滋肾平肝。处方：明天麻 10 g，枸杞子 30 g，钩藤 15 g，杭白芍 15 g，炙龟甲 15 g，生、熟地各 15 g，北沙参 30 g，麦冬 10 g，桑螵蛸 10 g，龙骨 15 g，炒杜仲 30 g，怀山药 30 g，煅牡蛎 30 g，金樱子 15 g，佛手片 6 g，绿梅花 10 g。连服 20 剂后，诉尿量较前稍减少，睡眠仍欠佳，予前方加炒川黄连 3 g，炒酸枣仁 30 g。续服 2 个月后复诊，尿量减少至每日约 2000 mL，且头晕、腰酸明显减轻，精神好转，多次查尿比重为 1.020～1.025。于 2003 年 8 月起服用左归丸，随访至今已 3 年，尿量、尿比重均正常。

按： 肾性尿崩症当属中医"消渴"病中的上消和下消范畴，其主要病机是以阴虚为本，阳亢、燥热为标。两者互为因果，阳亢、燥热甚则阴愈虚，阴愈虚则阳亢、燥热愈甚。正如《临证指南医案·三消》指出："三消一证，虽有上中下之分，其实不越阴虚阳亢，津涸热淫而已。"上、下消的病变虽与肺肾均有关，但杨教授认为当以肾为关键。若肾阴不足，阴虚阳亢，上炎至肺，津液干枯，则烦渴多饮；热伤肾阴，则津液外流，致使多溲。同时因肾阴不足，不能上通于心，遂呈寐差、健忘、腰酸等心肾两虚之象。故采用天麻钩藤饮为主方平肝潜阳，配合养阴滋肾固涩法治愈本病。

验案二：首都医科大学附属北京世纪坛医院中医科医案

患者，女，73 岁，于 2019 年 7 月 3 日因"血糖升高 20 余年，血糖控制不佳伴反复双眼睑痉挛半年"初诊。患者有 2 型糖尿病和高血压病史，长期服用降糖和降压药物，近半年来因情绪急躁易怒、服药亦不规范，出现血糖波动，伴随腰酸痛，夜尿频繁，经常失眠、眩晕、头痛，并且出现双眼睑痉挛，口周、眼睑不自主抽动，伴双目畏光、频繁眨动，曾赴多家医院就诊，脑电图、头颅 CT 及眼科检查均显示正常，曾服新斯的明、丙戊酸钠治疗，后症状时轻时重，近来因情绪激动出现症状加重，伴睁眼困难、视物不清来就诊。患者高血压控制基本稳定。就诊时口周、眼睑频繁抽动，两眼频繁眨动，自述口干，纳呆，大便 2～3 日 1 次，质干，夜寐欠佳，梦多，盗汗，舌红，苔薄，脉细弦。证属阴虚阳亢、肝风内动。治宜养阴平肝、祛风通络，佐以和胃，方以天麻钩藤饮加减。处方：天麻20g，钩藤（后下）30g，白芍30g，黄连3g，炒酸枣仁30g，炒僵蚕10g，石决明15g，芡实20g，金樱子20g，生地15g，火麻仁15g，太子参15g，枸杞子30g，桑叶10g，蝉衣6g，佛手6g，梅花10g，生甘草6g。连服2周后自述双眼睑痉挛及口周、眼睑抽动较前减轻，睁眼困难改善，视物较前清晰，大便、食欲正常，睡眠仍欠佳，前方改太子参30g，去桑叶、蝉衣、生甘草，加炙龟甲15g，炙鳖甲15g，炙甘草6g，炒杜仲20g。续服半年后，诸症基本消失，长期维持效果较好。

按： 该患者有糖尿病与高血压病史，血糖控制欠佳，伴眼睑痉挛、口下颌肌张力障碍等锥体外系统的周围神经病变，据临床表现，其眼疾可归属中医 "胞轮振跳" "目风" 范畴。根据《内经》病机十九条 "诸暴强直，皆属于风" "风胜则动" "诸风掉眩，皆属于肝" 的论述，将其列入 "肝风" 范畴；同时其病位主要在肝、肾，基本病机为肾阴亏虚、肝阳上亢化风。本例素体肾阴亏损，相火妄动，故见平日性情急躁易怒、睡眠欠佳、口干、盗汗、大便干结等阴虚火旺症状；肾阴亏损，水不涵木，肝阳上亢化风则出现眼睑痉挛、口周及眼睑抽动、双目频繁眨动等 "风胜则动" 的病理现象。临证根据标本同治原则，以天麻钩藤饮息肝风、平肝阳、泻肝火为主，配合滋补肝肾阴精之剂治疗本病疗效显著。

【参考文献】

［1］邓中甲.方剂学［M］.北京：中国中医药出版社，2017：346.

［2］李航，杨少山.杨少山教授运用天麻钩藤饮治疗疑难病验案3则［J］.北京中医药大学学报，2007，14（4）：22-23.

天王补心丹

《校注妇人良方》

【方歌】

天王遗下补心丹，为悯山僧请课难。

归地二冬酸柏远，三参苓桔味为丸。

（陈修园《时方歌括》）

【组成】

人参（去芦）、茯苓、玄参、丹参、桔梗、远志各五钱，当归（酒浸）、五味子、麦冬（去心）、天冬、柏子仁、酸枣仁（炒）各一两，生地黄四两。

【功效主治】

滋阴清热，养血安神。主治阴虚血少，神志不安证。心悸怔忡，虚烦失眠，神疲健忘，或梦遗，手足心热，口舌生疮，大便干结，舌红少苔，脉细数。临床常用于治疗神经衰弱、冠心病、精神分裂症、甲状腺功能亢进等所致的失眠、心悸，以及复发性口疮等属于心肾阴虚血少者。

【用法用量】

上药为末，炼蜜为丸，如梧桐子大，用朱砂为衣。每服二三十丸，临卧时用竹叶煎汤送下。

【名家论方】

罗美：心者主火，而所以主者，神也。神衰则火为患，故补心者，必清其火而神始安。补心丹用生地黄为君者，取其下足少阴以滋水主，水盛可以伏火，此非补心之阳，补心之神耳！凡果核之有仁，犹心之有神也。清气无如柏子仁，补血无如酸枣仁，其神存耳！参、苓之甘以补心气，五味之酸以收心气，二冬之寒以清气分之火，心气和而神自归矣；当归之甘以生心血，玄参之咸以补心血，丹参之寒以清血中之火，心血足而神自藏矣。更假桔梗为舟楫，远志为向导，和诸药入心而安神明。以此养生则寿，何有健忘、怔忡、津液干涸、舌上生疮、大便不利之虞哉？

【临证提要】

本方证多由忧愁思虑太过，暗耗阴血，使心肾两亏，阴虚血少，虚火内扰所致。阴虚血少，心失所养，故心悸失眠、神疲健忘；阴虚生内热，虚火内扰，则手足心热、虚烦、遗精、口舌生疮；舌红少苔，脉细数是阴虚内热之征。治当滋阴清热，养血安神。方中重用甘寒之生地黄，入心能养血，入肾能滋阴，故能滋阴养血、壮水以制虚火，为君药。天冬、麦冬滋阴清热，酸枣仁、柏子仁养心安神，当归补血润燥，共助生地滋阴补血，并养心安神，俱为臣药。玄参滋阴降火；茯苓、远志养心安神；人参补气以生血，并能安神益智；五味子之酸以敛心气，安心神；丹参清心活血，合补血药使补而不滞，则心血易生；朱砂镇心安神，以治其标，以上共为佐药。桔梗为舟楫，载药上行以使药力缓留于上部心经，为使药。

【验案赏析】

验案一：杨德钱医案

吕某，女，70岁，2021年3月5日初诊。心悸反复发作半年，加重1月余。半年前，患者无明显诱因出现心悸不适，呈阵发性，伴轻微胸闷，深呼吸后胸闷好转，患者为独居老人，当时未治疗。近1个月以来，患者心悸多次发作，伴胸闷、神疲、乏力、口干、纳差、胃脘部嘈杂感，夜寐差，自觉夜间潮热，偶有头晕，无头身疼痛，无胸痛、胸前区压榨感等不适。形体瘦削，大便干结，严重时2～3日一解，小便调，舌质红、少苔，脉弦细。高血压病史10年，长期口服降压药（具体不详），自述血压控制可。查体：血压122/84 mmHg，脉搏96次/分。心电图：窦性心律不齐，心率96次/分。西医诊断：窦性心律不齐，高血压；中医诊断：心悸，证属气阴两虚证。治以滋阴益气，养血安神。方用天王补心丹加减，药用：柏子仁、酸枣仁、黄芪、丹参、生地黄、火麻仁、当归各20 g，麦冬、茯苓、五味子、地骨皮各15 g，远志、瓜蒌、薤白各12 g。7剂，每日1剂，水煎早晚温服。嘱患者加强营养，忌食生冷、辛辣、油腻之品，每日监测血压。2021年3月12日二诊：心悸、胸闷明显好转，仍有夜寐欠佳、胃脘嘈杂、纳差，大便干结较前好转，舌红、少苔，脉弦细。仍以原方化裁，去瓜蒌、薤白，减火麻仁用量至10g，加白术、山药、龙骨各20g，木香10g。7剂，每日1剂，早晚温服。2021年3月19日三诊：诸症减轻，饮食、睡眠、大便均明显好转，近日未再发心悸、胸闷等不适，舌淡红、苔薄白，脉细。继服中药以巩固疗效，于前方去木香、地骨皮、火麻仁、龙骨，加人参15g，继服5剂，每日1剂，早晚温服。嘱患者多食蔬菜，适当锻炼，加强营养。5个月后随访，诸症悉平。

按：患者以反复心悸不适为主要表现，辨病当属心悸。患者年老体衰，有多年高血压病史，久病正气耗伤，心阴渐耗，心神失养，且阴虚生内热，故表现为气阴两虚证。杨德钱教授认为，当以益气滋阴、养血安神为基本治法，方选天王补心丹加减。方中生地黄滋肾、补阴、养血，为君药；麦冬养阴清心，地骨皮清虚热，当归补血，黄芪补气、使气旺则阴血自生，柏子仁、酸枣仁养心安神，以上共为臣药，助生地滋阴补血、养心安神；佐以五味子酸敛气阴以养心神，茯苓、远志宁心安神，瓜蒌、薤白通阳行气以宽胸，丹参养血活血、使诸药补而不滞，火麻仁润肠通便兼能补虚。二诊时患者心悸、胸闷明显好转，故去瓜蒌、薤白；仍有纳差，胃脘嘈杂，夜寐欠佳，说明脾胃气阴仍虚，胃不和则卧不安，遂加白术、山药补脾益气，木香理气使补而不滞，龙骨以增安神助眠之效；考虑到大便已通，排便渐趋正常，故减火麻仁用量。三诊时患者诸症悉平，但久病之人气血阴阳皆不足，乃去木香、地骨皮、火麻仁、龙骨等久用伤正之品；酌加人参，一为培补元气，二为补气助阴血自生。

验案二：首都医科大学附属北京世纪坛医院中医科医案

患者，女，61岁，于2021年6月9日初诊。主诉：失眠10年余，加重半个月。患者有糖尿病病史10余年，10年前进入更年期后一直睡眠不好，近半个月因家庭琐事失眠加重，入睡困难，多梦易醒，醒来不能再入睡，伴口干口苦，夜尿频多，心烦失眠，心慌阵作，大便略干，舌质红苔薄黄，脉细数。诊为心阴亏虚、心神失养所致，治以滋阴养心安神，方以天王补心丹加减。处方：太子参20g，麦冬10g，天冬10g，五味子9g，生地黄20g，玄参15g，当归10g，丹参30g，茯神30g，远志12g，炒枣仁30g，柏子仁

30 g，桔梗 12 g，乌梅 10 g，炙甘草 6 g。7 剂，日 1 剂，水煎早晚 2 次温服。二诊患者诉睡眠好转，诸症缓解，连服 1 个月，患者失眠、心慌与口干便干问题基本解决。

按：该患者有糖尿病病史 10 余年，糖尿病属中医"消渴"病的范畴，消渴病是由于阴亏燥热、五脏虚弱所致，该患者确诊糖尿病后，又叠加女性更年期的因素，开始出现失眠，失眠日久，耗伤心阴，近半个月因家庭琐事导致肝气郁结，气滞血瘀，阴津耗伤更甚，故本病中医治疗应滋阴清热、益气养血安神。天王补心丹有滋阴养血、补心安神之功，正合本病，方中太子参、麦冬、五味子补益心之气阴，生地黄、玄参、天冬滋阴清热、生津止渴，茯神、柏子仁、炒枣仁、远志、朱砂养心安神定志，当归、丹参养血活血，此方对于糖尿病合并心慌、失眠、气短、焦虑、便干的患者有很好的治疗作用。纵观本方，诸药共奏补气养血、活血通脉、养心安神的作用，不仅可以治疗失眠、焦虑、抑郁，还可以调节肠道自主神经功能失调、清热润肠通便，解决糖尿病患者大便难的问题。

【参考文献】

［1］陈修园.时方歌括［M］.福州：福建科学技术出版社，2019：8.

［2］林鸿，冉培，杨德钱.杨德钱应用天王补心丹加减治疗心悸验案 1 例［J］.山西中医，2021，12（37）：33.

竹叶石膏汤

《伤寒论》

【方歌】

三参二草一斤膏，病后虚羸呕逆叨。

粳夏半升叶二把，麦冬还配一升熬。

（陈修园《长沙方歌括》）

【组成】

竹叶二把，石膏一斤，半夏（洗）半升，麦冬（去心）一升，人参二两，甘草（炙）二两，粳米半斤。

【功效主治】

清气分热，清热生津，益气和胃。主治伤寒、温病、暑病余热未清、气津两伤证。身热多汗，心胸烦热，气逆欲呕，口干喜饮，气短神疲，或虚烦不寐，舌红少苔，脉虚数。临床常用于治疗流行性脑脊髓膜炎后期、夏季热、中暑等余热未清、气津两伤者。

【用法用量】

上七味，以水一斗，煮取六升，去滓，内粳米，煮米熟，汤成，去米，温服一升，日三服。

【名家论方】

汪昂：此手太阴、足阳明药也。竹叶、石膏辛寒以散余热；人参、甘草、麦冬、粳米之甘平以益肺安胃，补虚生津；半夏之辛温以豁痰止呕，故去热而不损其真，导逆而能益其气也。

【临证提要】

本证多由热病后期，余热未清，气津两伤，胃气不和所致。治疗以清热生津，益气和胃为主。热病后期，高热虽除，但余热留恋气分，故身热有汗不解、脉数；余热内扰，故心胸烦热；气短神疲、脉虚数为气虚的表现。方中竹叶、石膏清透气分余热，除烦止呕为君药；人参配麦冬，补气养阴生津，为臣药；半夏和胃降逆止呕，为佐药；甘草、粳米和脾养胃，为使药。

【验案赏析】

验案一：华传金医案

患者，女，55岁，于2005年5月13日入院。2002年前因口干渴喜饮，至医院诊查，空腹血糖14 mmol/L，诊为"糖尿病"，未予治疗。1个月来，患者易汗出，头汗出尤甚。现症：汗出，口渴不欲饮，口黏，纳佳，畏热，心烦，眼眶黑，下肢肌肉酸痛，大便调畅，无夜尿，舌淡紫，苔白微腻，脉滑，空腹血糖11.8 mmol/L，餐后血糖23 mmol/L。西医诊断：2型糖尿病，糖尿病肾病Ⅱ期，血脂异常，冠心病。中医诊断：消渴（胃热阴伤），汗证。给予西药治疗：降糖药物瑞格列奈每次1 mg，每日3次；调血脂药物辛伐他汀每次40 mg，晚睡前服；扩张血管药物硝酸异山梨酯每次10 mg，每日3次。同时给予中药治疗，拟清胃养阴法，方用竹叶石膏汤合增液汤加减。药物组成：淡竹叶10 g，生石膏30 g，知母10 g，麦冬30 g，生薏苡仁15 g，赤芍30 g，竹茹10 g，天花粉30 g，桑叶15 g，菊花15 g，玄参30 g，生地30 g，怀牛膝10 g，生甘草5 g。服至2005年5月17日，汗出、口渴、畏热、心烦、下肢肌肉酸痛等症状均见好转，空腹血糖8.2 mmol/L，餐后血糖10.6 mmol/L，治疗既效，于次日出院守方治疗。1周后，除眼眶黑外，余症消失，嘱继续西药治疗。

按：糖尿病属内伤杂病，患者常出现大汗、大渴喜饮、多食善饥、心烦、多尿、形体消瘦等症状。医者不要见汗止汗，应审证求因，抓主证，投主方，才能效如桴鼓。中医辨证属胃热津伤，若不及时治疗，则会致阴精损伤。我们多以烦渴为此型辨证要点，胃热津伤者用竹叶石膏汤加减，胃热阴伤者用竹叶石膏汤合增液汤加减。对胃热津（阴）伤者应配伍桑叶、菊花等辛凉散表药物，能散肝热解郁，助胃热的清解（减轻津液损伤），且减轻阴精损伤（肝肾同源）；对阴虚火旺、阴虚阳亢、上热下寒患者适当配伍动物药如阿胶、龟板、鳖甲、牡蛎之类，能缩短病程；配伍赤白芍、乌梅、五味子等酸收药物，能敛肝助阴，且酸收药和苦寒药相伍能降低血糖。同时应注意查胰岛功能（胰岛素、C 肽释放试验）。中药对改善糖尿病汗证疗效显著，但若胰岛功能衰竭患者，应劝其用胰岛素替代治疗，否则停服中药一段时间后，汗证仍会出现；若用胰岛素替代治疗，则疗效巩固。

验案二：首都医科大学附属北京世纪坛医院中医科医案

患者，女，59 岁，2019 年 3 月 2 日初诊时主诉"口干渴喜饮多尿 6 年"。实验室检查确诊为糖尿病，患者服药不规律，间断停药，近 2 个月来，患者出现多汗，以头部汗出为主。刻下症见多汗，心烦，燥热，纳可，口渴喜饮，大便略干，夜尿每晚 2 次，消瘦明显，空腹血糖 10.3 mmol/L，餐后 2 小时血糖 15 mmol/L，舌淡暗，苔薄白腻，脉细。诊断：消渴，胃热阴伤。治以清热生津、益气和胃，方以竹叶石膏汤加减。处方：淡竹叶 10 g，生石膏（先煎）30 g，知母 10 g，麦冬 30 g，浮小麦 30 g，赤芍 30 g，旱莲草 20 g，天花粉 30 g，桑叶 15 g，菊花 15 g，玄参 20 g，生地 20 g，怀牛膝 30 g，生甘草 5 g。7 剂，1 周后复诊，患者诸症均有所改善，守原方再服 2 周。多汗明显缓解，其他临床症状均好转，测空腹血糖 7.6 mmol/L，餐后 2 小时血糖 10.3 mmol/L。

按：胃热阴伤患者通常表现为大汗淋漓、易渴、多饮多尿、多食但仍存在饥饿感、情绪烦躁、体重下降明显等症状，在中医辨证法中，归为胃热津伤。此类患者如无法得到及时治疗，则出现阴精损伤。临床上，将烦渴作为胃热阴伤型的辨证要点，竹叶石膏汤加减用来治疗胃热津伤者，且其常合增液汤加减治疗津伤更甚出现阴伤的患者。

【参考文献】

［1］陈修园.长沙方歌括［M］.北京：中国中医药出版社，2016：119.

［2］华传金，张志远，徐远.糖尿病汗证辨治经验［J］.北京中医，2007，26（1）：44-45.

大补阴丸

《医学正传》

【方歌】

大补阴丸知柏黄，龟甲脊髓蜜丸方。

咳嗽咯血骨蒸热，阴虚火旺制亢阳。

（邓中甲《方剂学》）

【组成】

黄柏（盐酒拌，新瓦上炒褐色）、知母（去毛酒拌湿炒）各四两，熟地黄（须用怀庆者佳，酒洗焙干用）、龟板（酥炙黄）各六两。

【功效主治】

滋阴降火。主治阴虚火旺，潮热盗汗，咳嗽，耳鸣。

【用法用量】

上为细末，猪脊骨髓和炼蜜为丸，如梧桐子大，每服五十丸，空心姜盐汤下。

【名家论方】

汪昂：水亏火炎，耳鸣耳聋，咳逆虚热。（耳为肾窍，耳鸣耳聋，皆属肾虚，水不制火，木挟火势冲逆而上，则为咳逆，即今之"呃忒"也）肾脉洪大，不能受峻补者……此足少阴药也。四者皆滋阴补肾之药。补肾水即所以降火，所谓"壮水之主，以制阳光"是也。加脊髓者，取其能通肾命，以骨入骨，以髓补髓也。（人身肾命，系于脊骨）

【临证提要】

方中熟地黄、龟板补肾滋阴，阴复则火自降；黄柏、知母苦寒泻火，火降则阴可保；猪脊髓与蜂蜜均属血肉之品，能填精益髓，保阴生津。诸药合用，共收滋阴降火之效。

【验案赏析】

验案一：《辽宁中医杂志》查玉明医案

栾某，男，61岁。1979年3月患糖尿病，经服盐酸苯乙双胍、格列本脲等药，症状不减，血糖不降。现觉口渴不解，饥饿能食，尿次频多，7~8次/日。半年来症状逐渐加重，消瘦明显，疲劳无力，动则虚汗出，大便干燥，面色萎黄，形体枯瘦，舌质红干，无苔少津，脉弦细。空腹血糖22.2 mmol/L毫克%，尿糖（++++），血压正常。阴虚火炽，燥热内燔，伤津损液，则消谷善饥、口渴多饮；肺失治节，水液直趋而下，相火妄动，开阖不利则多溲；日久气阴耗损，乏力汗出而消瘦。证属燥热实证。治宜清热滋阴润燥。方用大补阴丸、白虎汤化裁，取苦寒胜热、甘苦化阴之意。二地70 g，知母15 g，黄柏25 g，生石膏50 g，甘草10 g，玉竹25 g，麦冬25 g，元参15 g，枸杞子20 g，石斛15 g，黄芩10 g。治后三多症状明显好转，体力逐渐恢复，大便通畅，血糖明显下降14.1 mmol/L，尿糖（++）。但仍觉汗出乏力，头昏目花，腰膝酸软。按前方减黄芩，加五味子、菟丝子继服。经过1个疗程中药治疗，结合临床兼见症状，按前法随证略有增损，体重增加，乏力虚衰改善，二便正常，舌干转润，脉和缓，血糖降为6.67 mmol/L，尿糖阴性，症状基本控制。追访2年未再复发。

按：糖尿病属中医学消渴病范畴。其发病机制，始于阴虚引起燥热。阴虚重点在肾，是其本；燥热表现在胃，是其标。阴虚则火旺，火旺则阴益虚，热之极由于阴之虚，而阴之虚在于热之甚，二者互为因果。少阴为水火之脏，阴阳之宅，易从寒从热，邪从热化，烁阴损液，阴虚火旺，使肾关开阖不利则多溲；阳明为燥土之府，易从燥化，伤津耗营，胃火炽盛，则消谷善饥；肺津不布则口渴。本病发展演变过程，始于燥热内燔或湿热内伏之实证，迁延日久，因病致虚。本病变化规律，是由实而转虚。在治疗上，本着实者泄之、热者清之、虚者补之、损者益之的理论分型论治。

验案二：首都医科大学附属北京世纪坛医院中医科医案

患者，男，69岁，2020年4月7日主因"双下肢麻木、疼痛半年"来院就诊。患者发病以来曾间断服用大活络丸、如意珍宝丸等疗效欠佳。门诊查空腹血糖10.8 mmol/L，尿糖（++++），诊断为2型糖尿病合并周围神经病。患者刻下症见双下肢麻木、疼痛，口渴不多饮，失眠，盗汗，心烦，畏热，面部油腻，大便偏干，夜尿不多，舌质淡红，苔薄黄微腻，脉弦滑。治以滋阴降火，方以大补阴丸加减治疗。处方：知母10 g，黄柏10 g，熟地20 g，龟板15 g，秦艽10 g，苍术15 g，砂仁6 g（后下），阿胶珠10 g，麦冬15 g，玄参20 g，桃仁10 g，地骨皮20 g，鬼箭羽9 g，炙甘草6 g。服10剂后，双下肢麻木、疼痛减轻，其他症状明显好转；继服本方20剂，双下肢麻木、疼痛消失，查血糖为7.3 mmol/L，尿糖（+）。

按：糖尿病合并周围神经病之病机乃阴虚为本，燥热内结，营阴被灼，络脉受阻，不通则痛。根据其病机，用大补阴丸加减治疗，取得了满意的疗效。本方重在滋阴清热，但有滞湿之弊，在服药过程中，若患者出现胸闷、恶心、纳呆、便溏等湿困脾胃之症者，熟地应减半量使用，且方中宜酌加砂仁或白豆蔻等芳香化湿之品，以减轻其副作用。

【参考文献】

［1］邓中甲.方剂学［M］.北京：中国中医药出版社，2017：346.

［2］查玉明.糖尿病辨证分型论治初步总结附67例疗效分析［J］.辽宁中医杂志，1983，9：17-18.

清胃散

《脾胃论》

【方歌】

清胃散用升麻连，当归生地牡丹全。

或益石膏平胃热，口疮吐衄及牙宣。

（汪昂《汤头歌诀》）

【组成】

生地黄三分，当归身三分，牡丹皮半钱，黄连（夏月倍之）六分，升麻一钱。

【功效主治】

清脏腑热，清胃凉血。主治胃火牙痛。牙痛牵引头痛，面颊发热，其齿喜冷恶热，或牙宣出血，或牙龈红肿溃烂，或唇舌腮颊肿痛，口气热臭，口干舌燥，舌红苔黄，脉滑数。临床常用于治疗口腔炎、牙周炎等属胃火上攻者。

【用法用量】

上药为细末，都作一服，水一盏半，煎至七分，去滓，放冷服之。现代用法：作汤剂，水煎服。

【名家论方】

汪昂：足阳明胃脉循鼻外，入上齿，中侠口环唇，循颊车，上耳前，主上牙龈，喜寒饮而恶热。手阳明大肠脉上颈贯颊，入下齿侠口，主下牙龈，喜热饮而恶寒。足阳明别络脑，故脑痛。阳明之脉营于面，故面热。二经热盛，故唇口齿颊病而肿痛也。齿为骨属肾。牙宣，牙龈出血，或齿缝出血也，亦名齿衄，乃肾病。若血多而涌出不止，为阳明热盛，以阳明多气多血也。唇属脾胃大肠经，燥则干，热则裂，风则眴，寒则揭。若肿、皲裂如蚕茧，名曰茧唇。唇舌者，肌肉之本也。人中平满者，为唇反，唇反者肉先死。面寒者，为阳明经气不足……此足阳明药也。黄连泻心火，亦泻脾火。脾为心子，而与胃相表里者也。当归和血，生地、丹皮凉血，以养阴而退阳也。石膏泄阳明之大热，升麻升阳明之清阳。清升热降，则肿消而痛止矣。

【临证提要】

本证多由胃有积热，热循足阳明经脉上攻所致，治疗以清胃凉血为主。足阳明胃经循鼻入上齿，手阳明大肠经入下齿，牙痛牵引头疼、面颊发热、唇舌颊腮肿痛、牙龈腐烂等，皆是火热攻窜为害。胃为多气多血之腑，胃热每致血分亦热，故易患牙宣出血等症。方用苦寒之黄连为君，直泻胃府之火。升麻清热解毒，升而能散，故为臣药，可宣达郁遏之伏火，有"火郁发之"之意，与黄连配伍，则泻火而无凉遏之弊，升麻得黄连，则散火而无升焰之虞；胃热则阴血亦必受损，故以生地凉血滋阴，丹皮凉血清热，皆为臣药。当归养血和血，为佐药。升麻兼以引经为使。诸药合用，共奏清胃凉血之效。

《医方集解》载本方有石膏，其清胃之力更强。

【验案赏析】

验案一：祝谌予医案

患者，男，59岁，1986年8月7日初诊。患者糖尿病病史10年余，食后胃胀2年余。曾间断服用格列本脲片治疗，因反复发生低血糖，改用二甲双胍0.5 g，3次/天，血糖控制欠佳，近半年自行监测血糖变化，空腹血糖7.0～7.8 mmol/L，餐后2小时血糖8.5～11.5 mmol/L，糖化血红蛋白6.8%～7.1%。近2年胃脘不适，自述食后脘腹胀满，频繁呃逆，时有反酸，腹中肠鸣，每餐后均需不停走动，约60分钟方感脘腹胀满有所减轻。曾行上消化道造影示胃排空减慢，诊为胃轻瘫。曾间断服用多潘立酮、西沙比利等药，用药时有所缓解，停药则一如往常，大便不成形，每日2～3次。自觉乏力，进餐时大汗淋漓，餐后汗止，眠差，入睡尚可，早醒梦多，体重无明显变化。平素生活欠规律，出差较多，常因工作不顺时感心中烦闷。舌质淡略暗，边有齿痕，舌苔黄厚腻，脉沉滑略弦。西医诊断：糖尿病合并胃轻瘫；中医诊断：消渴病兼证痞满；辨证：胃强脾弱，气郁湿热；治则：抑胃健脾，理气解郁，清化湿热；以清胃散合四君子汤加上下左右方化裁。方药组成：生地黄10g，黄连10g，当归10g，牡丹皮10g，升麻6g，党参10g，茯苓30g，炒白术15g，柴胡10g，香附10g，高良姜6g，佩兰10g，旋覆花10g（包煎），代赭石30g（先煎），桔梗10g，枳壳10g，薤白10g，杏仁10g。14剂，水煎服。并嘱严格控制饮食，适当活动锻炼，调节情绪，放松心情，二甲双胍继续服用。1986年8月21日二诊：患者诉服用上方3剂后感觉呃逆有所减轻，2周后餐后走动时间减少到40分钟左右。仍眠差，大便不成形，舌淡略暗，有齿痕，苔黄腻较前变薄，脉沉滑略弦。监测空腹血糖7.1mmol/L，餐后2小时血糖9.5mmol/L。上方加藿香10g，补骨脂10g，炒枣仁20g。14剂，水煎服。嘱将二甲双胍改为0.25g，3次/天。1986年9月18日三诊：门诊测血糖，空腹血糖7.6mmol/L，餐后2小时血糖11.9mmol/L。诉药后大便基本成形，餐后脘腹胀满减轻，走动时间减少至约10分钟，但近些天因应酬进食肥腻，加之饮酒，上述症状出现反复，食后呃逆饱胀加重，口有异味，大便亦不成形。观其舌淡略暗，有齿痕，苔厚腻，根部黄厚，脉沉滑略弦。上方加生鸡内金10g，炒白术加至30g，旋覆花加至15g（包煎）。14剂，水煎服。嘱其饮食清淡，尽量避免饮酒，二甲双胍仍0.25g，3次/天。1986年10月9日四诊：继续规律服药后，餐后脘腹胀满明显减轻，走动时间继续减少，偶有呃逆，进餐时汗出减少，情绪稳定，大便成形软便，1次/天，舌淡红略暗，有齿痕，苔薄微黄，脉沉滑。效不更方，14剂，水煎服。嘱其继续保持生活规律，严格饮食控制。1986年10月23日五诊：患者自觉诸症明显改善，希望服用中成药治疗，监测空腹血糖6~6.8mmol/L，餐后2小时血糖7.8~9.0mmol/L。舌脉同前，遂以守方配水丸，每服6g，3次/天。

按：本例患者糖尿病10余年，血糖控制欠佳，近2年出现食后腹胀难忍，上消化道造影示胃排空减慢，加之进餐时大汗淋漓（味觉性出汗），服用胃动力药可缓解，表明糖尿病累及胃自主神经，引起胃轻瘫，诊断明确。中医四诊合参，辨证为胃强脾弱、气郁湿热，治以抑胃健脾、理气解郁、清化湿热。祝老采用清胃散合四君子汤加上下左右方化裁，用清胃散抑胃清热；四君子汤健脾益气；上下左右方调畅气机，加柴胡、香附疏肝解郁；加旋覆花、代赭石和胃降逆；加佩兰醒脾化湿；加高良姜少许鼓舞胃气。治疗后症状有所减轻。二诊时，餐后饱胀减轻，但仍睡眠不好，大便不成形，考虑"胃不和则卧不安"，在上方的基础上加藿香以化湿醒脾、辟秽和中；加补骨脂补肾固涩止泻，意在"先安未受邪之地"；再加炒枣仁以安神养心助眠。并考虑二甲双胍有影响胃排空的作用，加之血糖控制尚可，将其减半。三诊时，因应酬进食肥腻，加之饮酒，症状反复，观其舌苔厚腻，根部黄厚，血糖也比以往增高。文献报道糖尿病时高血糖本身即具有影响胃排空的作用，血糖控制对糖尿病胃轻瘫患者亦至关重要，故在上方的基础上加生鸡内金消肉化积，加大炒白术、旋覆花用量，增强健脾助运化及降逆和胃的作用。并嘱其饮食清淡，避免饮酒，坚持锻炼，二甲双胍用量不变。四诊至五诊，诸症均减，遂以守方配水丸，巩固疗效。

验案二：首都医科大学附属北京世纪坛医院中医科医案

患者，女，63岁，2021年6月25日初诊。主因口干口臭1月余就诊，既往血糖升高3个月，未服药。查血糖示空腹血糖8.2 mmol/L，餐后2小时血糖11.2 mmol/L。刻诊见口干喜饮，口臭，易燥热汗出，多食易饥，大便干结，2日1次，小便色黄，舌红苔黄脉滑。西医诊断：糖尿病；中医诊断：消渴病，胃热炽盛证。治宜清胃泻火、滋阴增液，以清胃散加味。处方：黄连9 g，生地黄30 g，当归9 g，牡丹皮9 g，升麻6 g，石膏30 g（先煎），葛根30 g，天花粉30 g。7剂，水煎服。并嘱其加强运动，控制饮食。服用7剂后患者口干口臭明显改善，汗出减少，大便秘结消除，空腹血糖6.4 mmol/L，餐后2小时血糖8.0 mmol/L。上方黄连减少至6 g，再进7剂。后患者血糖基本控制在正常范围内，口干口臭消除。

按：消渴之病，其基本病机为阴虚为本、燥热为标，两者互为因果，阴愈虚燥热则愈盛，燥热愈盛则阴愈虚，其病位主要在肺、胃、肾，但临床可有所偏重，相互影响。胃为水谷之海，腐熟水谷，脾为后天之本，为胃行其津液；燥热伤及脾胃，导致胃热炽盛、脾阴不足，则见口渴多饮、多食易饥；胃热炽盛上熏于口则见口臭，热迫津液外出则燥热汗出，胃热耗伤津液则大便干结，再结合舌红、苔黄，脉滑，全是一派胃热炽盛之证候。《景岳全书·三消干渴》提出"凡治消之法，最先当辨虚实，若察其脉证，果为实火致耗津液者，但去其火则津液自生，而消渴自止。"《医学心悟·三消》提出"治中消者，宜清其胃，兼滋其肾"的治则，因此，对于以中焦病变为主的胃热炽盛证，应治以清热生津、滋阴润燥，方选清胃散加味治疗。该案中黄连、石膏清胃热泻火；生地黄、牡丹皮清热凉血；葛根、天花粉滋阴生津；当归养血活血；升麻散火解毒，与黄连相伍，使上炎之火得降，内郁之热得散，并为阳明引经药。诸药共用，使上攻火热从泻火而降，内热从甘凉滋润而除。

【参考文献】

［1］汪昂.汤头歌诀［M］.北京：中国中医药出版社，2007.

［2］梁晓春.祝谌予治疗糖尿病胃轻瘫经验［J］.北京中医药，2019，38（9）：876-878.

［3］徐菁菁，曹忠耀，范志勇，等.高血糖与糖尿病胃轻瘫发生机制的研究现状［J］.中国中西医结合消化杂志，2011，19（5）：338-341.

黄连阿胶汤

《伤寒论》

【方歌】

四两黄连三两胶，二枚鸡子取黄敲。

一芩二芍心烦治，更治难眠睫不交。

（陈修园《长沙方歌括》）

【组成】

黄连四两，黄芩二两，芍药二两，鸡子黄二枚，阿胶三两。

【功效主治】

扶阴散热。主治少阴病，心中烦，不得卧；邪火内攻，热伤阴血，下利脓血。

【用法用量】

上五味，以水六升，先煮三物，取二升，去滓，内胶烊尽，小冷，内鸡子黄，搅令相得，温服七合，日三服。

【名家论方】

张锡纯：黄连味苦入心，性凉解热，故重用之以解心中发烦，辅以黄芩，恐心中之热扰及肺也，又肺为肾之上源，清肺亦所以清肾也。芍药味兼苦酸，其苦也善降，其酸也善收，能收降浮越之阳，使之下归其宅，而性凉又能滋阴，兼能利便，故善滋补肾阴，更能引肾中外感之热自小便出也。阿胶其性善滋阴，又善潜伏，能直入肾中以生肾水。鸡子黄中含有副肾髓质之分泌素，推以同气相求之理，更能直入肾中以益肾水，肾水充足，自能胜热逐邪以上镇心火之妄动，而心中发烦自愈矣。

王子接：芩、连，泻心也；阿胶、鸡子黄，养阴也；各举一味以名其汤者，当相须为用也。少阴病烦，是君火热化为阴烦，非阳烦也，芩、连之所不能治，当与阿胶、鸡子黄交合心肾，以除少阴之热。鸡子黄色赤，入通于心，补离中之气；阿胶色黑，入通于肾，补坎中之精。第四者沉阴滑利，恐不能留恋中焦，故再佐芍药之酸涩，从中收阴，而后清热止烦之功得建。

柯琴：此少阴之泻心汤也。凡泻心必藉芩、连，而导引有阴阳之别。病在三阳，胃中不和而心下痞硬者，虚则加参、甘补之，实则加大黄下之；病在少阴而心中烦，不得卧者，既不得用参、甘以助阳，亦不得用大黄以伤胃矣。用芩、连以直折心火，佐芍药以收敛神明，所以扶阴而抑阳也……鸡子黄禀南方之火色，入通于心，可以补离宫之火，用生者搅和，取其流动之义也；黑驴皮禀北方之水色，且咸先入肾，可以补坎宫之精，内合于心而性急趋下，则阿井有水精凝聚之要也，与之相溶而成胶；用以配鸡子之黄，合芩、连、芍药，是降火引元之剂矣。《内经》曰：火位之下，阴精承之；阴平阳秘，精神乃治。斯方之谓欤。

【临证提要】

本方证是以肾阴亏虚，心火亢盛，心肾不得相交为主要病机的病证。其多由素体阴虚，复感外邪，邪从火化，致阴虚火旺而形成的少阴热化证。少阴属心肾，心属火，肾属水，肾水亏虚，不能上济于心，心火独亢于上则心中烦、不得卧；口干咽燥，手足心热，腰膝酸软或遗精，舌尖红少苔，脉细数均为阴虚火旺之象。本证心火独亢，肾水亏虚，治应泻心火、滋肾阴、交通心肾。方中重用味苦之黄连、黄芩泻心火，使心气下交于肾，正所谓"阳有余，以苦除之"；芍药酸甘，养血滋阴，助阿胶滋补肾水，共为臣药；佐以鸡子黄，上以养心，下以补肾，并能安中。诸药相伍，心肾交合，水升火降，共奏滋阴泻火、交通心肾之功，则心烦自除、夜寐自安。

【验案赏析】

验案一：丁学屏医案

李某，女，51岁，2009年9月15日初诊。患者因"口干多饮3年余、下肢乏力1年"就诊。已有2型糖尿病病史3年余，平时饮食控制不佳，家事操劳，近查空腹血糖10~12 mmol/L。症见口干多饮，渴欲冷饮，口苦，舌尖碎痛，神疲乏力，动辄易汗，手指麻木，视物模糊，大便干结，心烦不寐；舌暗红、苔光有裂纹，脉细数。辨证：燥热内盛、气阴两虚、坎离不济；治宜清热润燥、益气养阴、交媾坎离。处方：川黄连3 g，阿胶（烊冲）9 g，桑叶9 g，桑白皮30 g，地骨皮30 g，天花粉30 g，知母9 g，生地黄12 g，珠儿参15 g，麦冬9 g，白薇12 g，白芍药15 g，黄芪30 g，玉竹30 g，黄精30 g，女贞子30 g，枸杞子30 g。每日1剂，水煎，早晚分服。2009年9月22日二诊：口干多饮、神疲乏力、动辄易汗均好转，目糊，大便畅，夜寐改善；舌暗红、苔光有裂纹，脉细数。燥热渐除，气阴未复，继用原方。复诊时诸症已明显改善。

按：患者平素肥甘过用，肆意口腹，酿成湿热。病消日久，湿从热化，燥从火化，更易劫伤精血。复因心神过用，暗耗肾阴，水不济火，心火上炎，则见舌尖碎痛；心移热于肺，上焦燥热，上源告竭，饮水自救，则见烦渴多饮、渴欲冷饮；苔光有裂纹、脉细数，为燥热伤阴之象；燥热耗气，则神疲乏力；阴精亏虚，虚火内生，热逼津液外泄，则动辄易汗；久则肝肾亏虚，目失所养，则见视物模糊；肝体不足，肝用有余，阳化内风，风淫末疾，则手指麻木；心主血脉，神之本也，坎离不济，则心烦不寐。故以清热润燥、益气养阴、交媾坎离为法。方取黄连阿胶汤养阴清热降火，桑叶、桑白皮、地骨皮、知母、天花粉等清肺润燥。桑白皮配地骨皮乃《小儿药证直诀》之泻白散。桑白皮甘益元气之不足，辛泻肺气之有余；地骨皮甘淡而寒，能泻肺中伏火，又能入肝肾，凉血退蒸。二皮合用，皆能降肺气，气降则火自除也。知母味苦、性寒，泻肺火而滋肾水；《本草纲目》载天花粉"润肺燥，降火，止消渴……消痈肿疮毒"。对津枯肠燥所致便秘者，丁师常用天花粉至30 g，疗效确切。黄连、生地黄乃《千金要方》中的黄连丸，一补心体，一泻心用，滋阴清热。白薇、白芍药和营敛阴，镇静安神。二诊燥热渐除，口干多饮等症好转，然舌仍光红无苔，且有裂纹，燥热伤津劫液可知。前方已效，守法治之，使热去津生，阴复津回，水火既济，五脏可安。

验案二：首都医科大学附属北京世纪坛医院中医科医案

患者，女，69岁，主因反复口干伴入睡困难3年、加重1个月于2020年4月10日就诊，既往糖尿病13年。刻下症见口干明显，口苦，心烦，时有心悸，神疲乏力，纳食欠佳，小便黄赤，大便秘结，入睡困难，每日睡前服用艾司唑仑2片、唑吡坦1片仍不能入睡，睡着后亦噩梦纷纭，舌红少苔，脉弦细。采用诺和灵30R早18 IU、晚14 IU饭前皮下注射，口服二甲双胍片0.5 g，1天3次。检查：空腹血糖8.2 mmol/L，糖化血红蛋白7.8%。诊断：2型糖尿病，失眠。中医辨证：肝肾阴虚，心火亢盛。治宜：补益肝肾，滋阴降火，养心安神。方用：黄连阿胶汤合酸枣仁汤加减治疗。处方：黄连12 g，黄芩6 g，芍药6 g，阿胶（烊化）9 g，炒枣仁30 g，茯神15 g，知母9 g，川芎6 g，甘草6 g，生龙骨30 g，牡蛎30 g，鸡子黄2枚。7剂。煎法：水煎煮取200 mL，去渣，纳阿胶烊尽，再纳鸡子黄与药汁搅匀温服，日服2次。安眠西药继续服用，服4剂后可以入睡3～4个小时，减少艾司唑仑1片。患者自觉疗效满意，自行续服7剂。2020年4月24日二诊：口干苦、心烦明显改善，入睡困难消除，噩梦减少，神疲乏力减轻，仅服用唑吡坦，舌偏红苔薄，脉细。上方加百合30 g，嘱其唑吡坦减至半片，视睡眠情况逐渐停服。14剂后，患者口干苦消除，停用安眠西药，可睡5～6个小时，血糖较前下降，胰岛素减至诺和灵 30R 早 12 IU、晚 10 IU 饭前皮下注射，口服二甲双胍片 0.5 g，1 天 3 次。

按：患者糖尿病 13 年，由于长期高血糖刺激，导致自主神经损伤，表现为顽固性失眠，临床治疗非常棘手。中医认为糖尿病伴失眠者多属虚实夹杂，阴阳失调。本病例病程长，病情顽固，主因糖尿病阴虚燥热，久则耗伤阴血，心血亏虚，心神失养，肝肾阴虚，阴虚内热，邪火炽盛，肾水亏于下，心火亢于上，心肾不得相交，"阳亢不入于阴，阴虚不受阳纳"，故心烦不得眠。《景岳全书·不寐》亦云："真阴精血不足，阴阳不交，而神有不安其室耳。"《伤寒论》："……心中烦，不得卧，黄连阿胶汤主之。"《金匮要略》："虚劳虚烦不得眠，酸枣仁汤主之。"故选用黄连阿胶汤滋阴和阳，酸枣仁汤益肝肾、养心血。方中黄连、黄芩泻心火，阿胶滋肾阴，芍药佐阿胶补阴敛阳，鸡子黄为血肉有情之品，上通心气，下达肾气，使心肾相交。正如成无己所云："阳有余以苦除之，黄芩、黄连之苦以除热；阴不足以甘补之，鸡黄阿胶之甘以补血；酸收也，泄也，芍药之酸收阴气而泄邪热。"吴鞠通说："以黄芩从黄连，外泻壮火而内坚真阴，以芍药从阿胶，内护真阴而外捍亢阳。名黄连阿胶汤者，取一刚以御外侮，一柔以护内主之义也。"酸枣仁养肝血，安心神，川芎调养肝血，茯神宁心安神，知母清虚热，甘草清热和药，加生龙骨、牡蛎重镇潜阳，阳亢得平，阳入阴则寐。全方共奏清心安神、滋阴润燥、调和阴阳、交通心肾之功，可广泛用于阴虚阳亢之失眠证，故药后多年顽固失眠得愈，血糖亦较前下降。

【参考文献】

［1］陈修园.长沙方歌括［M］.北京：中国中医药出版社，2016：119.

［2］徐佩英，陆灏，陶枫，等.丁学屏运用经方辨治糖尿病经验撷英［J］.上海中医药杂志，2012，46（7）：1-4.

百合地黄汤

《金匮要略》

【方歌】

> 不经汗下吐诸伤，形但如初守太阳。
> 地汁一升百合七，阴柔最是化阳刚。

（陈修园《金匮方歌括》）

【组成】

百合（擘）七枚，生地黄汁一升。

【功效主治】

养阴清热剂。具有养阴清热，补益心肺之功效，是百合病之心肺阴虚内热证的常用方剂。症见神志恍惚，意欲饮食复不能食，时而欲食，时而恶食；沉默寡言，欲卧不能卧，欲行不能行，如有神灵；如寒无寒，如热无热，口苦，小便赤，舌红少苔，脉微细。

【用法用量】

上以水洗百合，渍一宿，当白沫出，去其水，更以泉水二升，煎取一升，去滓，内地黄汁煎取一升五合，分温再服。中病勿更服。大便常如漆。

【名家论方】

尤在泾：百合色白入肺，而轻气中之热，地黄色入肾，而除血中之热，气血同治，百脉俱清，虽有邪气，亦必自下，服后大便如漆，则热处之验也。

孙思邈：百合病若不经发汗、吐、下，而血热自汗，用百合为君，安心补神，能去中热，利大小便，导涤痰积；但佐生地黄汁以凉血，血凉则热毒解而蕴结自行，故大便当去恶沫也。

【临证提要】

本方证乃是心肺阴虚内热，百脉失和，使心神不安及饮食行为失调所致。阴虚内热，扰乱心神，故沉默寡言、欲卧不能卧、欲行不能行，如有神灵；情志不遂致脾失健运，故意欲饮食复不能食、时而欲食、时而恶食；阴虚生内热，故如寒无寒、如热无热、口苦、小便赤；舌脉亦为阴虚有热之象。治宜养心润肺，益阴清热。方中百合色白入肺，养肺阴而清气热；生地黄色黑入肾，益心营而清血热；泉水清热利小便。诸药合用，心肺同治，阴复热退，百脉因之调和，病可自愈。

【验案赏析】

验案一：丁学屏医案

廖某，男，33岁。2006年4月27日初诊。患者因"口干多饮、多食多尿4个月，伴消瘦乏力"入院。刻下症见口干多饮，多食易饥，多尿，夜尿3～4次；怕热心烦，易汗，大便干结，乏力，夜寐欠安；舌胖、边有齿痕、苔薄，脉弦濡。辨证：燥热内盛，气津两伤；治法：清心润肺，益气生津。处方：川黄连3g，莲子心3g，生地黄12g，百合15g，知母12g，珠儿参30g，麦冬12g，黄芪30g，玉竹12g，山药12g，桑叶9g，桑白皮30g，地骨皮30g，天花粉30g，川石斛12g。每日1剂，水煎，早晚分服。2006年5月4日二诊：口干多饮改善，尿频减，夜尿仅1次，大便已畅，夜寐转安；舌胖、边有齿痕、苔薄，脉弦濡。方已中的，效不更张，予原方14剂。三诊时症状已见瘥。

按：患者平素杂事冗烦，劳伤心神，心火炎上，肺金被灼，消烁津液，上源告竭，故见口干舌燥、烦渴多饮；肺主治节，功能失职，则水不化津，津不化气，气不摄水，直趋于下，故尿频量多；肺燥津伤，津液失布，则胃失濡润，胃火亢盛，故消谷善饥；善食而瘦，乃水谷精微不归正化；口干欲饮、乏力，以及舌胖、边有齿痕、脉濡，均为气液耗伤之象。金水不能相生，一水不能制二火，心肝阳越，故见怕热心烦；汗为心之液，心阳逼津外泄而多汗。故宜以清心润肺、益气生津为治。方中川黄连味苦、性寒，直折心胃燔灼之火，使肺金无炎灼之忧；莲子心味苦、性寒，清心去烦；麦冬甘寒生津，滋肺之上源；百合地黄汤、百合知母汤滋阴泄热、清心润肺，用于治疗心移热于肺之消渴，甚为妥帖。

验案二：首都医科大学附属北京世纪坛医院中医科医案

患者，女，49 岁，主因口干半年伴心烦失眠 2 个月于 2022 年 6 月 20 日就诊。既往诊断为糖尿病和焦虑抑郁状态，目前服用二甲双胍 0.25 g，每日 3 次，氟哌噻吨美利曲辛 0.5 mg，每日 2 次。月经紊乱 1 年。刻下症见口干，情绪不定，时而心烦，时而默默不多言，纳食一般，手心热，大便偏干，入睡困难，夜间盗汗，舌边尖红、苔薄黄，脉细偏数。检查：空腹血糖 7.8 mmol/L，餐后 2 小时血糖 10.8 mmol/L。诊断：2 型糖尿病，焦虑抑郁状态。中医辨证：阴虚内热证。治宜：养阴清热，解郁安神。方用：加味百合地黄汤治疗。处方：百合 30 g，生地黄 30 g，柴胡 9 g，郁金 15 g，合欢皮 30 g，远志 10 g，茯神 15 g，夜交藤 12 g，牡丹皮 9 g，淡豆豉 9 g，炒栀子 9 g，知母 9 g，白芍 9 g，甘草 6 g。7 剂。2022 年 6 月 28 日二诊：心烦明显改善，口干减轻，大便干结消除，入睡较前安谧。患者稍觉胃胀，上方去淡豆豉、炒栀子，加瓜蒌 15 g，续进 14 剂。三诊时上述症状均大致消除，空腹及餐后血糖亦已正常，停服氟哌噻吨美利曲辛，中药微调再进 7 剂予以巩固。

按：更年期前后的内分泌改变可能促进糖尿病、葡萄糖耐量异常的发生，而更年期 2 型糖尿病患病率的上升，情绪障碍也是其主要因素之一。目前抗抑郁、焦虑治疗可以改善此类患者的抑郁、焦虑状态，更好地控制血糖水平，但某些抗抑郁、焦虑药物可能对血糖控制不利，应用中医药能发挥其优势作用。百合地黄汤出自《金匮要略》，是治疗百合病之阴虚内热证的代表方剂。有研究显示，百合地黄汤治疗更年期综合征、抑郁、焦虑均有疗效。该案患者正处更年期，阴虚内热之象比较明显，《临证指南医案·三消》曰："心境愁郁，内火自燃，乃消证大病。"消渴病情志失调，七情过激，郁久化热伤津，虚火上炎，导致神明受扰，遂发为抑郁、焦虑之症。反之糖尿病患者出现焦虑、抑郁等负性情绪，气郁日甚，郁久化热，灼伤津液，更加耗伤阴津，加重消渴症状。故该案在百合地黄汤原方基础上加用清热除烦安神之药，用百合、生地黄、知母养阴清热凉血；柴胡、郁金、合欢皮、夜交藤、远志、茯神解郁安神，宁心助眠；牡丹皮、炒栀子、淡豆豉清上焦之热；白芍敛阴安神；甘草调和诸药。全方共奏解郁安神、养阴清热之功。

【参考文献】

［1］陈修园.金匮方歌括［M］.北京：中国中医药出版社，2016：55.

［2］徐佩英，陆灏，陶枫，等.丁学屏运用经方辨治糖尿病经验撷英［J］.上海中医药杂志，2012，46（7）：1-4.

橘皮竹茹汤

《金匮要略》

【方歌】

哕逆因虚热气乘，一参五草八姜胜。
枣枚三十二斤橘，生竹青皮刮二升。

（陈修园《金匮方歌括》）

【组成】

橘皮二升，竹茹二升，大枣三十枚，生姜半斤，甘草五两，人参一两。

【功效主治】

降逆止呃，益气清热。主治胃虚有热之呃逆。呃逆或干呕，虚烦少气，口干，舌红嫩，脉虚数。临床常用于治疗妊娠呕吐、不完全性幽门梗阻、膈肌痉挛及术后呃逆不止等属胃虚有热者。

【用法用量】

上六味，以水一斗，煮取三升，温服一升，日三服。

【名家论方】

吴昆：大病后，呃逆不已，脉来虚大者，此方主之。呃逆者，由下达上，气逆作声之名也。大病后则中气皆虚，余邪乘虚入里，邪正相搏，气必

351

上腾，故令呃逆。脉来虚大，虚者正气弱，大者邪热在也。是方也，橘皮平其气，竹茹清其热，甘草和其逆，人参补其虚，生姜正其胃，大枣益其脾。

【临证提要】

呃逆之证，皆因胃气不能和降而起，但有寒热虚实之分。本方证因胃虚有热，气逆不降所致。胃虚宜补，有热宜清，气逆宜降，故立清补降逆之法。方中橘皮辛温，行气和胃以止呃；竹茹甘寒，清热安胃以止呕，皆重用为君药。人参甘温，益气补虚，与橘皮合用，行中有补；生姜辛温，和胃止呕，与竹茹合用，清中有温，共为臣药。甘草、大枣助人参益气补中以治胃虚，并调药性，是为佐使药。

【验案赏析】

验案一：首都医科大学附属北京世纪坛医院中医科医案

患者，男，67岁，主因上腹部饱胀伴嗳气4个月于2022年3月6日就诊。有糖尿病病史10年，目前使用诺和灵30R早16 IU、晚12 IU饭前皮下注射治疗。1个月前钡餐提示胃蠕动减弱。刻下症见上腹部饱胀，餐后明显，嗳气，恶心，无反酸、烧心，时有干呕，口干轻微，纳食欠佳，大便欠畅，舌质偏红苔薄，脉细。诊断：糖尿病胃轻瘫。辨证：胃虚气逆。方用：橘皮竹茹汤合连苏饮治疗。处方：橘皮12 g，竹茹12 g，人参6 g，黄连4 g，苏叶5 g（后下），瓜蒌20 g，甘草6 g，大枣3枚，生姜2片。7剂。2022年3月14日二诊：患者嗳气、恶心、干呕消除，胃胀改善，大便仍欠畅。上方加枳实9 g，续服7剂。2022年3月21日三诊，患者胃胀已轻微，大便通畅，纳食已较前增加。后改为香砂六君子汤合加味连苏饮加减1周，上述症状未再发作。

按：糖尿病胃轻瘫是继发于糖尿病基础上因胃自主神经病变引起的，以胃动力低下为特点的临床症候群，为糖尿病常见的慢性并发症。糖尿病胃轻瘫属中医学痞证、呃逆、呕吐、胃缓等病范畴。中医认为糖尿病胃轻瘫的基本病机是素体阴虚，加之饮食不节、情志失调致燥热亢盛、阴精亏损、胃失和降、气逆于上。本案中，用橘皮竹茹汤合连苏饮补虚清热、和胃降逆。方中竹茹清热安中；薛生白《湿热病篇》云"肺胃不和，最易致呕。盖胃热移肺，肺不受邪，还归于胃。必用川连以清湿热，苏叶以通肺胃"，故用黄连配合竹茹，增加其清热之功；苏叶、橘皮、生姜理气和胃、降逆止呕；伍以人参、甘草、大枣益气补虚；考虑患者胃胀、大便不畅，加瓜蒌清热润肠理气降逆。

验案二：马丽娟医案

患者，女，57岁。糖尿病病史16年余，近10年一直用胰岛素（诺和锐30）治疗，血糖控制尚可。糖尿病视网膜病、糖尿病周围神经病病史6年余，糖尿病肾病（Ⅲ期）4年余。高血压病史6年，未规律服药；期前收缩病史多年。患者近半年时有恶心、纳差，伴腹胀、嗳气，无明显呕吐，曾住院治疗，症状可缓解，但仍有反复发作。1周前因饮食不节，上述症状再次发作，为系统治疗收入住院。平时纳可，夜眠差，小便泡沫，大便稍干。入院后继续用胰岛素稳定血糖，口服莫沙必利促进胃肠蠕动，六味安消胶囊以和胃健脾、导滞消食。配合甲钴胺足三里穴位注射，鼠神经生长因子肌内注射。中药橘皮竹茹汤加味以健脾和胃、理气通腑。附方如下：橘皮10 g，竹茹10 g，生姜5 g，炙甘草6 g，人参10 g，苏叶10 g（后下），厚朴10 g，麦冬10 g，枳实10 g，大黄6 g（后下），炒麦芽15 g。水煎服，日1剂。

按：患者先天禀赋不足，阴虚内热，久病耗伤气阴，胃阴损伤，胃失和降，胃气上逆，发而为病。方中橘皮行气和胃以止呃；竹茹清热安胃以止呕；生姜和胃止呕；素体胃虚，用人参以益气补中；炙甘草益气和胃，助人参补益脾胃。患者大便偏干，加枳实、大黄以通腑，苏叶以宽胸理气，厚朴以理气通腑，麦冬以养胃阴，炒麦芽以健胃消食。患者服药1周后症状缓解，上方减大黄，继续服药。半个月后改为香砂六君子汤以健脾理气、健胃消食服药半个月，上述症状未再发作。

【参考文献】

［1］陈修园.金匮方歌括［M］.北京：中国中医药出版社，2016：55.

［2］马丽娟.橘皮竹茹汤治疗胃轻瘫的理论探讨［J］.中国中医药现代远程教育，2017，15（18）：57-59.